核酸检测实验室设备
计量校准与质量控制指南

戴新华　勉闻光　吴建刚　主　编

中国质量标准出版传媒有限公司
中　国　标　准　出　版　社
北　京

图书在版编目(CIP)数据

核酸检测实验室设备计量校准与质量控制指南 / 戴新华，勉闻光，吴建刚主编. —北京：中国质量标准出版传媒有限公司，2024.3
ISBN 978-7-5026-5324-8

Ⅰ.①核… Ⅱ.①戴… ②勉… ③吴… Ⅲ.①新型冠状病毒-病毒病-实验室诊断-指南 Ⅳ.①R512.930.4-62

中国国家版本馆 CIP 数据核字(2024)第 022124 号

中国质量标准出版传媒有限公司 出版发行
中 国 标 准 出 版 社
北京市朝阳区和平里西街甲 2 号(100029)
北京市西城区三里河北街 16 号(100045)
网址：www.spc.net.cn
总编室：(010)68533533　发行中心：(010)51780238
读者服务部：(010)68523946
中国标准出版社秦皇岛印刷厂印刷
各地新华书店经销

*

开本 787×1092　1/16　印张 15　字数 302 千字
2024 年 3 月第一版　2024 年 3 月第一次印刷

*

定价　79.00 元

如有印装差错　由本社发行中心调换
版权专有　侵权必究
举报电话：(010)68510107

编写委员会

主　编：
戴新华　　中国计量科学研究院
勉闻光　　中国人民解放军联勤保障部队药品仪器监督检验总站
吴建刚　　中国医学装备协会应急救治装备分会

副主编：
董莲华　　中国计量科学研究院
高运华　　中国计量科学研究院
隋志伟　　中国计量科学研究院
华文浩　　北京大学人民医院
张　括　　北京医院
林艺志　　杭州优思达生物技术股份有限公司
傅善基　　山东大学齐鲁医院

编　委：（按姓氏笔画顺序）
于艳华　　首都医科大学附属北京佑安医院
王　蒙　　中国计量科学研究院
王　霞　　中国计量科学研究院
王亚林　　中国人民解放军总医院第六医学中心
王军学　　中国人民解放军空军军医大学第二附属医院
王志栋　　中国计量科学研究院
王桂立　　北京小汤山医院
王雅杰　　首都医科大学附属北京地坛医院
云庆辉　　中国人民解放军空军军医大学第一附属医院

牛春艳	中国计量科学研究院
厉　龙	苏州市计量测试院
帅万钧	中国人民解放军总医院第四医学中心
田林怀	中国人民解放军总医院第七医学中心
史一君	首都医科大学附属北京天坛医院
冯琳琳	北京阜诚医院
吕　虹	首都医科大学附属北京天坛医院
刘　莉	首都医科大学附属北京中医医院
刘建新	中国人民解放军987医院
刘海英	中国人民解放军郑州联勤保障中心药品仪器监督检验站
刘润东	青岛海尔生物医疗股份有限公司
刘骐鸣	首都医科大学附属北京中医医院
刘麒麟	四川大学华西医院
李开元	中国人民解放军总医院第八医学中心
李丹霓	北京医院
李传保	北京医院
李咏雪	中国人民解放军联勤保障部队药品仪器监督检验总站
余笑波	杭州博度计量科技有限公司
沈海东	江苏硕世生物科技股份有限公司
沈焕章	迈创精准（北京）检测科技有限公司
张　辉	浙江省计量科学研究院
张　毅	中国人民解放军空军军医大学
张腾丹	北京大学人民医院
陈　强	中日友好医院
陈欣娜	中国医学装备协会应急救治装备分会
欧阳艳艳	中国计量科学研究院
周艳琼	杭州优思达生物技术股份有限公司
郑耐心	北京医院
赵百慧	上海伯杰医疗科技股份有限公司
赵赤鸿	中国疾病预防控制中心

柳　渊	首都医科大学宣武医院
姜茂刚	中国人民解放军空军军医大学第二附属医院
高　颖	中国计量科学研究院
郭　伟	首都医科大学附属北京中医医院
黄　进	四川大学华西医院
崔宏恩	江苏省计量科学研究院
梁　燕	首都医科大学附属北京朝阳医院
韩若斯	中国食品药品检定研究院
程　环	中国人民解放军军事科学院军事医学研究院
温雅丽	北京丰台医院
颜　园	迈创精准(北京)检测科技有限公司

序 言
Preface

对生命健康的追求是人类永恒的主题。我们党和国家历来高度重视人民生命健康，党的十九大报告将实施"健康中国战略"作为国家发展基本方略中的重要内容；在党的二十大报告中明确提出，在推进健康中国建设中，要创新医防协同、医防融合机制，健全公共卫生体系，提高重大疫情早发现能力，加强重大疫情防控救治体系和应急能力建设，有效遏制重大传染性疾病传播。

重大传染病疫情是一种典型的突发公共卫生事件，直接关系到人民群众的身心健康与生命安全，关系到社会和谐稳定与经济平稳发展。为有效防控各类重大传染病疫情，提高我国公共卫生体系早期预防、及时发现、快速反应和有效处置能力，国家出台了《"健康中国2030"规划纲要》《"十四五"国民健康规划》《突发事件紧急医学救援"十四五"规划》等一系列文件，从建立监测预警机制，完善医疗应急指挥体系、提高应急医疗处置能力等方面做了战略规划和具体部署。这些文件是开展公共卫生服务和突发事件应急医学救援必须严格执行的文件。

核酸检测是传染病筛查和确诊的重要手段，是实现"早发现、早隔离、早诊断、早治疗"的重要手段。核酸检测实验室的质量控制决定了核酸检测的准确性，直接关系到疫情防控的效果，必须得到实验室的高度重视。为指导核酸检测实验室正确开展设备质量控制和计量校准工作，规范核酸检测实验室建设和运转，中国医学装备协会应急救治装备分会联合中国计量科学研究院，组织北京大学人民医院、首都医科大学附属北京天坛医院、首都医科大学附属北京中医医院、浙江省计量科学研究院、中国人民解放军总医院等国内三十余家单位的专家，共同编写了《核酸检测实验室设备计量校准与质量控制指南》一书。

该书具有以下几个特点：

一是系统性强。该书从核酸检测设备的原理结构、使用维护、计量校准，到实验室内质量控制与实验室间质量评价，全面阐述了核酸检测实验室质量控制工作的理论和实践，涵盖了实验室建设、管理、运行、维护与保障，适用于实验室管理人员、技术人员及保障人员等不同的对象。

二是操作性强。该书不仅宣贯了核酸实验室相关的法规、标准、规范，同时重点介绍了计量校准与质量控制的具体操作规程，理论与实践密切结合，具有较强实操性。

三是代表性强。该书的作者都是核酸检测相关各领域的专家，他们长期从事核酸检测实验室建设、运行、维护及保障等工作或工作在医疗救治一线，具有广泛的代表性。该书内容凝结了他们的共识和智慧。

相信该书的出版发行，会进一步提高相关人员对实验室设备计量校准与质量控制工作重要性的认识，规范核酸检测实验室质量控制工作，促进核酸检测实验室的建设与管理。生物技术与安全是一个创新成果不断涌现的领域，也是新质生产力发展的重要方向之一，希望通过持续不断地创新，我们能够攻克更多的传染病防控与治疗的难题，为实现"健康中国"战略做出应有的贡献。

华大集团CEO，生物学博士

尹 烨

2024年3月

前言
Preface

核酸检测作为病毒感染者筛查和确诊的重要手段，是实现"早发现、早隔离、早诊断、早治疗"的关键措施之一，在各类传染病疫情防控中有着举足轻重的作用。为了规范核酸检测实验室的建设和运行，国家卫生健康委员会先后出台了《医疗机构临床实验室管理办法》《医学检验实验室管理暂行办法》《医学检验实验室基本标准（试行）》《医学检验实验室管理规范（试行）》《病原微生物实验室生物安全管理条例》等一系列法规，明确了核酸检测实验室建设标准、设备计量校准、实验室质量控制等要求。

为确保核酸检测结果准确可靠，防止因为"假阳性""假阴性"结果导致的社会成本增加和疫情扩散，国家市场监督管理总局发布了JJF 1874—2020《（自动）核酸提取仪校准规范》、JJF 1815—2020《Ⅱ级生物安全柜校准规范》等一系列计量校准规范，中国合格评定国家认可委员会2022年3月发布了CNAS-TRL-018：2022《医学实验室　核酸检测质量和安全指南》，用于指导核酸检测实验室开展质量控制工作。为指导各级计量技术机构和核酸检测实验室严格按照国家法律法规和规范开展核酸检测设备质量控制和计量校准，规范核酸检测实验室建设和运转，确保核酸检测结果准确可靠，中国医学装备协会应急救治装备分会联合中国计量科学研究院组织编写了《核酸检测实验室设备计量校准与质量控制指南》一书。

本书共八章，系统介绍了核酸检测实验室建设的法规和标准、规范，核酸标准物质的原理、分类及应用，核酸提取仪、荧光聚合酶链反应分析仪、生物安全柜、洁净工作台、医用离心机、移液器、高压蒸汽灭菌器等设备的原理、结构、计量校准及维护保养，核酸检测实验室室内质量控制和实验室间质量评价。

本书的编写得到了中国计量科学研究院、中国人民解放军联勤保障部队药品仪器监督检验总站、国家卫生健康委临床检验中心、北京大学人民医院、首都医科大学附属北京天坛医院、首都医科大学附属北京中医医院、中国食品药品检定研究院、浙江省计量科学研究院、江苏省计量科学研究院、首都医科大学附属北京朝阳医院、山东大学齐鲁医院、首都医科大学附属北京佑安医院、中国人民解放军总医院、中国人民解放军空军军医大学第一附属医院、中国人民解放军空军军医大学第二附属医院、四川大学华西医院、北京医院、中日友好医院、中国疾病预防控制中心、首都医科大学宣武医院、北京小汤山医院、首都医科大学附属北京地坛医院、迈创精准（北京）检测科技有限公司、杭州优思达生物技术股份有限公司、青岛海尔生物医疗股份有限公司、杭州博度计量科技有限公司、上海伯杰医疗科技股份有限公司、江苏硕世生物科技股份有限公司等单位的大力支持，衷心感谢百忙之中为本书编写投入巨大精力的各位专家，感谢为本书出版做了大量细致工作的出版社编辑，也感谢所有参与本书筹备组织的中国医学装备协会应急救治装备分会的工作人员。

生物安全领域技术飞速发展，各种新技术、新设备不断涌现，本书仅列出了目前核酸检测实验室最常用、最主要仪器设备的使用、维护和计量校准。本书由多位作者共同完成，在写作体例和某些概念等方面可能有不一致的地方，且受水平所限，书中难免存在不足和错漏之处，恳请各位读者不吝赐教。

戴新华

2023 年 12 月

目 录
Contents

第一章　核酸检测实验室概述 ··· 1

　　第一节　核酸检测实验室设计 ··· 1
　　第二节　核酸检测实验室的建设标准 ··· 4
　　第三节　核酸检测设备的计量校准 ··· 6
　　第四节　核酸检测实验室质量控制 ··· 8

第二章　核酸标准物质 ·· 11

　　第一节　核酸标准物质概述 ·· 11
　　第二节　核酸标准物质国内外现状 ·· 14
　　第三节　核酸标准物质使用注意事项 ·· 37

第三章　核酸提取仪 ··· 42

　　第一节　核酸提取仪的原理和结构 ·· 42
　　第二节　核酸提取仪的使用与维护 ·· 52
　　第三节　核酸提取仪的计量校准 ·· 61

第四章　荧光聚合酶链反应分析仪 ·· 70

　　第一节　荧光聚合酶链反应分析仪的原理和结构 ································ 70
　　第二节　荧光聚合酶链反应分析仪的保养与维护 ································ 82
　　第三节　聚合酶链反应分析仪的计量校准 ······································ 84

第五章　生物安全柜 ··· 90

　　第一节　生物安全柜的原理和结构 ·· 90
　　第二节　生物安全柜的使用与维护 ·· 99
　　第三节　Ⅱ级生物安全柜的计量校准 ··· 116

第六章　核酸检测辅助设备 ·· 138

第一节　洁净工作台 ·· 138
第二节　医用离心机 ·· 143
第三节　高压蒸汽灭菌器 ·· 149
第四节　移液器 ·· 154
第五节　低温冷藏箱 ·· 160

第七章　核酸检测实验室的室内质量控制 ································ 164

第一节　概述 ·· 164
第二节　质量管理体系 ·· 169
第三节　分析前质量控制 ·· 174
第四节　分析中质量控制 ·· 180
第五节　分析后质量控制 ·· 188
第六节　人员培训、考核与评估 ······································ 191
第七节　核酸检测实验室质量风险评估 ································ 194

第八章　核酸检测实验室的室间质量评价 ································ 202

第一节　概述 ·· 202
第二节　室间质量评价程序设计 ······································ 204
第三节　核酸检测 EQA/PT 样本设计与制备 ···························· 208
第四节　评价方式和评分方法 ·· 211
第五节　核酸检测室间质量评价国内外现状 ···························· 215
第六节　实验室对室间质量评价结果的分析 ···························· 218

参考文献 ·· 221

第一章 核酸检测实验室概述

核酸检测作为病毒感染者筛查和确诊的重要手段，是实现"早发现、早隔离、早诊断、早治疗"的关键措施之一，在各类传染病疫情防控中有着举足轻重的作用。为了规范核酸检测实验室的建设和运行，国家先后出台了一系列的法规和标准、规范，尤其是在新型冠状病毒感染肺炎疫情防控过程中，核酸检测实验室在我国得到了快速普及和推广，核酸检测的质量安全得到了前所未有的重视。本章主要介绍核酸检测实验室的设计原则、建设标准、设备计量校准以及核酸实验室的质量控制。

第一节 核酸检测实验室设计

核酸检测实验室作为一种临床基因扩增实验室，主要用于病毒性传染源的聚合酶链式反应扩增和分子检测。核酸检测实验室应取得相应的资质，在建设和运行过程中必须遵守相关法规和标准的要求。

一、资质要求

我国先后出台了《医疗机构临床实验室管理办法》《医学检验实验室管理暂行办法》《医学检验实验室基本标准（试行）》《医学检验实验室管理规范（试行）》《病原微生物实验室生物安全管理条例》《医疗卫生机构检验实验室建筑技术导则（试行）》和《新型冠状病毒实验室生物安全指南》等一系列法规，以指导和规范医学实验室的建设和运行。

《医疗机构新型冠状病毒核酸检测工作手册（试行）》规定："开展核酸检测的实验室，应当符合《病原微生物实验室生物安全管理条例》（国务院令第 424 号）和《医疗机构临床基因扩增检验实验室管理办法》（卫办医政发〔2010〕194 号）有关规定，具备经过卫生健康行政部门审核备案的生物安全二级及以上实验室条件，以及临床基因扩增检验实验室条件。独立设置的医学检验实验室还应当符合《医学检验实验室基本标准（试行）》《医学检验实验室管理规范（试行）》等要求。"

二、实验室分区

按照《医疗卫生机构检验实验室建筑技术导则》要求，核酸检测实验室应当设置试剂储存和准备区、标本制备区、扩增区、扩增产物分析区，各区域在物理空间上必须是完全相互独立的，不能有空气直接相通。近年来，随着技术的进步，有些实验室仪器功能由单一化向集成化发展，例如，实时荧光聚合酶链反应分析仪将扩增与产物分析集成在一起，全自动核酸检测系统实现了核酸提取、扩增、分析一体完成，提高了工作效率，降低了因中间环节引起的实验室内部污染的风险。因此，核酸检测实验室的分区可以根据仪器设备的功能进行相应的合并，如配置实时荧光聚合酶链反应分析仪的实验室可以将扩增区、扩增产物分析区合并；采用全自动核酸检测系统的实验室可以将标本制备区、扩增区、扩增产物分析区合并。本书从普遍性的角度出发，依然按照规定的分区进行介绍。

1. 试剂储存和准备区

试剂储存和准备区主要用于贮存试剂的制备、试剂的分装和扩增反应混合液的准备，以及离心管、吸头等消耗品的贮存和准备。试剂准备区应该配备冰箱、混匀器、微量加样器、移动式紫外灯及一次性手套、离心管、加样器吸头等必要的耗材。

贮存试剂和用于标本制备的消耗品等材料应当直接运送至试剂贮存和准备区，不能经过扩增区，试剂盒中的阳性对照品及质控品不应当保存在该区，应当保存在标本制备区。

2. 标本制备区

在标本制备区主要完成核酸提取、贮存并将其加至扩增反应管，区内主要配备核酸提取仪、冰箱、高速离心机、混匀器、水浴箱或加热模块、微量加样器、可移动紫外灯、A2型生物安全柜及必要的耗材。

为避免在样本混合、核酸纯化过程中可能由气溶胶引起的污染，可以将标本制备区设计成正压。同时为避免样本间的交叉污染，加入待测核酸后必须盖好含反应混合液的反应管。对具有潜在传染危险性的材料，必须在生物安全柜内开盖，并有明确的样本处理和灭活程序。

3. 扩增区

在扩增区主要完成互补脱氧核糖核酸（cDNA）合成、脱氧核糖核酸（DNA）扩增及检测，区内主要配备聚合酶链反应（polymerase chain reaction，PCR）扩增仪、微量加样器、可移动紫外灯及必要的耗材。为避免气溶胶所致的污染，应当尽量减少人员在本区内的走动。必须注意的是，所有经过检测的反应管不得在此区域打开。

4. 扩增产物分析区

在扩增产物分析区主要完成扩增片段的进一步分析测定，如杂交、酶切电泳、变性高效液相分析、测序等，根据检验方法的需要可配置微量加样器、可移动紫外灯和必要的耗材。扩增产物分析区是最主要的扩增产物污染来源，因此必须注意避免通过本区的物品及工作服将扩增产物带出，并注意实验人员的安全防护。

三、仪器设备与试剂耗材

核酸检测实验室应该配备必要的仪器设备及试剂耗材，其品种、数量根据检测能力进行测算，以每日检测1万管的实验室为例，应该配备如下设备耗材。

1. 仪器设备

(1) 核酸提取仪(96孔)：6台。

(2) 荧光PCR扩增仪(96孔)：12台。

(3) 微量可调加样器：单通道(1~10μL、5~50μL、10~200μL、200~1000μL) 4~5套，8通道3~4支。

(4) 离心机：单管掌式离心机2~3台，8联管和96孔板离心机各2~3台。

(5) 混匀仪：小涡旋混匀仪2~3台，多管旋涡混合仪1~2台。

(6) 加样器架：5个。

(7) 仪器备用配件：一定数量的易损耗配件如提取仪磁力棒、保险丝、灯泡等。

2. 试剂、试剂盒

(1) 核酸提取试剂：可供2万~3万份样本检测，核酸提取试剂应当与核酸提取仪配套。

(2) 扩增检测试剂：日常检测试剂分析敏感性≤500copy/mL。日常检测用试剂应当与提取试剂配套，可供2万~3万份样本检测。还应配备与日常检测试剂的扩增区域不同的其他1~2种试剂，其分析敏感性高于日常检测用试剂，用于日常检测试剂出现阳性时的复检确认。

(3) 仪器校准用试剂盒：用于检测系统性能验证和室内质控的假病毒颗粒质控品等。

3. 耗材

(1) 加长型带滤芯吸头：10μL、100μL、1000μL，无DNA和RNA酶，数量与检测试剂对应。

(2) 八联排管、配套的96孔板及封膜、封口袋、加样槽，与检测试剂数量对应，并与扩增仪配套。排枪配套的加样槽10个、八连管用板架20~30个。

(3) 试管架：4×8或8×12大孔试管架50~100个，能放下5合1及10合1混采的核酸采集管。

(4) 防护用品：医用防护口罩(头戴式)、外科口罩、隔离衣、防护服、无粉乳胶手套、鞋套、面屏(或护目镜)、帽子、洗手液等。

四、核酸检测实验室空气流向

核酸检测实验室的空气流向可按照试剂储存和准备区→标本制备区→扩增区→扩增产物分析区进行,防止扩增产物顺空气气流进入扩增前的区域。空气压力可按照试剂储存和准备区→标本制备区→扩增区→扩增产物分析区依次递减,空气流向控制可通过安装排风扇、负压排风装置或其他可行的方式实现。

第二节 核酸检测实验室的建设标准

核酸检测实验室主要用于病毒性传染源的检测和确定。为保证检测结果的准确和满足实验室生物安全要求,核酸检测实验室应取得相应的资质,在建设和运行过程中必须遵守相关法规和标准的要求。

一、相关法规与标准

核酸检测实验室建设和运行过程中必须遵守以下法规和标准:
(1)《病原微生物实验室生物安全管理条例》(中华人民共和国国务院令第424号);
(2)《医疗卫生机构检验实验室建筑技术导则(试行)》(国卫办规划函〔2020〕751号);
(3)《医学检验实验室基本标准(试行)》(国卫医发〔2016〕37号);
(4)《医学检验实验室管理规范(试行)》(国卫医发〔2016〕37号);
(5)GB/T 16803—2018《供暖、通风、空调、净化设备术语》;
(6)GB 19489—2008《实验室 生物安全通用要求》;
(7)GB 50073—2013《洁净厂房设计规范》;
(8)GB 50346—2011《生物安全实验室建筑技术规范》;
(9)GB 50591—2010《洁净室施工及验收规范》;
(10)GB 50881—2013《疾病预防控制中心建筑技术规范》;
(11)JGJ 91—2019《科研建筑设计标准》;
(12)WS 233—2017《病源微生物实验室生物安全通用准则》。

二、实验室基本建设要求

在设计实验室时,应根据开展检测项目的生物危害实施风险控制措施。核酸检测实验室的四区应分为2级,其中试剂储存和准备区、扩增区、扩增产物分析区应符合生物安全一级实验室(BSL1)的标准,标本制备区应符合生物安全二级实验室(BSL2)的标准。实验室建设要综合考虑实验室的总体规划、布局和平面设计,以及供电、供水、供气、通风、空气净化、安全措施、环境保护等基础设施和基本条件。

1. 试剂储存和准备区、扩增区、扩增产物分析区核心需求

(1) 设施空间

1) 实验室空间：实验室空间必须足以容纳核心实验室所有必要的设备、设施和家具，包括实验设备、工作台、洗手盆、洗涤槽，以及冰箱和冰柜等。

2) 走廊和门：走廊、门必须有足够的宽度，以便于运输、搬运和更换实验室设备。走廊和出口必须时刻保持畅通，以便紧急撤离，不得用作储藏地点。

3) 辅助设施：配置洗手池，设置在靠近实验室的出口处；在实验室门口处应设存衣或挂衣装置，将个人服装与实验室工作服分开放置。

(2) 存储空间

1) 试剂耗材存储：实验室应有足够的空间安全稳妥地存放试剂和消耗品。除了立即使用的物品外，不得使用台面、架子和过道来存放其他物品，应提供实验室外的长期储存空间。还必须提供空间存放应急用品，如洗眼液、急救材料和生物或化学品溢漏工具包，并将其放置在适当的位置。

2) 废弃物存储：实验室应有足够的空间安全地储存实验室废弃物，应该考虑废弃物和废弃物净化装置的位置，以便产生的气味和热量不会影响实验室的其他区域或人员。

(3) 实验室表面

1) 墙壁和地板必须是光滑和连续的表面。用于墙壁和地板的材料必须易于清洁，并且不渗透和耐化学品及实验室使用的消毒剂。地板必须具有足够的承重能力，在正常使用时，应该保持较低的滑动风险。

2) 窗户通常应该是密封的，如果窗户可开启，应可闭锁，可开启的窗户还应该易于操作，并保持易于接近，以便在需要时打开和关闭。窗户必须加装防止昆虫或害虫进入的纱窗。自然通风设计应该避免强烈的空气流动和可能干扰设备正常运行的通风。不能使用窗帘和百叶窗。

3) 通往实验室核心区的门必须是可锁的，并应足够宽，以便移动设备、材料或废物。

(4) 家具

实验室家具必须易于清洁，足够坚固以承受设备的使用，不能采用任何可能吸收和容纳污染物的织物。家具台面必须易清洗、不透水，耐热，耐酸、碱和有机溶剂等。家具使用可锁止的轮子便于固定和移动，还应便于清洁和/或去污。

(5) 电气

1) 实验室电力供应必须具有足够的容量和可靠性，以便所有电器和电子设备安全有效地运行。电源电压必须稳定，必要时应安装不间断电源系统，尽量减少电压尖峰和电力供应的中断。

2) 应有足够的固定电源插座，避免多台设备使用共同的电源插座。应有可靠的接地系统，应在关键节点安装漏电保护装置或监测报警装置。

3）实验室不同区域的照明需求可能会有所不同，照明系统必须适合所有活动，同时尽可能利用自然光来节约能源。应该避免不良的阴影、反光和眩光。应急照明需要保持足够亮度和足够长的时间，以确保工作人员可以安全离开实验室，并正常终止目前的工作。

（6）温湿度

实验室应配备必要的温湿度控制监测系统，确保满足实验要求。

2. 标本制备区核心需求

标本制备区应满足二级生物安全实验室标准，在符合上述要求的基础上应满足以下要求。

1）实验室主入口的门应有进入控制措施。通往核心实验室的门必须是可锁的，并且必须有一个可以看到实验室的可视面板。内部实验室的门必须装有可视面板，门最好是自动关闭的，并应足够宽，以便移动设备、材料或废物。实验室入口处应张贴生物安全实验室标识，至少应该有：生物安全实验室等级、处理或储存病原微生物名称、紧急情况下实验室负责人的联系方式等。

2）实验室工作区域外应有存放备用物品的条件。

3）应在实验室工作区配备洗眼装置。

4）应在实验室或其所在的建筑内配备高压蒸汽灭菌器或其他适当的消毒灭菌设备，所配备的消毒灭菌设备应以风险评估为依据。

5）应在操作病原微生物样本的实验间内配备生物安全柜，如果生物安全柜的排风在室内循环，室内应具备通风换气的条件；如果使用需要管道排风的生物安全柜，应通过独立于建筑物其他公共通风系统的管道排出。生物安全柜应远离实验室入口，不能与实验室入口正对，不能放置在人员通道上，如果实验室内有定向气流，生物安全柜宜放置在定向气流出口处。

第三节　核酸检测设备的计量校准

仪器设备的计量性能直接关系到核酸检测结果的准确性，为确保核酸检测实验室设备性能准确可靠，满足检测标准要求，国家先后出台了一系列标准规范，用于指导实验室和计量技术机构开展仪器设备计量校准。

一、相关法规、标准、规范

《医学检验实验室管理暂行办法》第二十条规定："医学检验实验室应当对需要检定或校准的检验仪器设备，以及对医学检验结果有影响的辅助设备定期进行检定或校准。"

《全员新型冠状病毒核酸检测组织实施指南》有关检测能力与质量的规定中明确要求，核酸检测实验室"所有设备应经过必要的检定/校准，建立仪器设备使用、维护、检定校准的程序文件，并按照程序文件严格执行"。

国家市场监督管理总局发布了 GB 41918—2022《生物安全柜》、JJF 1527—2015《聚合酶链反应分析仪校准规范》、JJF 1874—2020《（自动）核酸提取仪校准规范》、JJG 1815—2020《Ⅱ级生物安全柜校准规范》等一系列标准和计量技术规范，国家食品药品监督管理局发布了 YY/T 1173—2010《聚合酶链反应分析仪》、YY 0569—2011《Ⅱ级生物安全柜》、YY/T 1539—2017《医用洁净工作台》等医药行业标准。这一系列标准和规范规定了核酸检测实验室设备的计量性能及检测校准方法，用于指导实验室及计量技术机构开展核酸检测设备的计量校准。中国计量科学研究院研制了相关的标准物质，便于贯彻落实国家有关标准和规范。

计量技术机构必须按照 RB/T 214《检验检测机构资质认定能力评价 检验检测机构通用要求》、CNAS-CL01《检测和校准实验室能力认可准则》以及 CNAS-CL01-A025《检测和校准实验室能力认可准则在校准领域的应用说明》等建立相应的质量管理体系，依据相关标准和规范进行技术能力建设，通过中国合格评定国家认可委员会（CNAS）组织的实验室认可，取得开展核酸检测实验室设备计量校准的资质，方可开展核酸实验室设备的计量校准和检测工作。

二、核酸检测设备计量要求

表 1-1 列出了核酸检测实验室主要设备校准和检测依据的标准、规范。

表1-1 核酸检测实验室设备校准和检测依据的标准、规范和项目

序号	设备名称	检测/校准依据	项目
1	核酸提取仪	JJF 1874—2020《（自动）核酸提取仪校准规范》	1.温度示值误差；2.温度均匀性；3.温度稳定性；4.振动频率示值误差；5.振动频率稳定性；6.取液量示值误差；7.取液量重复性；8.取液量一致性；9.核酸提取回收率一致性；10.核酸提取回收率重复性；11.核酸提取回收率
2	聚合酶链反应分析仪	JJF 1527—2015《聚合酶链反应分析仪校准规范》	1.温度示值误差；2.温度均匀度；3.平均升温速率；4.平均降温速率；5.样本示值误差；6.样本线性
		YY/T 1173—2010《聚合酶链反应分析仪》	1.升温速率；2.降温速率；3.模块控温精度；4.温度准确度；5.模块温度均匀性；6.温度持续时间准确度；7.样本检测重复性；8.样本线性

表 1-1(续)

序号	设备名称	检测/校准依据	项目
3	生物安全柜	JJF 1815—2020《Ⅱ级生物安全柜校准规范》	1. 下降气流流速；2. 流入气流流速；3. 气流模式；4. 洁净度；5. 照度；6. 噪声；7. 高效/超高效过滤器检漏；8. 人员保护；9. 产品保护；10. 交叉污染防护
		YY 0569—2011《Ⅱ级生物安全柜》	1. 柜体泄漏测试；2. 高效过滤器完整性；3. 噪声；4. 照度；5. 振动；6. 下降气流流速；7. 流入气流流速；8. 气流烟雾模式测试；9. 温升；10. 紫外灯；11. 人员保护
4	超净工作台	YY/T 1539—2017《医用洁净工作台》	1. 高效过滤器完整性；2. 噪声；3. 照度；4. 振动；5. 气流流速；6. 气流模式；7. 洁净度；8. 温升；9. 紫外灯
5	离心机	JJF 2004—2022《医用离心机校准规范》	1. 转速范围；2. 转速示值相对误差；3. 转速稳定度；4. 升降速时间；5. 定时相对误差；6. 噪声；7. 温度偏差；8. 试液温升；9. 升降温速率
		YY/T 0657—2017《医用离心机》	1. 转速相对偏差；2. 转速稳定精度；3. 整机噪声；4. 振幅；5. 试液温升；6. 定时相对偏差；7. 升降速时间
6	干燥箱/培养箱	JJF 1101—2019《环境试验设备温度、湿度参数校准规范》	1. 上偏差；2. 下偏差；3. 均匀度；4. 波动度
7	高压灭菌器	GB 8599—2008《大型蒸汽灭菌器技术要求　自动控制型》 JJF 1308—2011《医用热力灭菌设备温度计校准规范》	1. 平衡时间；2. 灭菌时间内温度偏差；3. 维持时间内温度偏差
8	移液器	JJG 646—2006《移液器》	1. 密合性；2. 容量

第四节　核酸检测实验室质量控制

核酸检测作为疫情防控的关键手段之一，其结果准确性直接影响政府相关部门对疫情形势的判断和采取的措施。为防止因为"假阳性""假阴性"结果导致的疫情扩散和社会成本增加，国家发布了一系列法规文件和标准规范，它们是核酸检测实验室检测工作的基本指导原则。

一、相关法规、标准、规范

核酸检测实验室检测结果与报告的准确性与实验室的人员、仪器设备、试剂耗材、标准方法、环境设施条件密切相关。为确保检测结果准确,实验室应当遵循《医疗机构临床实验室管理办法》的要求,按照 GB/T 22576.1—2018/ISO 15189:2012《医学实验室 质量和能力的要求 第1部分:通用要求》,编制质量手册、程序文件、作业指导书,建立运行良好的医学检验质量管理体系,并通过卫生主管部门组织的验收。有条件的还应该通过中国合格评定国家认可委员会组织的医学实验室认可,以保证实验室质量管理体系运行有效。中国合格评定国家认可委员会2022年3月发布了 CNAS-TRL-018:2022《医学实验室 核酸检测质量和安全指南》,用于指导核酸检测实验室开展质量控制工作。

为保证核酸检测结果准确可靠,国务院应对新型冠状病毒肺炎疫情联防联控机制下发了《关于做好疫情常态化防控下新冠病毒核酸检测质量控制工作的通知》,要求实验室做好日常室内质控,并常态化接受国家级或省级检验质量控制。各省级卫生健康行政部门要加强对核酸检测实验室的日常质量控制工作,并组织实验室分批参加室间质评,保证短期内每个实验室至少参加1次室间质评并合格。检测结果质量问题突出的,或室间质量评价不合格的,不得开展核酸检测。

《医疗机构新型冠状病毒核酸检测工作手册(试行 第二版)》规定,医疗机构应当加强核酸检测质量控制,对检测体系进行必要的性能验证,性能指标包括但不限于精密度和最低检测限。实验室要做好日常室内质控,常态化接受国家级或省级检验质量控制。不按照本地要求参加室间质评的,或室间质评结果不合格的,或检测结果质量问题突出的,不得开展核酸检测。

二、核酸检测质量控制

为保证核酸检测工作的质量,中国合格评定国家认可委员会制定了 CNAS-TRL-018:2022《医学实验室 核酸检测质量和安全指南》,用于指导医学实验室开展核酸检测工作,从以下几个方面规定了核酸检测质量工作应该关注的关键点。

1. 设施环境

样本制备区、扩增区建议负压,设有空气过滤装置,并相互独立,且符合生物安全二级(BSL2)实验室标准,环境温湿度应符合设备要求,空间应确保维修、紧急关闭电源需要的空间;电源应符合 GB 4793.9—2013《测量、控制和实验室用电气设备的安全要求 第9部分:实验室用分析和其他目的自动和半自动设备的特殊要求》。全自动核酸提取纯化设备及核心检测设备应连接到不间断电源(UPS)上,并良好接地。电源应留有功率冗余。

2. 设备校准

全自动核酸提取纯化设备等仪器设备安装后应进行校准,并应避免移动,如果移动应重新进行校准。实验室应建立文件化要求规定校准内容及校准的时间间隔,文件要求应符合设备供应商说明及相关标准规定等。

3. 性能验证

核酸检测系统可以参考 CNAS-GL039:2019《分子诊断检验程序性能验证指南》进行性能验证。定量检测方法验证内容至少应包括精密度、正确度、线性、测量和/或可报告范围、抗干扰能力等。定性检测方法验证内容至少应包括测定下限、特异性、准确度(方法学比较或与金标准比较)、抗干扰能力等。除此之外还应考虑防污染验证、信息传输验证以及提取方法学比对等内容。

4. 检测前质量控制

核酸检测样品采集、运送、接收和处理应符合 WS/T 640《临床微生物学检验标本的采集和转运》、ISO 20658《医学实验室检验样品的采集和运输要求》等相关临床标准,高致病性病原微生物菌(毒)种或样本运输时,应当严格按照《可感染人类的高致病性病原微生物菌(毒)种或样本运输管理规定》管理。容器或包装材料应当达到国际民航组织《危险物品航空安全运输技术细则》规定的包装标准要求。此外,样本的运输条件还应符合核酸提取试剂盒及检测试剂盒说明书要求,特殊样本如 SARS-CoV-2 相关样本,其运输过程还应符合国家相关指南要求。采样管中的抗凝剂、细胞保存液、灭活试剂等应符合核酸提取试剂盒及检测试剂盒说明书要求,不应含有已知干扰检测的组分。

5. 检测中质量控制

核酸提取应使用检测试剂盒配套或推荐的核酸提取试剂,并确保提取效率满足要求。每一批次检测样本,可设置 1 个弱阳性质控物样本和/或不同水平阳性质控物样本和 3 个阴性质控物样本,所有质控物样本应与临床样本同步处理,参与提取过程。阴性质控可包括检测环境污染的样本,如打开管盖放置在检测区域的生理盐水样本等。质控物的组分应不包含干扰检测的成分。应特别注意阳性质控物的污染问题,应对大批量、全自动核酸检测过程中阳性质控物对设备和环境等的污染风险进行评估,并采取适宜的措施,包括合理设置阳性质控物。

6. 检测后质量控制

阴性质控物样本检测结果应均为阴性。对于定性项目,阳性质控物样本检测结果应为阳性,可记录 Ct 值等检测数值。对于定量项目,阳性质控物样本检测结果的定量值,应符合实验室及说明书要求的质控标准。对于阴阳性质控物样本检测结果不符合的,应进行分析并采取纠正预防措施。含有内标的检测系统,内标检测情况应符合检测试剂盒说明书要求。对于内标检测情况不符合要求的样本,可进行个别样本复查。

(撰稿人:吴建刚、勉闻光、傅善基、云庆辉、姜茂刚、颜圆)

第二章 核酸标准物质

第一节 核酸标准物质概述

一、核酸简介

科学界第一次真正分离出核酸是在1869年，是由瑞士医生弗里德里希·米歇尔在德国图宾根的费利克斯·霍普-赛勒实验室研究白细胞的化学成分时发现的。米歇尔的研究发现了白细胞中的酸性沉淀物含有大量磷，不显示任何脂类和蛋白质的特性。历史的发展往往从一个微小的发现开始，这种物质因为在细胞核中被发现，起初被称为核素，在后续的研究中更名为核酸。

核酸是由多个核苷酸聚合成的生物大分子化合物，作为遗传信息的重要载体广泛存在于各种生物体内。核酸分为脱氧核糖核酸（DNA）和核糖核酸（RNA），DNA又包含基因组DNA（gDNA）、线粒体DNA（mtDNA）和质粒DNA。RNA根据功能的不同分为核糖体RNA（rRNA）、信使RNA（mRNA）和转移RNA（tRNA）。DNA主要集中在细胞核、线粒体和叶绿体中，而RNA主要分布在细胞质当中。

二、核酸标准物质定义及分类

核酸标准物质是具有确定核酸序列和量值信息的一类均匀且稳定的物质，可以作为测量标准，应用于病原微生物检测、肿瘤和遗传病基因检测、转基因检测和动物源性食品掺假检测等领域的检测方法和试剂盒开发、性能评价、方法验证和实验室质量控制，为检测结果的准确性提供保障。本书只介绍病原微生物检测领域的核酸标准物质。

核酸标准物质根据候选物种类可以分为人工合成的DNA片段、体外转录RNA、质粒DNA、假病毒、基因组DNA、基因组RNA、灭活病原体和临床样本等，其中DNA片段、质粒DNA、体外转录RNA和假病毒标准物质通过基因工程方式获得，基因组DNA、基因组RNA和灭活病原体标准物质可通过病原体培养获得，有些标准物质直接来源于临床样本，具体的分类见图2-1。根据基质的存在与否，核酸标准物质可以分为含有基质的和不含有基质的上述各种形式的核酸标准物质。根据核酸标准物质存在形式的不同，有液体和冻干粉两种形式。

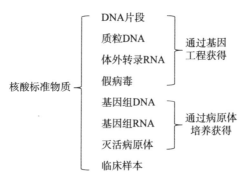

图2-1　核酸标准物质分类

核酸标准物质用于核酸检测过程中定性判定的标准时，依据的是其包含的特定核酸序列，通常以参考基因组序列编号和基因组坐标形式给出，以新型冠状病毒（SARS-CoV-2）核酸标准物质GBW(E)091089为例，样品制备部分描述为：开放阅读框 lab(ORF1ab)基因片段（基因组坐标：13201-15600，GenBank No. NC_045512）。用于定量测量的标准时，通常以copy/μL或ng/μL为单位，给出其核酸浓度量值，以及$k=2$的扩展不确定度。以新型冠状病毒核酸标准物质的E基因为例：标准值为3.72×10^5copy/μL，扩展不确定度（$k=2$）为0.77×10^5copy/μL，表示该标准物质中所含有的E基因的浓度为$(3.72\pm0.77)\times10^5$copy/μL，可见其特性量值是分布在一个范围内的。

三、不同类型核酸标准物质的优缺点

不同类型的核酸标准物质各有其优缺点，具体分析比较见表2-1。

表2-1　不同类型的核酸标准物质的优缺点

标准物质类型	优点	缺点
DNA片段或体外转录RNA	易复制，易使用	不易稳定保存，基因片段长度有限，检测方法需与其匹配
质粒DNA	易复制，易使用，稳定性好	不能包括病原体的全部序列，浓度高时易造成污染
基因组DNA或基因组RNA	病原体序列完整，对检测方法的兼容性强，不存在与检测试剂扩增位置不匹配的问题	原材料获得困难，不易复制，不易稳定保存

表 2-1(续)

标准物质类型	优点	缺点
假病毒	与待测病原体结构类似,可以模拟核酸提取过程,可包装高等级生物安全风险的病原体核酸片段	具有一定的生物安全风险,包含的目标序列长度有限
灭活病原体	与待测病原体结构一致,可以评价核酸提取方法,病原体序列完整,不存在与检测试剂扩增位置不匹配的问题	原材料获得困难,不易复制,具有一定的生物安全风险
临床样本	与待测样本一致,可以评价核酸提取过程,病原体序列完整,不存在与检测试剂扩增位置不匹配的问题	原材料获得困难,不易复制,具有一定的生物安全风险和潜在的不稳定性

人工合成的 DNA 或 RNA 标准物质,候选物来源不依赖于病原体的获得,人工合成的序列生物安全风险等级低,可视为无感染性的材料,并且纯核酸形式无须提取,使用较为方便,但不能对提取步骤进行质量控制,且受限于合成技术,所包括的序列长度有限,一般仅包括某种病原体上常用于检测的目标基因或基因片段。

假病毒标准物质具有与待测真实病毒相似的结构,如具备病毒颗粒的包膜、衣壳以及部分基因组。在经过人工改造后,假病毒的包膜蛋白失去了帮助病毒进入细胞的能力。假病毒的基因组只含有待测目的基因的部分序列而完全不含编码衣壳蛋白以及其他病毒蛋白的基因。假病毒标准物质模拟了真实病毒的核酸特征,同时基本除去了真实病毒具有的生物安全风险,可在生物安全二级实验室中操作。使用时需先进行核酸提取,由于可模拟真实病原体的核酸提取,因此可以实现对检测过程的全流程质量控制。假病毒标准物质与人工合成的标准物质类似,也受限于合成的序列长度和假病毒能包装的长度。

在可以获得病原体作为候选物的情况下,开发包含病原体全基因 DNA 或 RNA 的标准物质是最理想的,一方面它与待测病原体结构完全一致,可真实有效地反映病原体核酸的提取效率,另一方面其核酸序列包括病原体的全部序列,所以应用时对检测方法的兼容性强,不存在与检测试剂扩增位置不匹配的问题。但开展全基因组和灭活型病原体标准物质研制对生物安全风险等级要求较高,应根据《人间传染的病原微生物名录》中规定的生物安全等级开展标准物质的研制。

来源于临床样本的标准物质与真实样本一致,包含的病原体序列完整,可以评价核酸提取方法,能够准确地反映医学实验室检测性能,但通常难以获得,且存在潜在的不稳定性和潜在的传染风险,无法实现标准物质的复制。

第二节　核酸标准物质国内外现状

一、国内核酸标准物质现状

1. 核酸标准物质数量

根据国家标准物质资源共享平台信息，截至 2022 年 8 月 31 日，核酸标准物质数量共有 219 种，其中国家一级标准物质有 19 种，见表 2-2；国家二级标准物质有 174 种，见表 2-3；中国计量科学研究院院级标准物质 26 种，见表 2-4。由于定值技术尚不成熟，缺乏核酸测量的基准方法和参考测量方法，国家一级标准物质数量偏少。

表 2-2　核酸国家一级标准物质

序号	编号	中文名称	数量
1	GBW09151	丙型肝炎病毒核糖核酸血清标准物质	1
2	GBW09189	人乳头瘤病毒 16 型脱氧核糖核酸标准物质	1
3	GBW09190	人乳头瘤病毒 18 型脱氧核糖核酸标准物质	1
4	GBW09850	霍乱弧菌 $ompW$ 基因质粒 DNA 标准物质	1
5	GBW09851	霍乱弧菌 $toxR$ 基因质粒 DNA 标准物质	1
6	GBW09852	单增李斯特菌 $InlA$ 基因质粒 DNA 标准物质	1
7	GBW09853	单增李斯特菌 $prfA$ 基因质粒 DNA 标准物质	1
8	GBW09298～09299	新型冠状病毒（2019-nCoV）体外转录 RNA 标准物质	2
9	GBW09300	新型冠状病毒（2019-nCoV）全序列假病毒 RNA 标准物质	1
10	GBW09310～09314	新型冠状病毒（2019-nCoV）核衣壳蛋白和包膜蛋白亚基组 RNA 标准物质	5
11	GBW09315	新型冠状病毒（2019-nCoV）贝塔 B.1.351 变异株基因组 RNA 标准物质	1
12	GBW09316	新型冠状病毒（2019-nCoV）德尔塔 B.1.617 变异株基因组 RNA 标准物质	1
13	GBW09317	新型冠状病毒（2019-nCoV）伽马 P.1 变异株基因组 RNA 标准物质	1
14	GBW09318	新型冠状病毒（2019-nCoV）奥密克戎 BA.1.1 变异株基因组 RNA 标准物质	1
合计			19

表2-3 核酸国家二级标准物质

序号	编号	中文名称	数量
1	GBW(E)090114~090118	丙型肝炎病毒核酸(HCV RNA)血清(液体)标准物质	5
2	GBW(E)090137~090139	乙型肝炎病毒核酸(HBV DNA)血清(液体)标准物质	3
3	GBW(E)090140~090142	丙型肝炎病毒核酸(HCV RNA)血清(液体)标准物质	3
4	GBW(E)090169	人类免疫缺陷病毒-Ⅰ型核酸(HIV-Ⅰ RNA)血清(液体)标准物质	1
5	GBW(E)090234~090237	乙型肝炎病毒DNA液体标准物质	4
6	GBW(E)090238~090241	乙型肝炎病毒DNA冻干标准物质	4
7	GBW(E)090242~090245	丙型肝炎病毒RNA液体标准物质	4
8	GBW(E)090246~090249	丙型肝炎病毒RNA冻干标准物质	4
9	GBW(E)090272~090274	人类免疫缺陷病毒核酸(HIV-Ⅰ RNA)血清(液体)标准物质	3
10	GBW(E)090494~090296	丙型肝炎病毒核糖核酸(HCV RNA)血清(液体)标准物质	3
11	GBW(E)090497	人类免疫缺陷病毒Ⅰ型核糖核酸(HIV-Ⅰ RNA)血清(液体)标准物质	1
12	GBW(E)090498~090501	乙型肝炎病毒脱氧核糖核酸(HBV DNA)血清(液体)标准物质	4
13	GBW(E)090502~090504	人乳头瘤病毒16型脱氧核糖核酸(HPV16 DNA)液体标准物质	4
14	GBW(E)090506~090509	人乳头瘤病毒18型脱氧核糖核酸(HPV18 DNA)液体标准物质	4
15	GBW(E)090575~090578	丙型肝炎病毒核酸(HCV RNA)系列血清(液体)标准物质	4
16	GBW(E)090582~090584	人类免疫缺陷病毒核酸(HIV-Ⅰ RNA)系列血清(液体)标准物质	3
17	GBW(E)090585~090588	乙型肝炎病毒核酸(HBV DNA)系列血清(液体)标准物质	4
18	GBW(E)090627	乙型肝炎病毒脱氧核糖核酸(HBV DNA)血清(液体)标准物质	1

表 2-3(续)

序号	编号	中文名称	数量
19	GBW(E)090628	丙型肝炎病毒核糖核酸(HCVRNA)血清(冻干)标准物质	1
20	GBW(E)090659~090662	丙型肝炎病毒核糖核酸(HCV RNA)血清(液体)标准物质	4
21	GBW(E)090663	人类免疫缺陷病毒Ⅰ型核糖核酸(HIV-Ⅰ RNA)血清(液体)标准物质	1
22	GBW(E)090664~090667	乙型肝炎病毒脱氧核糖核酸(HBV DNA)血清(液体)标准物质	4
23	GBW(E)090668~090671	人乳头瘤病毒16型脱氧核糖核酸(HPV16 DNA)液体标准物质	4
24	GBW(E)090672~090675	人乳头瘤病毒18型脱氧核糖核酸(HPV18 DNA)液体标准物质	4
25	GBW(E)090676~090678	人巨细胞病毒脱氧核糖核酸(HCMV DNA)液体标准物质	3
26	GBW(E)090679~090681	EB病毒脱氧核糖核酸(EBV DNA)液体标准物质	3
27	GBW(E)090880~090886	乙型肝炎病毒脱氧核糖核酸(HBV DNA)系列血清(液体)标准物质	7
28	GBW(E)090887~090892	丙型肝炎病毒核糖核酸(HCV RNA)系列血清(液体)标准物质	6
29	GBW(E)090893~090896	人类免疫缺陷病毒Ⅰ型核糖核酸(HIV-Ⅰ RNA)系列血清(液体)标准物质	4
30	GBW(E)090922	炭疽杆菌 capA 基因检测质粒 DNA 标准物质	1
31	GBW(E)090923	炭疽杆菌 PA 基因检测质粒 DNA 标准物质	1
32	GBW(E)090924	结核分枝杆菌 IS6110 基因检测质粒 DNA 标准物质	1
33	GBW(E)090928	猪繁殖与呼吸综合征病毒欧洲株(PRRSV LV)核酸标准物质	1
34	GBW(E)090929	猪繁殖与呼吸综合征病毒美洲变异株(PRRSV JXA1)核酸标准物质	1
35	GBW(E)090930	猪繁殖与呼吸综合征病毒美洲经典株(PRRSV VR2332)核酸标准物质	1
36	GBW(E)090956	人乳头瘤病毒16型脱氧核糖核酸(HPV16 DNA)液体标准物质	1

表 2-3(续)

序号	编号	中文名称	数量
37	GBW(E)090957	人乳头瘤病毒 18 型脱氧核糖核酸(HPV18 DNA)液体标准物质	1
38	GBW(E)090973~090977	HBV/HCV/HIV-Ⅰ核酸混合血清标准物质	5
39	GBW(E)090978~090981	丙型肝炎病毒核糖核酸(HCV RNA)血清(液体)标准物质	4
40	GBW(E)090982~090985	人类免疫缺陷病毒Ⅰ型核糖核酸(HIV-Ⅰ RNA)血清(液体)标准物质	4
41	GBW(E)090991~090994	乙型肝炎病毒脱氧核糖核酸(HBV DNA)血清(液体)标准物质	4
42	GBW(E)091014	猪瘟病毒(CSFV C 株)核酸标准物质	1
43	GBW(E)091015	新城疫病毒(NDV Lasota 株)核酸标准物质	1
44	GBW(E)091016	牛病毒性腹泻病毒(BVDV-JL 株)核酸标准物质	1
45	GBW(E)091033	非洲猪瘟病毒(ASFV Ⅱ型)基因组 DNA 标准物质	1
46	GBW(E)091034	非洲猪瘟病毒 $B646L$ 基因质粒标准物质	1
47	GBW(E)091038	猪繁殖与呼吸综合征病毒美洲经典株(PRRSV CH-1a)质粒核酸标准物质	1
48	GBW(E)091039	猪繁殖与呼吸综合征病毒美洲变异株(PRRSV HuN4)质粒核酸标准物质	1
49	GBW(E)091053	猪塞内卡病毒(SVA HeNXX/swine/2017 株)核酸标准物质	1
50	GBW(E)091054	牛传染性鼻气管炎病毒(IBRV-LNM 株)基因组 DNA 标准物质	1
51	GBW(E)091089	新型冠状病毒核酸标准物质(高浓度)	1
52	GBW(E)091090	新型冠状病毒核酸标准物质(低浓度)	1
53	GBW(E)091098~091099	新型冠状病毒核糖核酸基因组标准物质	2
54	GBW(E)091111~091112	新型冠状病毒体外转录 RNA 标准物质	2
55	GBW(E)091114	新型冠状病毒(2019-nCoV)假病毒 $ORF1ab$ 基因标准物质	1
56	GBW(E)091115	新型冠状病毒(2019-nCoV)假病毒 N 基因标准物质	1

表 2-3(续)

序号	编号	中文名称	数量
57	GBW(E)091116	新型冠状病毒(2019-nCoV)假病毒 E 基因标准物质	1
58	GBW(E)091117	新型冠状病毒(2019-nCoV)假病毒阴性对照 hRNaseP基因标准物质	1
59	GBW(E)091124	布鲁氏菌(A19株)基因组 DNA 标准物质	1
60	GBW(E)091125	钩端螺旋体(黄疸出血型赖株)基因组 DNA 标准物质	1
61	GBW(E)091126	犬细小病毒(SH-1株)基因组 DNA 标准物质	1
62	GBW(E)091127	狂犬病 LN34 基因假病毒核糖核酸标准物质	1
63	GBW(E)091128	乙型脑炎病毒(SA14-14-2株)核糖核酸标准物质	1
64	GBW(E)091129	貂肠炎病毒(MEVB株)基因组 DNA 标准物质	1
65	GBW(E)091130	阿留申貂病病毒(G株)基因组 DNA 标准物质	1
66	GBW(E)091132~091133	新型冠状病毒(SARS-CoV-2)假病毒核酸标准物质	2
67	GBW(E)091209	布鲁氏菌(XJ18株羊种3型)基因组 DNA 标准物质	1
68	GBW(E)091210	牛分枝杆菌(XJ/18/97株)基因组 DNA 标准物质	1
69	GBW(E)091224	禽流感病毒 H5 亚型(WF19株)核糖核酸标准物质	1
70	GBW(E)091225	禽流感病毒 H7 亚型(LN114株)核糖核酸标准物质	1
71	GBW(E)091226	新城疫病毒基因Ⅵ型(QH1344株)核糖核酸标准物质	1
72	GBW(E)091227	新城疫病毒基因Ⅶ型(YN1106株)核糖核酸标准物质	1
73	GBW(E)091228	口蹄疫病毒 A 型(A/AF/72株)核酸标准物质	1
74	GBW(E)091229	口蹄疫病毒 O 型(O/MYA98/BY/2010株)核酸标准物质	1
75	GBW(E)091235	新型冠状病毒 S 基因(Del22029-22034)突变位点假病毒核糖核酸标准物质	1
76	GBW(E)091236	新型冠状病毒 N 基因假病毒核糖核酸标准物质	1

表2-3(续)

序号	编号	中文名称	数量
77	GBW(E)091237	产气荚膜梭菌 α-毒素基因质粒 DNA 标准物质	1
78	GBW(E)100305	阪崎肠杆菌 MMS 基因检测质粒 DNA 标准物质	1
79	GBW(E)100306	阪崎肠杆菌 16SrDNA 基因检测质粒 DNA 标准物质	1
80	GBW(E)100307	阪崎肠杆菌 ITS 序列检测质粒 DNA 标准物质	1
81	GBW(E)100308	阪崎肠杆菌 ompA 基因检测质粒 DNA 标准物质	1
82	GBW(E)100458	金黄色葡萄球菌 nuc 基因检测质粒 DNA 标准物质	1
83	GBW(E)100459	大肠杆菌 stx1 基因检测质粒 DNA 标准物质	1
84	GBW(E)100460	大肠杆菌 stx2 基因检测质粒 DNA 标准物质	1
85	GBW(E)100461	大肠杆菌动 fliC 基因检测质粒 DNA 标准物质	1
86	GBW(E)100462	沙门氏菌 invA 基因检测质粒 DNA 标准物质	1
87	GBW(E)100463	沙门氏菌 sefA 基因检测质粒 DNA 标准物质	1
		合计	174

表2-4 中国计量科学研究院院级核酸标准物质

序号	编号	中文名称
1	NIM-RM4054	灭活甲型 H1N1 流感病毒标准物质
2	NIM-RM4055	灭活甲型 H3N2 流感病毒标准物质
3	NIM-RM4056	灭活乙型(维多利亚系)流感病毒标准物质
4	NIM-RM4057	呼吸道合胞病毒 A 亚型(RSV-A)RNA 标准物质
5	NIM-RM4058	呼吸道合胞病毒 B 亚型(RSV-B)RNA 标准物质
6	NIM-RM4059	猴痘病毒野生型 B6R 基因假病毒标准物质
7	NIM-RM4060	猴痘病毒突变型 F3L 基因假病毒标准物质
8	NIM-RM4062	对虾传染性皮下及造血组织坏死病毒(IHHNV)假病毒核酸标准物质
9	NIM-RM5205	新型冠状病毒核酸检测弱阳性标准物质(高浓度)
10	NIM-RM5206	新型冠状病毒核酸检测弱阳性标准物质(低浓度)
11	NIM-RM5210	新型冠状病毒核糖核酸假病毒弱阳性口腔黏液基质标准物质(高浓度)
12	NIM-RM5211	新型冠状病毒核糖核酸假病毒弱阳性口腔黏液基质标准物质(低浓度)
13	NIM-RM5212	人类免疫缺陷病毒Ⅰ型 gag 基因 RNA 标准物质
14	NIM-RM5213	HPV16 假病毒核酸标准物质

表 2-4(续)

序号	编号	中文名称
15	NIM-RM5214	HPV18 假病毒核酸标准物质
16	NIM-RM5215	HPV52 假病毒核酸标准物质
17	NIM-RM5216	HPV58 假病毒核酸标准物质
18	NIM-RM5218	中东呼吸综合征冠状病毒(MERS-CoV)RNA 标准物质
19	NIM-RM5219	严重急性呼吸综合征冠状病毒(SARS-CoV)RNA 标准物质
20	NIM-RM5221	新型冠状病毒假病毒核糖核酸标准物质
21	NIM-RM5231	HPV16 E6/E7 RNA 假病毒标准物质
22	NIM-RM5232	HPV18 E6/E7 RNA 假病毒标准物质
23	NIM-RM5233	HPV52 E6/E7 RNA 假病毒标准物质
24	NIM-RM5234	HPV58 E6/E7 RNA 假病毒标准物质
25	NIM-RM5235	新型冠状病毒奥密克戎变异株假病毒标准物质
26	NIM-RM5236	新型冠状病毒德尔塔变异株假病毒标准物质

2. 核酸标准物质种类

国内核酸标准物质中,DNA 类标准物质共 104 种,RNA 类标准物质共 110 种,DNA 和 RNA 混合类标准物质 5 种(为含血清基质的 HBV/HCV/HIV-Ⅰ混合的标准物质),如图 2-2 所示。

图 2-3 所示为不同候选物来源方式的标准物质数量分布,其中 DNA 类标准物质根据候选物来源方式,共涉及 5 种类型,分别为质粒 DNA 标准物质(41 种)、DNA 假病毒(7 种)、从病原体中纯化的基因组 DNA 标准物质(9 种)、灭活病原体标准物质(12 种),以及含有血清基质的 DNA 标准物质(35 种)。

RNA 类标准物质根据候选物来源方式,共涉及 5 种类型,分别为体外转录 RNA 标准物质(16 种)、RNA 假病毒标准物质(21 种)、从病原体中纯化的基因组 RNA 标准物质(6 种)、灭活病原体标准物质(11 种),以及含有血清基质的 RNA 标准物质(56 种)。

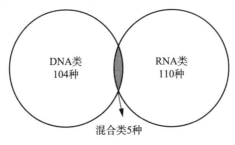

图 2-2 DNA 和 RNA 类标准物质数量分布

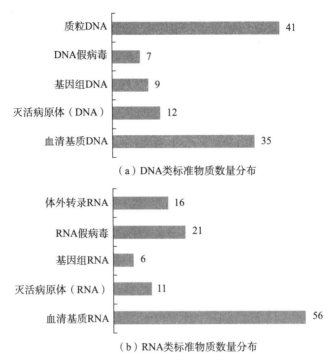

(a) DNA类标准物质数量分布

(b) RNA类标准物质数量分布

图2-3 不同候选物来源方式标准物质数量分布

目前，国家标准物质共涉及了39种病原体类型，包括新型冠状病毒(SARS-CoV-2)、丙型肝炎病毒(HCV)、乙型肝炎病毒(HBV)、人乳头瘤病毒(HPV)、人类免疫缺陷病毒(HIV-Ⅰ)、猪繁殖与呼吸综合征病毒(PRRSV)、流感病毒、人巨细胞病毒(HCMV)、EB病毒(EBV)、新城疫病毒、猴痘病毒、猪瘟病毒(CSFV)、非洲猪瘟病毒(ASFVⅡ型)、猪塞内卡病毒(SVA)、牛病毒性腹泻病毒、牛传染性鼻气管炎病毒、犬细小病毒、狂犬病毒(LN34)、乙型脑炎病毒(SA14)、貂肠炎病毒、阿留申貂病毒、禽流感病毒(H5、H7)、口蹄疫病毒、呼吸道合胞病毒、中东呼吸综合征冠状病毒(MERS-CoV)、严重急性呼吸综合征冠状病毒(SARS-CoV)、对虾传染性皮下及造血组织坏死病毒(IHHNV)共27种病毒，以及阪崎肠杆菌、大肠杆菌、霍乱弧菌、单增李斯特菌、炭疽杆菌、结核分枝杆菌、布鲁氏菌、钩端螺旋体、牛分枝杆菌、产气荚膜梭菌、金黄色葡萄球菌和沙门氏菌共12种细菌。

(1) 病毒类核酸标准物质

病毒类核酸标准物质共197种，包括HBV/HCV/HIV-Ⅰ混合的血清基质标准物质5种、单种病毒标准物质192种。单种病毒标准物质具体包括：新型冠状病毒假病毒标准物质16种、体外转录RNA标准物质11种和提取纯化的RNA基因组6种；丙型肝炎病毒核酸(HCV RNA)血清标准物质39种；乙型肝炎病毒核酸(HBV DNA)血清标准物质共35种；人乳头瘤病毒质粒DNA标准物质20种、DNA假病毒标准物质4种、RNA假病毒标准物质4种；人类免疫缺陷病毒Ⅰ型核酸(HIV-Ⅰ RNA)血清标准物质17种，体外转录 RNA 标准物质 1 种；猪繁殖与呼吸综合征病毒质粒 DNA 标准物质 2 种（包括美洲经典株 PRRSV CH-1a 和美洲变异株 PRRSV HuN4）、DNA 灭活病原体标准物质 3 种（包括欧洲株 PRRSV LV、美洲变异株 PRRSV JXA1 和美洲经典株 PRRSV VR2332）；非洲猪瘟病毒 *B646L* 基因质粒标准物质 1 种、（ASFV Ⅱ 型）基因组 DNA 标准物质 1 种；猴痘病毒 DNA 假病毒标准物质 2 种，对虾传染性皮下及造血组织坏死病毒（IHHNV）DNA 假病毒标准物质 1 种；人巨细胞病毒脱氧核糖核酸（HCMV DNA）标准物质和 EB 病毒脱氧核糖核酸（EBV DNA）标准物质各 3 种，猪塞内卡病毒、猪瘟病毒（CSFV C 株）、牛病毒性腹泻病毒（BVDV-JL 株）核酸标准物质各 1 种，均为灭活病原体标准物质；牛传染性鼻气管炎病毒（IBRV-LNM 株）、犬细小病毒（SH-1 株）、貂肠炎病毒（MEVB 株）、阿留申貂病病毒（G 株）各 1 种，均为提取纯化的 DNA 基因组标准物质；呼吸道合胞病毒体外转录 RNA 标准物质 2 种，中东呼吸综合征冠状病毒、严重急性呼吸综合征冠状病毒体外转录 RNA 标准物质各 1 种；狂犬病 *LN34* 基因假病毒核糖核酸标准物质 1 种；新城疫病毒和流感病毒核酸标准物质各 3 种、禽流感病毒和口蹄疫病毒核酸标准物质各 2 种、乙型脑炎病毒（SA14-14-2 株）核糖核酸标准物质 1 种，均为灭活病原体标准物质。

（2）细菌类核酸标准物质

细菌类核酸标准物质 22 种，具体包括：阪崎肠杆菌质粒 DNA 标准物质 4 种；大肠杆菌质粒 DNA 标准物质 3 种；霍乱弧菌、单增李斯特菌、炭疽杆菌、沙门氏菌质粒 DNA 标准物质各 2 种；结核分枝杆菌、产气荚膜梭菌、金黄色葡萄球菌质粒 DNA 标准物质各 1 种；布鲁氏菌基因组 DNA 标准物质 2 种；钩端螺旋体（黄疸出血型赖株）、牛分枝杆菌（XJ/18/97 株）基因组 DNA 标准物质各 1 种，均为提取纯化的 DNA 基因组标准物质。

不同病毒形式相关标准物质数量分布情况见表 2-5 及图 2-4。

表 2-5　不同病毒候选物来源方式相关标准物质数量分布情况

病原体类别	名称	存在形式	数量
病毒	乙型肝炎病毒	血清基质 DNA	35
	人乳头瘤病毒	DNA	20
	非洲猪瘟病毒	质粒 DNA	1
	猪繁殖与呼吸综合征病毒		2
	人乳头瘤病毒	DNA 假病毒	4
	猴痘病毒		2
	对虾传染性皮下及造血组织坏死病毒		1

表 2-5(续)

病原体类别	名称	存在形式		数量
病毒	人巨细胞病毒	DNA	灭活病原体	3
	EB 病毒			3
	猪繁殖与呼吸综合征病毒			3
	猪塞内卡病毒			1
	猪瘟病毒			1
	牛病毒性腹泻病毒			1
	牛传染性鼻气管炎病毒		基因组 DNA	1
	犬细小病毒			1
	貂肠炎病毒			1
	阿留申貂病病毒			1
	非洲猪瘟病毒			1
	丙型肝炎病毒	RNA	血清基质 RNA	39
	人类免疫缺陷病毒			17
	新型冠状病毒		体外转录 RNA	11
	人类免疫缺陷病毒			1
	呼吸道合胞病毒			2
	中东呼吸综合征冠状病毒			1
	严重急性呼吸综合征冠状病毒			1
	新型冠状病毒		RNA 假病毒	16
	人乳头瘤病毒			4
	狂犬病毒			1
	新型冠状病毒		基因组 RNA	6
	新城疫病毒		灭活病原体	3
	流感病毒			3
	禽流感病毒			2
	口蹄疫病毒			2
	乙型脑炎病毒			1
	HBV/HCV/HIV-Ⅰ混合病毒	DNA+RNA	血清基质	5

表 2-5（续）

病原体类别	名称	存在形式		数量
细菌	阪崎肠杆菌	DNA	质粒 DNA	4
	大肠杆菌			3
	霍乱弧菌			2
	单增李斯特菌			2
	炭疽杆菌			2
	沙门氏菌			2
	结核分枝杆菌			1
	产气荚膜梭菌			1
	金黄色葡萄球菌			1
	布鲁氏菌		基因组 DNA	2
	钩端螺旋体			1
	牛分枝杆菌			1

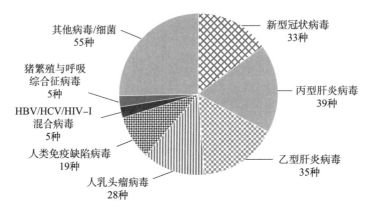

图 2-4　不同病毒标准物质数量分布

3. 主要的特性量值单位

目前的核酸标准物质，其特性量值主要包括质量浓度（单位为 ng/μL）、拷贝数浓度（单位为 copy/μL）和核酸浓度（单位为 IU/mL）。

4. 主要的研制机构

主要的研制机构包括：中国计量科学研究院、卫生部临床检验中心、中国动物疫病预防控制中心、中国动物卫生与流行病学中心、中国农业科学院特产研究所、中国农业科学院哈尔滨兽医研究所、北京市疾病预防控制中心、北京市动物疫病预防控制中心、上海市计量测试技术研究院、上海市临床检验中心、上海市动物疫病预防控制中心、河南省动物疫病预防控制中心、南京市计量监督检测院等研究机构，以及生物科技相关企业。

二、国外核酸标准物质现状

1. 核酸标准物质数量

根据国外主要标准物质研制机构英国生物制品研究所（National Institute for Biological Standards and Control，NIBSC）、欧盟委员会联合研究中心（European commission's Joint Research Centre，JRC）、美国国家标准技术研究院（National Institute of Standards and Technology，NIST）、韩国标准科学研究院（Korea Research Institute of Standards and Science，KRISS）等平台收集的信息，国外核酸标准物质一共有49种，具体见表2-6及表2-7。

表2-6 国外主要DNA标准物质

序号	编号	中文名称	研制机构
1	04/176	用于核酸检测的恶性疟原虫DNA（第一代标准物质）	NIBSC
2	06/202	人乳头瘤病毒（HPV）16型DNA（第一代标准物质）	NIBSC
3	06/206	人乳头瘤病毒（HPV）18型DNA（第一代标准物质）	NIBSC
4	09/110	基于细小病毒B19 DNA核酸扩增技术的检测基因盘（第一代标准物质）	NIBSC
5	10/266	第四代WHO HBV DNA核酸检测标准物质	NIBSC
6	14/100	人乳头瘤病毒（HPV）11 DNA（第一代标准物质）	NIBSC
7	14/104	人乳头瘤病毒（HPV）45型DNA（第一代标准物质）	NIBSC
8	14/114	JC病毒（JCV）DNA（第一代标准物质）	NIBSC
9	14/256	人乳头瘤病毒（HPV）6型DNA（第一代标准物质）	NIBSC
10	14/258	人乳头瘤病毒（HPV）31型DNA（第一代标准物质）	NIBSC
11	14/260	人乳头瘤病毒（HPV）33型DNA（第一代标准物质）	NIBSC
12	14/262	人乳头瘤病毒（HPV）52型DNA（第一代标准物质）	NIBSC
13	14/264	人乳头瘤病毒（HPV）58型DNA（第一代标准物质）	NIBSC
14	16/324	用于核酸扩增技术的人腺病毒DNA（第一代WHO标准物质）	NIBSC
15	19/164	水痘带状疱疹病毒（VZV）核酸扩增（第一代WHO标准物质）	NIBSC
16	19/224	人乳头瘤病毒（HPV）DNA基因型HPV16、HPV18、HPV6、HPV11的WHO标准物质（假病毒）	NIBSC

表2-6(续)

序号	编号	中文名称	研制机构
17	19/226	人乳头瘤病毒(HPV)DNA 基因型 HPV31、HPV33、HPV45、HPV52、HPV58 的 WHO 标准物质(假病毒)	NIBSC
18	20/152	用于核酸检测的第一代 WHO 结核分枝杆菌(H37Rv)DNA 标准物质	NIBSC
19	94/790	3 型脊髓灰质炎病毒(Sabin)合成 DNA100% 472-C 的 MAPREC 分析 WHO 标准物质	NIBSC
20	95/542	MAPREC 分析 3 型脊髓灰质炎病毒(Sabin)合成 DNA0.9% 472-C WHO 标准物质	NIBSC
21	97/758	2 型脊髓灰质炎病毒(Sabin)合成 DNA 的 MAPREC 分析 0.67%481-G WHO 标准物质	NIBSC
22	98/524	2 型脊髓灰质炎病毒(Sabin)合成 DNA 的 MAPREC 分析,100%481-G WHO 标准物质	NIBSC
23	ERM-AD442K	λDNA 标准物质	JRC
24	ERM-AD624	单核细胞增生李斯特菌 DNA 琼脂糖塞标准物质	JRC
25	IRMM-311	地衣芽孢杆菌 DSM 5749 的基因组 DNA 标准物质	JRC
26	IRMM-312	枯草芽孢杆菌 DSM 5750 的基因组 DNA 标准物质	JRC
27	IRMM-313	大肠弯曲菌(CNET068)和空肠弯曲杆菌(CNET112)的基因组 DNA 标准物质	JRC
28	IRMM-447	单核细胞增生李斯特菌基因组 DNA 标准物质	JRC
29	IRMM-448	空肠弯曲杆菌(NCTC 11351)的基因组 DNA 标准物质	JRC
30	IRMM-449	大肠杆菌 O157(EDL 933)的基因组 DNA 标准物质	JRC
31	SRM2365	BK 病毒 DNA 定量标准物质	NIST
32	SRM2367	JC 病毒 DNA 定量标准物质	NIST
33	SRM2917	用于粪便指示物检测和鉴定的质粒 DNA(酵母)标准物质	NIST
34	RM8375	用于测序性能评估的微生物基因组 DNA 标准物质(MG-001、MG-002、MG-003、MG-004)(伤寒血清型肠炎沙门氏菌、金黄色葡萄球菌、铜绿假单胞菌、产孢梭菌)	NIST
35	RM8376	用于检测和鉴定的微生物病原体 DNA 标准物质	NIST
36	SRM2366a	巨细胞病毒 DNA(Towne Δ147 BAC)标准物质	NIST
37	111-10-511	腺病毒 5 型 EI 基因标准物质	KRISS

表2-6(续)

序号	编号	中文名称	研制机构
38	111-10-512	人类PSG4与腺病毒5型 *E1* 合成DNA标准物质	KRISS
39	111-10-513	SARS-CoV-2 *S* 基因标准物质	KRISS

标准物质SRM2917中包含的微生物为酵母；标准物质RM8375中包含的微生物：伤寒血清型肠炎沙门氏菌、金黄色葡萄球菌、铜绿假单胞菌、产孢梭菌；标准物质RM8376中包含多种微生物，具体为：大肠杆菌、肠炎沙门氏菌、金黄色葡萄球菌、铜绿假单胞菌、表皮葡萄球菌、鲍曼不动杆菌、脑膜炎奈瑟菌、化脓性链球菌、粪肠球菌、木糖氧化酶无色杆菌、嗜水气单胞菌、肺炎克雷伯菌、宋内志贺氏菌、弗尼斯弧菌、单核细胞增生李斯特菌、嗜肺军团菌。

表2-7 国外主要RNA标准物质

序号	编号	中文名称	研制机构
1	16/194	人类免疫缺陷病毒I型HIV-I RNA(第四代标准物质)	NIBSC
2	16/296	用于核酸扩增技术的人类免疫缺陷病毒II型RNA(HIV-II)(第二代标准物质)	NIBSC
3	18/184	用于核酸扩增技术的丙型肝炎病毒RNA(第六个WHO标准物质)	NIBSC
4	20/146	首个世卫组织SARS-CoV-2 RNA标准物质	NIBSC
5	21/112	第一代世界卫生组织拉沙病毒RNA标准物质	NIBSC
6	EURM-019	SARS-CoV-2单链RNA(ssRNA)片段标准物质	JRC
7	111-10-506	SARS-CoV-2 RNA标准物质	KRISS
8	111-10-507	SARS-CoV-2假病毒RNA标准物质	KRISS
9	111-10-519	SARS-CoV-2德尔塔变异株标准物质	KRISS
10	111-10-551	SARS-CoV-2奥密克戎变异株标准物质	KRISS

2. 核酸标准物质种类

国外核酸标准物质中，DNA类标准物质共40种、RNA类标准物质共10种。DNA类标准物质按照候选物来源方式，共涉及4种类型，其中质粒DNA类标准物质1种，基因组DNA标准物质13种，人工合成的DNA片段标准物质6种，灭活病原体类标准物质20种。RNA标准物质按照候选物来源方式，共涉及4种类型，其中体外转录RNA标准物质3种，假病毒标准物质1种，基因组标准物质1种，灭活病原体标准物质5种。目前国外标准物质共涉及了38种病原体类型。

(1)病毒类核酸标准物质

病毒类核酸标准物质共涉及13种病毒，包括人乳头瘤病毒(HPV)、细小病毒、乙型肝炎病毒(HBV)、丙型肝炎病毒、新型冠状病毒(SARS-CoV-2)、JC病毒、人腺病毒、水痘带状疱疹病毒、人类巨细胞病毒(HCMV)、人类免疫缺陷病毒(HIV)、拉沙病毒、脊髓灰质炎病毒(Sabin)、BK病毒。具体为人乳头瘤病毒(HPV)DNA标准物质11种、新型冠状病毒(SARS-CoV-2)RNA病毒7种、脊髓灰质炎病毒(Sabin)DNA标准物质4种、人类免疫缺陷病毒(HIV)RNA标准物质2种、人腺病毒DNA标准物质3种、JC病毒DNA标准物质2种、乙型肝炎病毒DNA标准物质1种、丙型肝炎病毒RNA标准物质1种、细小病毒DNA标准物质1种、巨细胞病毒(HCMV)DNA标准物质1种、拉沙病毒RNA标准物质1种、水痘带状疱疹病毒核酸标准物质1种、BK病毒DNA标准物质1种，共计36种标准物质。不同病毒标准物质数量分布如图2-5。

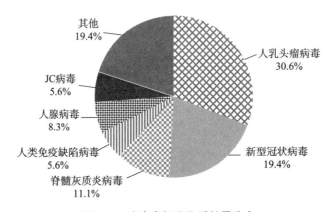

图2-5 病毒类标准物质数量分布

(2) 细菌类核酸标准物质

细菌类核酸标准物质共涉及22种细菌，包括李斯特菌、结核分枝杆菌、地衣芽孢杆菌、枯草芽孢杆菌、大肠弯曲菌、空肠弯曲杆菌、大肠杆菌O157、伤寒血清型肠炎沙门氏菌、金黄色葡萄球菌、铜绿假单胞菌、产孢梭菌、表皮葡萄球菌、鲍曼不动杆菌、脑膜炎奈瑟菌、化脓性链球菌、粪肠球菌、木糖氧化酶无色杆菌、嗜水气单胞菌、肺炎克雷伯菌、宋内志贺氏菌、弗尼斯弧菌、嗜肺军团菌。具体为结核分枝杆菌(H37Rv)DNA国际标准物质1种、单核细胞增生李斯特菌DNA标准物质1种、弯曲杆菌基因组DNA标准物质2种、大肠杆菌基因组DNA、地衣芽孢杆菌、枯草芽孢杆菌基因组DNA标准物质各1种，以及包含多种细菌的用于检测和鉴定的微生物病原体，共计9种标准物质。不同细菌标准物质数量分布如图2-6。

(3) 其他病原体标准物质

涉及的其他病原体包括恶性疟原虫和酵母，具体为恶性疟原虫DNA标准物质和用于粪便指示物检测和鉴定的质粒DNA(酵母)标准物质，共2种。

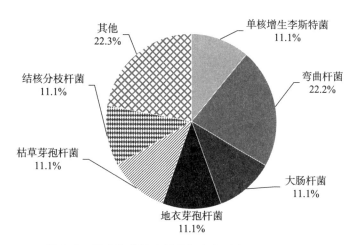

图 2-6 细菌和其他病原体标准物质类型及数量分布

3. 主要的特性量值单位

目前,国外核酸标准物质的特性量值与国内一致,主要包括质量浓度(单位为 ng/μL)、拷贝数浓度(单位为 copy/μL)和核酸浓度(单位为 IU/mL)。其中由国外计量机构研制的核酸标准物质其单位一般为 copy/μL 或 ng/μL。

4. 主要的研制机构

主要的研制机构包括：英国国家生物制品研究所(NIBSC)、欧盟委员会联合研究中心(JRC)、美国国家标准技术研究院(NIST)、韩国标准科学研究院(KRISS)等。

三、新型冠状病毒核酸标准物质

1. 国内新型冠状病毒标准物质研究进展

(1)体外转录和基因组 RNA 标准物质

核酸标准物质是对核酸检测结果进行计量溯源,以及为相关试剂盒的高质量研发和生产提供计量学支撑的保障。中国计量科学研究院于 2020 年 2 月研制出新型冠状病毒体外转录 RNA 标准物质[GBW(E)091089、GBW(E)091090],为国际首次;3 月发布了新型冠状病毒全基因组 RNA 标准物质 2 种[GBW(E)091098、GBW(E)091099],用于企业校准品的量值溯源、检测方法的开发和验证、质量控制。2020 年 3 月,上海市计量测试技术研究院发布了体外转录 RNA 标准物质[GBW(E)091111、GBW(E)091112]。2021 年 5 月,中国计量科学研究院又开发了新型冠状病毒刺突蛋白基因 RNA 标准物质(NIM-RM5208)和 B.1.1.7 突变株核衣壳蛋白基因 RNA 标准物质(NIM-RM5209),为配合不断变化的疫情形势,中国计量科学研究院相继研制了贝塔 B.1.351 变异株(GBW9315/NIM-RM5222)、德尔塔(B.1.617.2)变异株(GBW9316/NIM-RM5217)、伽马(P.1)变异株(GBW9317/NIM-RM5224)和奥密克戎(BA.1.1)变异株(GBW9318/NIM-RM5225)的基因组 RNA 标准物质,具体的量值等信息见表 2-8。

表 2-8 新型冠状病毒体外转录和基因组 RNA 标准物质

序号	编号	名称	量值($k=2$)/(copy/μL)	研制单位
1	GBW(E)091089	新型冠状病毒核酸标准物质(高浓度)	$ORF1ab$ 基因 $(1.34\pm0.21)\times10^6$ N 基因 $(7.21\pm1.28)\times10^5$ E 基因 $(6.37\pm1.01)\times10^5$	中国计量科学研究院
2	GBW(E)091090	新型冠状病毒核酸标准物质(低浓度)	$ORF1ab$ 基因 $(1.72\pm0.26)\times10^3$ N 基因 $(8.31\pm1.07)\times10^2$ E 基因 $(8.05\pm1.28)\times10^2$	中国计量科学研究院
3	GBW(E)091098	新型冠状病毒核糖核酸基因组标准物质	$ORF1ab$ 基因 $(2.60\pm0.28)\times10^2$ N 基因 $(6.67\pm0.80)\times10^2$ E 基因 $(3.17\pm0.24)\times10^2$	中国计量科学研究院
4	GBW(E)091099	冠状病毒核糖核酸基因组标准物质	$ORF1ab$ 基因 $(2.65\pm0.16)\times10^3$ N 基因 $(6.94\pm0.27)\times10^3$ E 基因 $(3.14\pm0.23)\times10^3$	中国计量科学研究院
5	GBW(E)091111	新型冠状病毒体外转录 RNA 标准物质	$ORF1ab$ 基因 $(1.2\pm0.2)\times10^5$ N 基因 $(1.0\pm0.1)\times10^6$ E 基因 $(2.0\pm0.3)\times10^5$	上海市计量测试技术研究院
6	GBW(E)091112	新型冠状病毒体外转录 RNA 标准物质	$ORF1ab$ 基因 $(1.2\pm0.2)\times10^7$ N 基因 $(1.0\pm0.1)\times10^8$ E 基因 $(2.0\pm0.3)\times10^7$	上海市计量测试技术研究院
7	NIM-RM5208	新型冠状病毒刺突蛋白基因核糖核酸标准物质	$(1.95\pm0.31)\times10^3$	中国计量科学研究院
8	NIM-RM5209	新型冠状病毒 B.1.1.7 突变株核衣壳蛋白基因核糖核酸标准物质	$(2.07\pm0.35)\times10^3$	中国计量科学研究院
9	GBW09298	新型冠状病毒(2019-nCoV)体外转录 RNA 标准物质(高浓度)	$ORF1ab$ 基因 $(7.7\pm1.3)\times10^5$ E 基因 $(4.3\pm1.1)\times10^5$ N 基因 $(6.1\pm1.4)\times10^5$ S 基因 $(7.1\pm1.7)\times10^5$	中国计量科学研究院
10	GBW09299	新型冠状病毒(2019-nCoV)体外转录 RNA 标准物质(低浓度)	$ORF1ab$ 基因 $(1.2\pm0.2)\times10^3$ E 基因 $(6.4\pm1.2)\times10^2$ N 基因 $(9.4\pm2.5)\times10^2$ S 基因 $(9.7\pm2.3)\times10^2$	中国计量科学研究院

表 2-8(续)

序号	编号	名称	量值($k=2$)/(copy/μL)	研制单位
11	GBW09310~09314	新型冠状病毒(2019-nCoV)核衣壳蛋白和包膜蛋白亚基因组 RNA 标准物质	水平 1: sgRNA-E 基因(2.7 ± 0.7)×10^3 sgRNA-N 基因(2.6 ± 0.8)×10^{3*} 水平 2: sgRNA-E 基因(2.7 ± 0.6)×10^4 sgRNA-N 基因(2.7 ± 0.5)×10^{4*} 水平 3: sgRNA-E 基因(2.70 ± 0.49)×10^5 sgRNA-N 基因(2.60 ± 0.54)×10^{5*} 水平 4: sgRNA-E 基因(3.60 ± 0.72)×10^6 sgRNA-N 基因(3.30 ± 0.69)×10^{6*} 水平 5: sgRNA-E 基因(3.50 ± 0.63)×10^7 sgRNA-N 基因(3.30 ± 0.64)×10^{7*}	中国计量科学研究院
12	GBW09315	新型冠状病毒(2019-nCoV)贝塔 B.1.351 变异株基因组 RNA 标准物质	$ORF1ab$ 基因(1.56 ± 0.40)×10^3 E 基因(2.36 ± 0.49)×10^3 N 基因(6.10 ± 0.97)×10^3 S 基因(2.06 ± 0.36)×10^3	中国计量科学研究院
13	GBW09316	新型冠状病毒(2019-nCoV)德尔塔 B.1.617 变异株基因组 RNA 标准物质	$ORF1ab$ 基因(2.30 ± 0.47)×10^3 E 基因(2.48 ± 0.63)×10^3 N 基因(2.69 ± 0.52)×10^3 S 基因(2.81 ± 0.53)×10^3	中国计量科学研究院
14	GBW09317	新型冠状病毒(2019-nCoV)伽马 P.1 变异株基因组 RNA 标准物质	$ORF1ab$ 基因(2.07 ± 0.59)×10^3 E 基因(2.68 ± 0.69)×10^3 N 基因(3.91 ± 0.82)×10^3 S 基因(2.80 ± 0.40)×10^3	中国计量科学研究院
15	GBW09318	新型冠状病毒(2019-nCoV)奥密克戎 BA.1.1 变异株基因组 RNA 标准物质	$ORF1ab$ 基因(1.45 ± 0.30)×10^3 E 基因(3.01 ± 0.69)×10^3 N 基因(6.4 ± 1.4)×10^3 S 基因(2.17 ± 0.62)×10^3	中国计量科学研究院
16	NIM-RM5237	新型冠状病毒 B.1.1.7 变异株体外转录 RNA 标准物质	$ORF1ab$ 基因(2.21 ± 0.30)×10^3 E 基因(3.14 ± 0.44)×10^3 N 基因(2.36 ± 0.36)×10^3 S 基因(1.96 ± 0.29)×10^3	中国计量科学研究院

*单位为 copy/mL。

(2)假病毒和灭活病毒标准物质

2020年8月,中国计量科学研究院研制出新型冠状病毒假病毒标准物质(NIM-RM5203)。该标准物质是将新型冠状病毒重要特征基因核衣壳蛋白 N 基因(全长)、包膜蛋白 E 基因(全长)和开放阅读框 lab(ORFlab)基因片段(基因组坐标:13201-15600和18500-19000)克隆至慢病毒载体上,构建出包装有新型冠状病毒重要特征基因的假病毒。2020年11月,南京市计量监督检测院、国家生物技术药物产业计量测试中心研制的新型冠状病毒假病毒标准物质,获批为国家二级标准物质,该套标准物质包括一个阴性对照,另外三个各包含新型冠状病毒的一个特征基因。此后广州邦德盛生物科技有限公司研制的假病毒标准物质也获批了假病毒国家二级标准物质。

为满足新型冠状病毒检测质量控制规范要求,2021年1月,中国计量科学研究院开发了用于新型冠状病毒核酸检测质量控制的弱阳性标准物质(NIM-RM5205、NIM-RM5206),其量值的设计按照《国家卫生健康委办公厅关于医疗机构开展新型冠状病毒核酸检测有关要求的通知》(国卫办医函〔2020〕53号)要求,为核酸检测试剂盒检出限的1.5~3倍。

为进一步全面覆盖国内检测试剂盒的检测范围,中国计量科学研究院于2021年5月发布了新型冠状病毒全序列假病毒标准物质(GBW09300/NIM-RM5207)。该标准物质是将新型冠状病毒的全长分为7个载体分别包装,纯化后再混合制备,对每个载体上的关键基因序列都进行了准确定值,用户可根据所使用检测试剂盒的检测位置确定标准物质对应的量值。中国计量科学研究院还发布了两种假病毒弱阳性口腔黏液基质标准物质(NIM-RM5210、NIM-RM5211)。为配合不断变化的疫情形势,中国计量科学研究院相继研制了奥密克戎突变株(NIM-RM5235)和德尔塔突变株(NIM-RM5236)的假病毒标准物质。这些标准物质的具体量值等信息见表2-9。

表2-9 国内新型冠状病毒假病毒及灭活病毒类标准物质和质控品

序号	编号	名称	量值($k=2$)/(copy/μL)	研制单位
1	GBW(E)091114	新型冠状病毒(2019-nCoV)假病毒 ORFlab 基因标准物质	ORFlab 基因$(1.36\pm0.27)\times10^3$ hRNaseP 内参基因(1.62×10^3)	南京市计量监督检测院
2	GBW(E)091115	新型冠状病毒(2019-nCoV)假病毒 N 基因标准物质	N 基因$(7.5\pm1.5)\times10^2$ hRNaseP 内参基因 6.9×10^2	南京市计量监督检测院
3	GBW(E)091116	新型冠状病毒(2019-nCoV)假病毒 E 基因标准物质	E 基因$(8.6\pm1.7)\times10^2$ hRNaseP 内参基因(1.1×10^3)	南京市计量监督检测院

表 2-9(续)

序号	编号	名称	量值($k=2$)/(copy/μL)	研制单位
4	GBW(E)091117	新型冠状病毒(2019-nCoV)假病毒阴性对照 *hRNaseP* 基因标准物质	$(8.6\pm1.2)\times10^2$	南京市计量监督检测院
5	GBW(E)091132	新型冠状病毒(SARS-CoV-2)假病毒核酸标准物质	*ORFlab* 基因 2.0×10^2 *N* 基因 2.0×10^2 *E* 基因 2.1×10^2	广州邦德盛生物科技有限公司
6	GBW(E)091133	新型冠状病毒(SARS-CoV-2)假病毒核酸标准物质	*ORFlab* 基因 21×10^2 *N* 基因 20×10^2 *E* 基因 21×10^2	广州邦德盛生物科技有限公司
7	GBW(E)091235	新型冠状病毒 *S* 基因 (Del22029-22034)突变位点假病毒核糖核酸标准物质	*S* 基因 $(1.2\pm0.3)\times10^4$	北京市疾病预防控制中心、致准(嘉兴)生物科技有限公司
8	GBW(E)091236	新型冠状病毒 *N* 基因假病毒核糖核酸标准物质	*N* 基因 $(1.5\pm0.4)\times10^4$	北京市疾病预防控制中心、致准(嘉兴)生物科技有限公司
9	NIM-RM5203	新型冠状病毒(2019-nCoV)假病毒核糖核酸标准物质	*ORFlab* 基因 $(6.5\pm1.2)\times10^2$ *N* 基因 $(4.3\pm0.9)\times10^2$ *E* 基因 $(4.6\pm0.9)\times10^2$	中国计量科学研究院
10	NIM-RM5205	新型冠状病毒核酸检测弱阳性标准物质(高浓度)	*ORFlab* 基因 $(3842\pm897)^*$ *N* 基因 $(2541\pm601)^*$	中国计量科学研究院
11	NIM-RM5206	新型冠状病毒核酸检测弱阳性标准物质(低浓度)	*ORFlab* 基因 $(1157\pm276)^*$ *N* 基因 $(765\pm181)^*$	中国计量科学研究院
12	GBW09300	新型冠状病毒(2019-nCoV)全序列假病毒RNA标准物质	*ORFlab* 基因 (13025-18039):(125 ± 58) *ORFlab* 基因 (18040-21552):(172 ± 69) *N* 基因 (28274-29533):(86 ± 36) *E* 基因 (26245-26472):(84 ± 35) *S* 基因 (21563-25384):(184 ± 70)	中国计量科学研究院

表 2-9(续)

序号	编号	名称	量值($k=2$)/(copy/μL)	研制单位
13	NIM-RM5210	新型冠状病毒假病毒弱阳性口腔黏液基质标准物质(高浓度)	ORF1ab 基因 6.8×10^{3}* N 基因 4.5×10^{3}*	中国计量科学研究院
14	NIM-RM5211	新型冠状病毒假病毒弱阳性口腔黏液基质标准物质(低浓度)	ORF1ab 基因 1.4×10^{3}* N 基因 0.9×10^{3}*	中国计量科学研究院
15	NIM-RM5221	新型冠状病毒假病毒核糖核酸标准物质	ORF1ab 基因 $(1.83\pm0.46)\times10^{3}$ N 基因 $(1.43\pm0.39)\times10^{3}$ E 基因 $(1.55\pm0.41)\times10^{3}$	中国计量科学研究院
16	NIM-RM5235	新型冠状病毒奥密克戎变异株假病毒标准物质	ORF1ab 基因 $(5.9\pm2.1)\times10^{2}$ N 基因 $(5.4\pm1.7)\times10^{2}$ E 基因 $(4.8\pm1.9)\times10^{2}$ S 基因 $(1.3\pm0.5)\times10^{3}$	中国计量科学研究院
17	NIM-RM5236	新型冠状病毒德尔塔变异株假病毒标准物质	ORF1ab 基因 $(5.2\pm1.9)\times10^{2}$ N 基因 $(4.4\pm1.4)\times10^{2}$ E 基因 $(4.4\pm1.7)\times10^{2}$ S 基因 $(6.3\pm2.5)\times10^{2}$	中国计量科学研究院
18	370099-202001	新型冠状病毒核酸检测试剂国家参考品	质控品,无量值信息	中国食品药品检定研究院

* 单位为 copy/mL。

2020 年 4 月,中国食品药品检定研究院发布了一种灭活病毒类的新型冠状病毒核酸检测试剂国家参考品(370099-202001),用于新型冠状病毒核酸检测试剂的注册检验。同时,国家卫生健康委临床检验中心发布消息,免费向社会提供新型冠状病毒核酸检测质控品,用于实验室室内质量控制、性能验证或实际方法建立的性能确认等。此外,多家生物公司也开发出了多种新冠相关质控品,用于新型冠状病毒疫情的管理与控制。

2. 新型冠状病毒标准物质国际研究动态

自从新型冠状病毒疫情在全球范围内出现,新型冠状病毒检测试剂盒被大量开发和应用。试剂盒研发企业的校准品量值准确性是确保试剂盒检出限可靠的关键,因此全球科学界都在不断探索研制新型冠状病毒标准物质。核酸标准物质方面,2020 年 12 月,英国国家生物制品检定所(NIBSC)发布了核酸工作标准物质(NIBSC code:20/138),作为二级标准物质或阳性控制物质,采用协同标定的方式确定了其量值为 6.73Log 10 IU/mL。2021 年 2 月,WHO 发布了灭活新型冠状病毒标准物质,采用协同标定的方式确定了标准物质复溶后的量值为 7.7Log 10 IU/mL(NIBSC code:20/146)。

具体标准物质信息见表2-10。

表2-10 国外新型冠状病毒标准物质

序号	发布时间	发布机构	名称及编号	类型	目标基因量值/(copy/μL)
1	2020.6	NIST	研究级别体外转录RNA标准物质（RGTM 10169）	体外转录RNA	片段1： China-N基因 $2.4×10^6$ Japan-N基因 $4.5×10^6$ $N1$基因 $2.2×10^6$ $N2$基因 $4.6×10^6$ $N3$基因 $4.5×10^6$ Thai-N基因 $1.9×10^6$ Sarbeco E基因 $5.4×10^6$ 片段2： China-$ORF1ab$基因 $5.2×10^6$ Pasteur 1-$ORF1ab$基因 $5.3×10^6$ Pasteur 2-$ORF1ab$基因：$5.1×10^6$ $RdRP$基因：$4.1×10^5$
2	2020.7	KRISS	SARS-CoV-2 RNA标准物质（KRISS 111-10-506）	体外转录RNA	$RdRP$基因$(7.2±1.1)×10^6$ N基因$(7.3±1.1)×10^6$ E基因$(7.7±1.2)×10^6$ $nsp3$基因$(6.3±0.97)×10^6$ $nsp6$-11基因$(13±2.1)×10^6$
3	2021.3	JRC	RNA标准物质（EU-RM-019）	体外转录RNA	E基因$(6.0±0.5)×10^7$ $RdRP$基因$(6.3±0.4)×10^7$ N基因(CDC-N1)$(7.3±0.6)×10^7$ N基因(CDC-N2)$(7.5±0.5)×10^7$ N基因(CDC-N3)$(7.6±0.5)×10^7$ S基因$(6.7±0.4)×10^7$
4	2020.7	KRISS	SARS-CoV-2 RNA标准物质（KRISS 111-10-507）	假病毒	$RdRP$基因$(4.0±2.1)×10^3$ N基因$(4.4±1.3)×10^4$ E基因$(3.16±0.86)×10^4$ S基因$(4.4±1.3)×10^4$
5	2020.12	NIBSC	SARS-CoV-2 RNA工作标准物质（NIBSC code：20/138）	假病毒	$6.73\text{Log}10^*$
6	2021.2	WHO/NIBSC	SARS-CoV-2 RNA标准物质（NIBSC code：20/146）	灭活病毒	$7.7\text{Log}10^*$

表 2-10（续）

序号	发布时间	发布机构	名称及编号	类型	目标基因量值/(copy/μL)
7	2022.2	KRISS	SARS-CoV-2 S 基因标准物质(110-10-513)	体外转录 RNA	$(9.13\pm0.69)\times10^7$
8	2021.10	KRISS	SARS-CoV-2 德尔塔变异株 RNA 标准物质(111-10-519)	体外转录 RNA	$RdRP$ 基因$(1.07\pm0.15)\times10^5$ N 基因$(2.65\pm0.35)\times10^5$ E 基因$(1.15\pm0.15)\times10^5$ S 基因$(4.4\pm1.3)\times10^4$
9	2022.3	KRISS	SARS-CoV-2 奥密克戎变异株 RNA 标准物质(111-10-551)	体外转录 RNA	$5.0\times10^4 \sim 1.0\times10^5$

* 单位为 IU/mL。

2021 年 2 月，欧盟委员会联合研究中心(JRC)发布了新型冠状病毒抗体标准物质(EURM-017、EURM-018)。2021 年 3 月发布了 RNA 标准物质(EURM-019)。美国国家标准技术研究院(NIST)于 2020 年 6 月发布了体外转录 RNA(RGTM 10169)的试用消息，公开了 RGTM 10169-片段 1 和片段 2 的相关信息，并比较了不同方法测定结果，$ORF1ab$ 相差不大，但美国疾病控制及预防中心(Centers for Disease Control and Prevention，CDC)的 3 个 N 基因的 PCR 方法差距比较大。此外，FDA 建立了包含新型冠状病毒的参考盘，其中包含灭活的新型冠状病毒及中东呼吸综合征冠状病毒(MERS-CoV)，用以比较获得 FDA 应急授权使用的体外诊断产品(IVD)的新型冠状病毒核酸检测灵敏度，以及测试新型冠状病毒与 MERS-CoV 的交叉反应，比较结果已于 2020 年 12 月公布。韩国标准科学研究院(KRISS)于 2020 年 7 月对外发布，研制成功体外转录 RNA 标准物质(KRISS 111-10-506)，随后相继发布了假病毒标准物质(KRISS 111-10-507)、S 基因标准物质(110-10-513)，以及变异株 RNA 标准物质(111-10-519、111-10-551)。

3. 新型冠状病毒标准物质的应用

（1）量值溯源和方法验证

新型冠状病毒标准物质最直接的用途是用于试剂盒开发企业校准品的量值溯源和方法验证。多家 IVD 企业在开发试剂盒过程中利用标准物质对企业校准品或参考品进行定值，以便明确试剂盒的检出限、重复性等性能指标。标准物质可作为企业获得美国 FDA 紧急使用授权或欧盟 CE 认证的溯源支撑。此外，标准物质还可用于临检中心或疾控系统开展室间质评和能力考核样品的量值溯源。上海市临床检验中心利用新型冠状病毒核酸标准物质对室间质评样品进行赋值，并组织了上海市 200 多家实验室的室间质评。

（2）性能评价和能力验证

新型冠状病毒标准物质可用于试剂盒评价和实验室测量能力验证。一些第三方检测实验室为了确保检测结果可靠，利用标准物质开展了大量检测试剂盒的性能评价，深圳市罗湖区人民医院利用体外转录 RNA 标准物质进行了某国产新型冠状病毒核酸检测试剂盒的性能验证。国家卫生健康委临床检验中心利用新型冠状病毒假病毒标准物质开展了 3 次全国范围的室间质评，为提升新型冠状病毒检测结果的可靠性做出了重要贡献。

（3）质量控制

标准物质除了可以用于量值溯源和方法验证、试剂盒性能评价和能力验证之外，还有一个非常广泛的应用就是用于检测过程中质量控制。因为新型冠状病毒假病毒标准物质与新型冠状病毒自然源性病毒一样都是外壳蛋白包裹核酸，具备完整的病毒形态，也具备新型冠状病毒重要特征基因，能够抵抗核酸酶降解，可以模拟真病毒从 RNA 提取至核酸扩增检测步骤全过程。因此，新型冠状病毒假病毒核糖核酸标准物质可作为从新型冠状病毒核酸提取到核酸扩增检测全流程操作的测量标准，有利于检测方法的验证、实验室全流程质量控制。

（4）国际比对和国际互认

为确保全球新型冠状病毒测量的国际等效和国际互认，2020 年 3 月，在国际计量局（Bureau International des Poids et Mesures，BIPM）与国际计量委员会的生物和化学计量物质的量咨询委员会（Consultative Committee for Amount of Substance：Metrology in Chemistry and Biology，CCQM）支持下，中国计量科学研究院与英国政府化学家实验室（Laboratory of the Government Chemist，LGC）、NIBSC 和 NIST 等计量机构联合主导了新型冠状病毒核酸测量国际比对（CCQM-P199b），共计 16 个国家和地区的 21 家实验室参加了此次比对，中国计量科学研究院除作为主导实验室之一提供了其中一个比对样品外，还为部分参与实验室提供相关试剂和标准物质，用于该实验室测量方法的验证。比对结果表明使用数字 PCR（dPCR）可以在世界范围内实现对新型冠状病毒 RNA 含量的高准确度测量。新型冠状病毒测量能力实现全球等效将大幅提高检测信心，并支撑各国有效应对疫情。

第三节　核酸标准物质使用注意事项

不同类别核酸标准物质应用场景和注意事项不同，具体使用注意事项如下。

一、DNA 片段、体外转录 RNA 和质粒 DNA 标准物质

人工合成的 DNA 片段、体外转录 RNA 和质粒 DNA 标准物质，一般保存在核酸专

用的保存缓冲液中，不需要进行核酸提取，可以直接用于下游的分析和检测，如 PCR 扩增检测。如果标准物质浓度较高，需要稀释使用，或者将标准物质梯度稀释 4~5 个浓度做标准曲线时，应用保存液进行稀释，应尽可能采用验证过的、对 PCR 扩增无抑制作用的、且可以保护核酸的溶液。如是体外转录 RNA 标准物质，应采用 RNA 专用保存液。

此外，由于这类标准物质包含的序列一般为病原体的部分基因序列，因此在使用这类标准物质用于 PCR 或等温扩增等方法的验证或确认，以及试剂盒性能的评价时，务必要仔细阅读标准物质的说明书中关于序列对应的基因组位置的描述，否则会导致标准物质与所验证的方法或试剂盒不匹配的问题。如新型冠状病毒体外转录 RNA 标准物质 GBW(E)091089 和 GBW(E)091090，其包含的开放阅读框 *lab*(*ORFlab*) 基因片段（基因组坐标：13201-15600，GenBank No. NC_045512）长度为 2.4knt，而整个 ORFlab 基因全长为 21knt。因此，在进行 *ORFlab* 基因检测时应检查所使用的 PCR 方法或检测试剂盒检测的区段是否在这个范围内，否则会导致无法正常扩增。

二、基因组 DNA 或 RNA 标准物质

首先，基因组 DNA 或 RNA 标准物质为纯核酸形式的标准物质，所以使用时无须进行核酸提取，可以直接进行下游的 PCR 扩增检测。其次，由于其包含了待测病原体的全部序列，使用时无须考虑要验证的方法或评价的试剂盒的检测区间是否能被标准物质覆盖。但是由于同一病原体可能有不同的变异株，所以在选择标准物质时，应查看标准物质序列具体为哪种变异株，序列是否与待测序列完全一致。一般可以从标准物质名称或者从标准物质证书中给出的参考序列进行确认。新型冠状病毒变异非常快，从 2020 年 12 月发现的野生株，到流行的主流变异株奥密克戎，新型冠状病毒已经多次发生突变，先后流行的变异株包括德尔塔、贝塔、伽马和奥密克戎等。如果所验证的方法或试剂盒是对新型冠状病毒进行分型检测，则需要查看 PCR 扩增位置所对应的特异性变异是否与标准物质序列一致。即使为同一变异株，具体的变异也不完全相同，如图 2-7 中所列序列均为德尔塔变异株的不同亚型序列，所包括的特异性突变并不完全一致。因此选择基因组 RNA 标准物质时需先了解清楚变异株的具体序列。

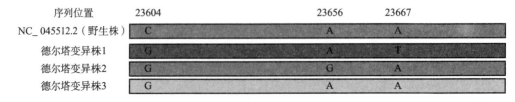

图 2-7 新型冠状病毒(SARS-CoV-2)德尔塔变异株 *S* 基因的特征突变

三、假病毒标准物质

假病毒标准物质模拟了病毒的结构，具有病毒颗粒的包膜、衣壳以及部分基因组，所以在使用前，需进行提取纯化，获得的核酸用于下游的分析检测。定值时一般采用确定的试剂盒(提取效率确定)进行提取，获得提取后的浓度量值，再根据试剂盒提取效率对量值进行修正。因此，假病毒标准物质的量值应是修正了试剂盒提取效率后的标准值。证书中一般会推荐提取试剂盒类型，用户可以根据推荐的提取试剂盒对包括提取在内的核酸检测系统进行验证或确认。因此假病毒标准物质可作为测量标准，用于评估不同试剂盒的提取效率，还可以作为核酸检测全流程的质控物质，用于监测核酸提取、扩增和检测全过程。作为日常用的质控物质，其浓度不宜过高，建议以试剂盒检出限的 1.5~3 倍为宜。

检测过程中的质量控制尤为重要，在新型冠状病毒核酸检测中，国务院发文强调要求各医疗机构应当加强核酸检测质量控制，并且对如何进行质量控制也给出了明确的要求："实验室应按照《国家卫生健康委办公厅关于医疗机构开展新型冠状病毒核酸检测有关要求的通知》(国卫办医函〔2020〕53号)要求规范开展室内质控。每批检测至少有 1 份弱阳性质控品(第三方质控品，通常为检出限的 1.5~3 倍)、3 份阴性质控品(生理盐水)。质控品随机放在临床标本中，参与从提取到扩增的全过程。"由此可见，弱阳性假病毒标准物质作为核酸检测日常用的质量控制物质，作用非常重要。

假病毒标准物质一般包括待测病原体的部分核酸序列，所以在选择时应关注其包含序列的位置与所用检测试剂盒的匹配性。如已经获批的新型冠状病毒假病毒国家二级标准物质 GBW(E)091114 就包括了目标基因 *ORF1ab* 的部分序列(基因组坐标：12577-13695)，因此如果使用这种仅含部分序列的假病毒标准物质作为质控品时，一定要注意所包含序列的位置和所用检测试剂盒的匹配性。

有些假病毒标准物质通过把目标病原体的核酸序列分段合成，分段包装，从而包含待测病原体的全部序列，如新型冠状病毒(2019-nCoV)全序列假病毒 RNA 国家一级标准物质 GBW09300/NIM-RM5207，就是将新型冠状病毒的全部序列分为 7 段，分别包装成 7 个假病毒然后再混合，这样既可以包括全部的病毒序列，又不会增加生物安全风险。该标准物质使用时应注意，由于每个假病毒携带不同的目标基因片段，混合时如不等量混合，每个目标基因片段的浓度会不同，尤其是 *ORF1ab* 基因由于其序列长，所以该基因分布在不同的假病毒上，因此 *ORF1ab* 基因不同的片段(在不同假病毒上)会对应不同的量值，具体见表 2-11。使用时应根据所用方法或试剂盒扩增的位置来选择对应的标准值。此外，还应注意每个载体所含目标基因对应的参考序列位置，序列之间如果没有重合，尽可能避免设计的 PCR 方法扩增位置在两个假病毒载体所含目标基因序列衔接的位置。

该标准物质中带"*"表示S基因的拷贝数浓度为信息值，即该值不作为被认定的标准值，其原因是在确定该基因的RNA拷贝数时，并未对其逆转录效率进行修正，所以该量值作为信息值给出。而在确定其他几个目标基因RNA拷贝数时，都分别对其进行了RNA逆转录效率的修正，可以认定为标准值。

表2-11　新型冠状病毒（2019-nCoV）全序列假病毒RNA标准物质特性量值及不确定度

标准物质名称	标准物质编号	基因名称（目标基因所在载体对应参考序列位置）	量值（copy/μL）	不确定度$U(k=2)$（copy/μL）
新型冠状病毒（2019-nCoV）全序列假病毒RNA标准物质	GBW09300	ORF1ab（No. NC_045512：13025-18039）	125	58
		ORF1ab（No. NC_045512：18040-21552）	172	69
		S（No. NC_045512：21563-25384）*	(184)	(70)
		E（No. NC_045512：25393-29674）	84	35
		N（No. NC_045512：25393-29674）	86	36

*S基因的拷贝数浓度为信息值。

四、灭活病原体标准物质

灭活病原体标准物质是最为理想的标准物质类型，原因首先是它与待测病原体的结构完全一致，其次，它具备了目标病原体完整的基因组，对扩增位置的兼容性好。但是目前灭活病原体的标准物质并不多，原因是病原体候选物很难获得，尤其是生物安全风险等级高的病原微生物对培养条件和灭活条件要求高，要在生物安全二级或以上实验室才能操作。

灭活病原体标准物质可以依据对灭活材料的操作来选择。如果病原微生物属于《人间传染的病原微生物名录》中规定的第一类病毒，则灭活病原标准物质要在生物安全二级实验室操作，个别病原体可以在生物安全一级实验室操作。如果病原微生物属于《人间传染的病原微生物名录》中规定的第二类病毒，则灭活病原标准物质的操作，除SARS和SARS-CoV-2冠状病毒以外，其余均可以在生物安全一级实验室操作。所以使用灭活病原体标准物质时，应根据自身的实验室生物安全等级选择合适的标准物质。

有些灭活病原体标准物质添加了基质，如血清或血浆，在选择这类标准物质时，应考虑标准物质的互通性。其原因一方面是基质效应的影响，另一方面是不同测量程序的适用性。目前这类国家有证标准物质定值时采用了世界卫生组织的标准物质进行了量值确定和溯源，量值单位均为IU/mL。在临床检测时，实验室直接测量得到的通常为核酸的拷贝数浓度或通过荧光定量PCR测定的Ct值换算得到的拷贝数浓度，而不同病原体标准物质量值单位IU/mL和拷贝数浓度单位copy/mL之间的换算关系并不相同，即便是同一病原体标准物质，不同批次的也不完全一致，所以导致不同实验室的测量结果无法做到真正意义上的比较。

此外，所有核酸标准物质应严格按照说明书运输、使用和保存。比如，对于RNA类标准物质，应采用干冰运输，收到标准物质后应检查标准物质是否处于冰冻状态，检查无误才可用于实验。RNA类标准物质应储存于-70℃冰箱，使用前应先从冰箱内取出，平衡至室温并混匀。

（撰稿人：戴新华、董莲华、欧阳艳艳、高颖、牛春艳、王霞）

第三章 核酸提取仪

第一节 核酸提取仪的原理和结构

一、核酸提取仪的工作原理

DNA 和 RNA 具有类似的结构,都是由含氮碱基、戊糖(核糖和脱氧核糖)、磷酸基团构成的。由于核酸外部暴露的磷酸基团带负电,因此核酸分子通常带有负电荷,并且易溶于水而难溶于乙醇等有机溶剂,这些性质常被用来对核酸进行分离和纯化。

1. 核酸提取类型

(1)基因组 DNA 提取

基因组 DNA 通常在样本中含量较多,对于一些细菌而言,加热即可使其基因组 DNA 释放,以用于后续 PCR 实验。但是一些基因结构、基因功能、基因诊断等方面的研究,对于基因组 DNA 的完整性具有一定的要求,因此在提取时应考虑物理剪切力在其中的危害,以保证基因组 DNA 的完整性。

(2)总 RNA 提取

总 RNA 中,75%~85% 为 rRNA(真核生物中主要是 5S rRNA、5.8S rRNA、18S rRNA 和 28S rRNA,原核生物中主要是 5S rRNA、16S rRNA 和 23S rRNA),其余的由分子量大小和核苷酸序列各不相同的 mRNA、小分子 RNA(如 tRNA、miRNA、siRNA)、小核 RNA(small nuclear RNA,snRNA)及核仁小分子 RNA(small nuceolar RNA,snoRNA)等组成。所有 RNA 的提取过程中最关键的都是抑制 RNA 酶活性。

(3)MicroRNAs(miRNAs)提取

miRNAs 是小型的、高度保守的 RNA 分子,如小干扰 RNAs(siRNAs)。通过与它们的碱基配对调节其同源 mRNA 的分子表达,以预防通过各种机制的表达。miRNAs 的成功提取依赖于样本中核酸的充分裂解和释放。

(4)质粒抽提

细菌中一般含有可独立复制的环状双链DNA,这些DNA单位被称为"质粒",大小在1~1000kbp。质粒抽提的一般原理是:质粒的共价闭合环状(超螺旋)构象在严格的碱性条件(pH在12.0~12.5)下非常稳定,但是高pH使蛋白质和基因组DNA变性并沉淀在底部,而质粒DNA则保持溶解状态,从而实现质粒提取纯化。

2. 核酸提取原则和要求

(1)保证核酸一级结构的完整性;

(2)排除其他分子的污染,如蛋白质、多糖和脂类分子的污染;

(3)核酸样品中不存在对酶有抑制作用的有机溶剂和过高浓度的金属离子;

(4)排除其他核酸分子的污染,如提取DNA分子时应去除RNA,反之亦然;

(5)排除核酸酶的干扰,对于RNA提取来说,所有耗材和容器均应进行去RNA酶处理或使用无RNA酶的耗材和容器。

3. 核酸提取原理及方法

(1)核酸提取原理和过程

核酸提取的基本原理就是利用DNA和RNA与蛋白质和脂质等在物理和化学性质方面的差异提取DNA、RNA,去除其他成分。核酸提取包含样品的裂解和纯化两大步骤,裂解是使样品中的核酸游离在裂解体系中的过程,纯化则是使核酸与裂解体系中的其他成分,如蛋白质、盐及其他杂质彻底分离的过程。

(2)常见的核酸提取方法

1)煮沸裂解法

煮沸裂解法一般用于DNA的手工提取,分为一步法和两步法。一步法直接将样本煮沸裂解,得到的DNA含有较多小分子抑制物。两步法先富集细胞核酸或病毒颗粒,再进行裂解,第一步先在样本中加入沉淀剂后离心弃上清,以去除小分子抑制物并沉淀细胞核酸或病毒颗粒;第二步加入裂解液后煮沸,以释放DNA及沉淀残留蛋白质等大分子抑制物,离心取上清即为得到的DNA。

特点:操作相对简单,成本低,但抗干扰能力差,不利于自动化操作。

2)硅胶柱吸附法

硅胶柱吸附法基本原理是利用裂解液促使细胞破碎,使细胞中的核酸释放出来,然后把释放出的核酸特异地吸附在硅胶膜上。由于这种膜只对核酸有较强的亲和力和吸附力,对其他生化成分如蛋白质、多糖、脂类则基本不吸附,因此通过离心可使其他生化成分被甩出硅胶膜,然后用洗涤液对硅胶膜进行洗涤以去除杂质,最后通过洗脱液把吸附在硅胶膜上的核酸洗脱下来,即可得到纯化的核酸,纯化的核酸用于后续的核酸扩增检测。

特点：所需的样品量较大，需要反复离心，操作复杂，成本较高。

3）磁珠吸附法

磁珠吸附法是一种简单有效的核酸提取方法。经裂解液裂解后，从细胞核中释放出来的核酸分子被特异性吸附在磁珠表面，而蛋白质等杂质则不被吸附。通常，核酸提取可使用的磁性载体有：有亲和力的固定配体或对目的核酸有亲和力的磁性载体，例如，不同的合成聚合物、生物聚合物和磁粉等。

磁珠吸附法核酸提取步骤如图 3-1 所示，分别是：

——裂解：破碎细胞，并向溶液中加入磁珠；

——结合：pH 较低，在高盐环境下，磁珠带正电荷，选择性地与核酸结合；

——洗涤：用洗涤液将非核酸成分冲洗分离（为清洗干净该步骤可以重复多次）；

——洗脱：pH 升高，在低盐环境下，核酸被洗脱下来。

特点：特异性好，抗干扰能力强，易于实现半自动和全自动操作。

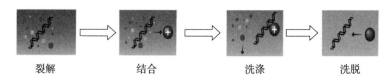

图 3-1　磁珠吸附法核酸提取步骤

4. 核酸提取仪工作原理

核酸提取仪又叫核酸自动纯化仪，是一种应用配套的核酸提取试剂来自动完成样本核酸提取工作的仪器，广泛应用在疾病控制、临床疾病诊断、输血安全、法医学鉴定、环境微生物检测、食品安全检测、畜牧业和分子生物学研究等多个领域。仪器的全自动操作，使研究人员从繁重的手工样本处理流程中解放出来，可以将更多时间用于后续分析。同时标准化、自动化的操作步骤可以避免人为误差，提高了核酸提取的可靠性。根据提取原理不同，核酸提取仪分为离心柱法核酸提取仪和磁珠法核酸提取仪两种。

（1）离心柱法核酸提取仪工作原理

离心柱法核酸提取仪主要采用离心机和自动移液装置相结合的工作方法，应用固定了硅胶膜的离心管，类似于超滤膜，用离心力或者负压让液体通过硅胶膜，使核酸留于膜上，再经过洗涤、洗脱的步骤后得到核酸。其工作原理如图 3-2 所示。

（2）磁珠法核酸提取仪工作原理

磁珠法核酸提取仪以磁珠为载体，利用磁珠在高盐低 pH 下吸附核酸，在低盐高 pH 下与核酸分离的原理，再通过移动磁珠或转移液体来实现核酸的整个提取纯化过程，其工作原理见图 3-3。

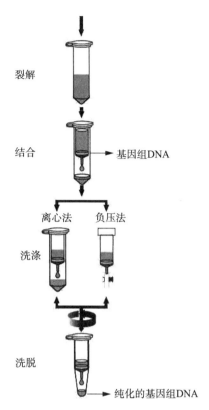

图 3-2 离心柱法核酸提取仪工作原理示意图

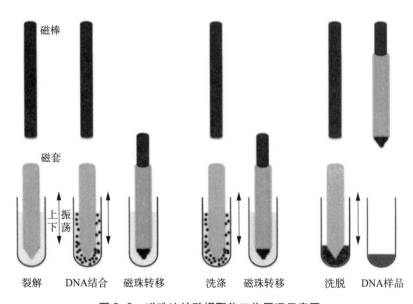

图 3-3 磁珠法核酸提取仪工作原理示意图

二、核酸提取仪的组成

1. 离心柱法核酸提取仪的组成

(1)条码扫描设备

样品管上的条码是和检测者的信息相互绑定的,具有条码扫描功能不仅提高了工作效率,而且确保了数据录入的准确性。条码扫描如图3-4所示。

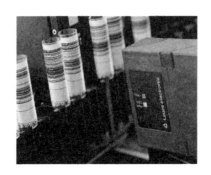

图3-4　条码扫描

(2)机械臂

提取过程中的各个步骤的衔接,比如离心管的转移等均由机械臂来实现,无须人工介入,免除了繁琐的实验操作。

(3)内置振荡/加热模块

样本裂解步骤在具有加热功能的振荡模块上完成,模块的加热温度可设置,可同时对多个样本进行裂解,裂解液随后被自动转移到离心模块的离心管中进行后续操作。

(4)内置离心机模块

内置全自动离心模块,配备多个水平吊篮,实现全自动离心操作。具有离心适配器,离心过程中离心管和收集管放置于适配器中,同时适配器还起到收集废液的作用。最后高纯度的核酸被洗脱到收集管中,可用于后续的各种分析。

(5)台面载架

台面载架种类较多,图3-5为较常用的载架。其中多功能载架一个载架上可以放置多个不同模块。每个实验器具在载架上有默认位置。

2. 自动液体工作站组成

自动液体工作站是功能非常强大的设备,液体分液、吸液等自动完成,甚至可以整合扩增、检测等仪器设备,实现标本提取、扩增、检测全自动化,提取核酸只是其中的一个功能。因为自动工作站的平台建立及运行成本较高,一般都应用在单一类标本且一次提取标本量非常大(至少96个,一般几百个)的实验需求上,不太适合常规实

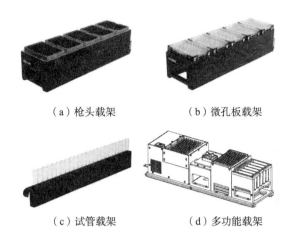

图 3-5 常用载架

验室提取核酸。其主要由以下几部分组成：

(1) 条码扫描设备；
(2) 机械臂；
(3) 移液设备；
(4) 移板机械手；
(5) 台面载架；
(6) 振荡加热模块。

3. 小型自动核酸提取仪组成

小型的自动化仪器是通过运行结构的特殊设计来达到自动提取核酸的目的，可以在普通实验室应用。近年来已有多种型号的小型自动核酸提取仪上市。

其主要组成包括以下几部分：

(1) 机械臂；
(2) 磁棒及磁棒支架；
(3) 磁套及磁套支架；
(4) 预封装试剂盒及试剂盒载架；
(5) 防止交叉污染装置，包括高效空气过滤器和 UV 消毒杀菌灯。

三、核酸提取仪的分类

1. 根据提取原理不同划分

(1) 离心柱法核酸提取仪

离心柱法核酸提取仪通量一般在 1~12 个样本，纯化的核酸质量高，仪器价格昂贵，不同型号仪器的耗材一般不能通用，适合大型实验室使用。

(2)磁珠法核酸提取仪

磁珠法核酸提取仪由于其原理的独特性,可设计成很多种通量,提取的核酸纯度高、浓度大,且成本较低,因而可以在不同规模的实验室使用,是目前市场上的主流仪器。

磁珠法核酸提取仪一般分为抽吸法和磁棒法两种。

1)抽吸法(移液法)核酸提取仪又分为吸管式和吸头式两种,一般系统需要通过控制三维机械臂和移液模组来实现核酸的提取,提取过程如图3-6、图3-7所示。

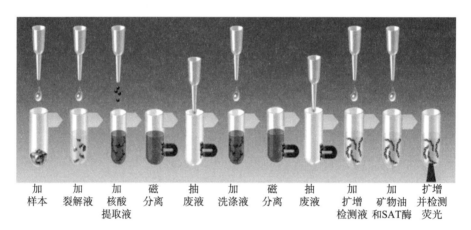

图3-6 抽吸法核酸提取仪(吸管式)提取过程

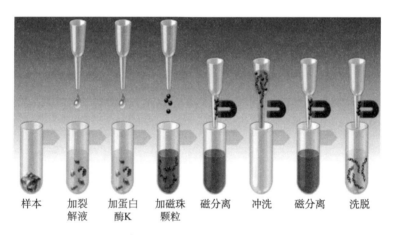

图3-7 抽吸法核酸提取仪(吸头式)提取过程

抽吸法缺点在于,为了在去除废液的时候不抽走磁珠,移液器不能靠磁珠太近,以防磁珠连同废液被抽掉,这样每一次抽废液的时候总有一小部分废液不能彻底抽走,特别是磁铁在底部的装置,因为磁珠被磁铁吸附在底部,所以移液器不能靠底部太近,这样洗涤液就不能完全去除,残留的洗涤液中的盐和乙醇会影响后面的洗脱效率和PCR成功率;磁铁在侧面的装置残留的液体会少些,但是洗脱的效率也不高,依靠核酸自行溶解到洗脱缓冲液中,耗时长,所以有些96通量自动核酸提取工作站提取一轮的时间需要150min或更长时间。

抽吸法核酸提取仪一般应用的模块和耗材见图3-8。

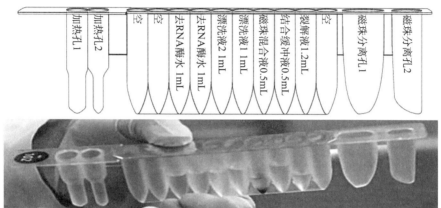

（a）单人份预分装提取试剂盒

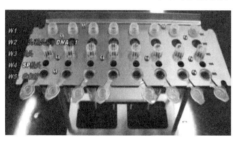

（b）提取试剂耗材及其载架

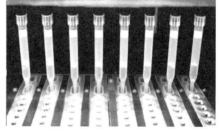

（c）抽吸过程

图3-8 抽吸法核酸提取仪模块和耗材

2）磁棒法核酸提取仪是通过固定液体，转移磁珠来实现核酸的分离。其原理和过程与抽吸法的一样，不同的是磁珠和液体分离的方式。磁棒法是通过磁棒对磁珠的吸附将磁珠从废液中分离开，放入下一步的液体中，实现核酸的提取，如图3-9所示。

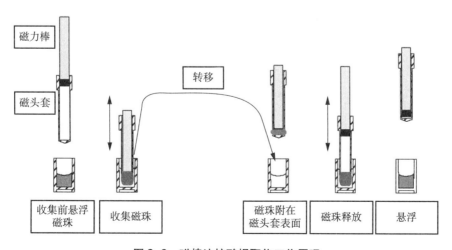

图3-9 磁棒法核酸提取仪工作原理

相对于抽吸法，磁棒法的优点是每一步的液体不残留，因为磁棒只带走磁珠并转移到下一个步骤相应的反应孔中。选择磁棒法核酸提取仪时要考虑功能齐全，比如可以加热，每个加热槽最好独立温控，这样可以设置加热、裂解、洗脱的不同温度。此外，带动磁棒的电机要能带动磁棒进行液体的快速混匀和搅拌，这样才有利于自动化和有助于裂解和洗涤彻底。

磁珠法核酸提取仪一般应用的模块和耗材见图 3-10。

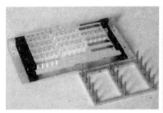 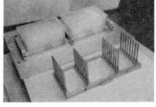 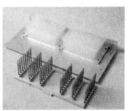

（a）15通量磁棒及试剂盒　　（b）32通量磁棒及试剂盒　　（c）48通量磁棒及试剂盒

图 3-10　磁珠法核酸提取仪模块和耗材

磁珠法核酸提取仪的特点有：

——能够实现自动化、高通量操作；

——操作简单、快速；

——安全环保；

——高纯度，高得率；

——无污染，且结果稳定；

——可以同时处理不同类型的样本。

2. 根据仪器规模大小划分

（1）自动液体工作站

此类系统一般均能采用原管直接上机，集液面探测系统、移液定位系统、磁珠吸附系统、紫外消毒系统等于一体，一键式便捷操作，标准化工作流程，极大地降低人工操作误差，提高了检测结果的准确性，其组成见图 3-11。

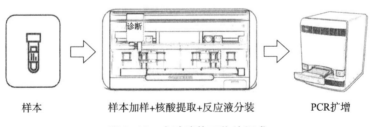

样本　　　样本加样+核酸提取+反应液分装　　　PCR扩增

图 3-11　自动液体工作站组成

1）自动液体工作站有以下关键模块。

——加样预处理模块：主要包括扫码模块及加热、振荡混匀模块。扫码模块记录样本信息，使实验结果可追溯。

——提取模块：主要包括三维移动机械臂和夹持模块，用于转移试剂板。

——移液模块：主要包括移液机械臂，保证提取模板能正常转移 3~20μL 至 PCR 反应液构建及储存模块。

——加热振荡模块：温控模块可快速升降温，控温精度高；震荡转数高，保证试剂样本充分混匀以及核酸模板回收效率。

2）仪器特点如下：

——试剂开放：可使用各种厂家的试剂提取。

——硬件模块化：满足不同实验要求，应用领域更广泛。

——自由编程：强大的程序编辑功能，满足不同试剂需求。

——污染防控：内置高效空气过滤器模块和紫外消毒功能，定时消毒，杜绝交叉污染。

——稳定可靠：全程自动化完成，避免人工操作引起的差异及错误，结果稳定，重复性好。

——安全可靠：安全打开后自动暂停程序运行，安全门关闭后可继续运行程序，避免伤害人体。

(2) 小型自动核酸提取仪

小型的自动化仪器能实现全自动化核酸提取，减少人工操作，提高效率，但样本前处理以及后处理还需借助人工或其他自动化仪器完成。

仪器特点如下：

——触控操作：彩色中文显示，触控式操作，简单易用。

——稳定可靠：提取全流程智能化、自动化控制，避免人工操作引起的差异及错误，结果稳定，重复性好。

——温度控制：可根据需求自定义裂解、洗脱温度。

——自由编程：强大的程序编辑功能，可满足不同试剂要求。

——快速提取：操作时间短，10~45min/次，通量大，一般每次可同时提取 1~96 份样品。

——高纯度、高得率：可根据试剂优化提纯方案，配合精准的温育时间，实现了更高的提取效率，提取的核酸纯度高，可直接用于检测。

——自我清洁：具有内置消毒功能，可定时进行紫外消毒。

——污染控制：通过精密运动控制、一次性耗材以及自我清洁等，严格控制孔间污染及批次间污染，杜绝交叉污染。

——安全可靠：开门自动锁定，保障操作安全，封闭实验舱，一次性耗材，最大程度减少操作者与试剂的接触；全过程自动化，避免有害物质对人体的危害。

——空间节省：嵌入式控制器，无须连接个人电脑，可节省更多空间。

第二节　核酸提取仪的使用与维护

一、核酸提取仪的操作方法

按照标准操作程序进行试剂准备、标本前处理、核酸提取、结果分析及报告。实验室应当建立可疑标本和阳性标本复检的流程。

1. 实验前准备

(1) 实验室接到标本后，应当在生物安全柜内对标本进行清点核对。

(2) 试剂准备：应当选择符合实验要求的试剂，并在选择标本采样管和核酸提取试剂时，使用试剂盒说明书上建议的配套标本采样管和提取试剂。核酸提取方法与标本保存液和灭活方式相关，有些核酸提取试剂（如磁珠法或者一步法），容易受到胍盐或保存液中特殊成分的影响，特别是一步法提取大多需要使用试剂厂家配套的标本采样管。

(3) 标本前处理。已经使用含胍盐的灭活型标本采样管的实验室，这一环节无须进行灭活处理，直接进行核酸提取，而使用非灭活型标本采样管的实验室，则有56℃孵育30min热灭活的处理方式。

(4) 运行实验程序前，检查96孔提取板及磁套棒是否正确放置。需严格按照指定的位置摆放。

2. 离心柱法核酸提取仪通用操作步骤

(1) 根据纯化的目标产品和处理样品类型等选择合适的试剂盒和程序。

(2) 打印程序的操作指引，按指引准备好所需样品、试剂和耗材。

(3) 关闭工作舱门，打开仪器的电源开关，待仪器自检完毕，自动进入主菜单界面。

(4) 从主菜单中选择合适的应用。

(5) 通过上下箭头键等方式选择所需的试剂盒名称，正确选中后按下确认选择。

(6) 通过上下箭头键等方式选择样品类型，正确选中后按下确认选择。

(7) 根据不同的程序，通过上下箭头键选择，按下确认选择。

(8) 如要输入诸如洗脱体积等某些参数的用户定义值，按下编辑按钮后进行修改并确认。

(9) 打开工作舱门。

(10) 按程序的操作指引和触摸屏上的指示在工作站上装载样品、试剂和实验室耗材。按照指示操作如下：

1) 清空废物槽；

2)将装满的枪头槽放到工作站上;

3)装满试剂瓶并将试剂瓶架放到工作站上,确保已取下瓶盖;

4)按照程序的要求将打开的辅助试剂放到指定位置;

5)将装好的转子适配器放到离心机吊篮中;

6)装上带有样品的振荡器架,并放到振荡器上(确保使用正确的样品管以及正确的振荡器适配器)。

(11)关闭仪器门,运行程序。

(12)运行结束时,在触摸屏上会显示一条信息,确认样品已被处理。

(13)从转子适配器中取出含已纯化核酸或蛋白质的离心管。

(14)按操作规范丢弃样品管、用过的转子适配器以及辅助试剂管。

(15)盖上试剂瓶盖并拧紧,根据相关试剂盒手册的说明保存试剂瓶。

(16)清空废物槽。

(17)运行下一个程序或关闭仪器。

3. 磁珠法核酸提取仪通用操作方法

(1)小型自动核酸提取仪通用操作规程

1)接通电源:接通电源前,确认仪器铭牌电源电压与当前使用电压一致。

2)电源打开后,可听到机械臂移动回零的运动声音,等仪器自动自检完毕说明仪器可正常使用,再打开仪器实验舱门。

3)在电脑上打开软件,某自动核酸提取仪的人机界面如图3-12所示。

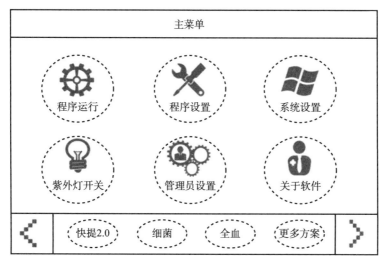

图3-12 某自动核酸提取仪的人机界面示意

4)根据实验的实际需求选择相应实验方案,并将相应的实验耗材(见图3-13)及试剂放到实验舱相应的位置。

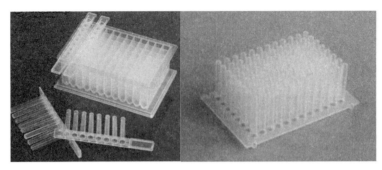

（a）8通量磁套及提取试剂盒　　　　　（b）96通量磁套

图 3-13　小型磁棒法提取仪耗材示例

5）关闭舱门，编辑程序参数后直接点击运行按钮，仪器开始自动工作。常见的参数编辑界面如图 3-14 所示。

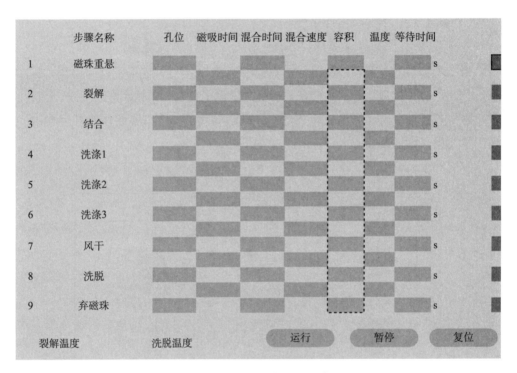

图 3-14　参数编辑界面示意

图 3-14 中各参数的解释如下：

步骤名称——程序运行的步骤名称，如裂解、结合、洗涤、洗脱、弃磁珠等；

孔位——重复轻触孔位栏，一般有六个孔位可选择，根据实验要求选择孔位；

混合时间——使用磁棒套进行搅拌混合的时间，单位为秒或分；

磁吸时间——使用磁棒进行磁吸的时间，单位为秒；

等待时间——磁棒套悬浮在空中后，静置等待液体挥发的时间，单位为秒或分；

混合速度——控制磁棒套混合的速度,有多种速度可选择;

容积——此选项需键入程序对应 96 孔深孔板相应孔内液体的体积,单位为微升,磁棒套会依此体积下降至相对的深度。

温度——可设置裂解和洗脱时的加热温度,便于加速裂解和洗脱,提高提取效率。

6)在程序运行过程中,若无异常,实验人员请勿打开舱门。自动核酸提取流程如图 3-15 所示。

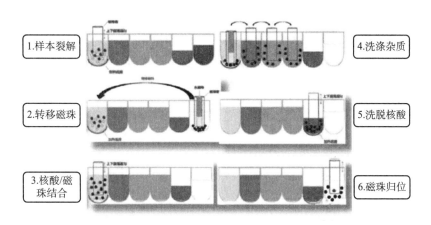

图 3-15 自动核酸提取流程示意

7)实验结束后,仪器一般会显示实验完成提示信息并发出提示声音。

8)打开舱门,弃掉磁棒套,取出板,按顺序吸出已经提纯好的核酸,放入 0.5μL PE 管,盖紧,3~8℃保存备用。

9)关闭舱门,在操作界面返回主菜单,并进入紫外灯消毒操作界面,点击开始,则开始紫外消毒工作,正常照射时间为 30~60min,消毒结束后紫外灯会自动关闭(注意:紫外灯开启时,不要打开舱门)。

10)关闭电源并清洁仪器,使用 70% 乙醇溶液清洁实验舱。

综上所述,磁珠法小型自动核酸提取仪实现自动化后核酸提取只需简单三步骤,如图 3-16 所示。

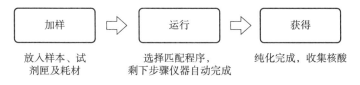

图 3-16 磁珠法自动提取仪操作流程

(2)自动液体工作站通用操作规程

自动液体工作站工作台面一般分为样本区、提取区、枪头区、试剂区、振荡加热区、废料区等,通用操作流程如下。

1)启动自动液体工作站。

2)启动与自动液体工作站连接的计算机系统。

3)在仪器工作台上相应位置放置待运行配置所需的板载架等相关实验器皿及耗材,并确认仪器平台中各个模块摆放与所要执行的程序一致。若不一致必须调整一致,实验耗材、试剂、样本一定要确保能够顺利完成本次试验。

4)在计算机系统上,双击桌面上此仪器应用软件启动程序界面。

5)从软件界面选择相应程序,并运行此实验程序。

6)仪器初始化完成后输入相应样本数,点击开始执行程序。

7)程序结束后退出仪器软件界面。

8)关闭仪器电源。

9)进行实验结束后的清洁维护。

4. 仪器操作注意事项

(1)在连接交流电源之前,要确保电源的电压与仪器所要求的电压一致(允许±10%的偏差),不要在电压不稳、过高、过低时使用仪器,并确保电源插座的额定负载不小于仪器的要求。

(2)仪器通常应使用随机附带的电源线。如果电源线破损,必须更换。更换时必须使用相同类型和规格的电源线。仪器在使用时电源线上不要放任何物品。不要将电源线置于人员走动的地方。电源线插拔时一定要手持插头,插头插入时应确保插头完全插入插座,拔出插头时不要硬拉电源线。

(3)在下列情况下,应立即将仪器的电源插头从电源插座上拔掉,并与供应商联系或请持证的专业维修人员进行处理:

——仪器经雨淋或水浸;

——仪器工作时出现不正常的声音或气味;

——仪器摔落或外壳受损;

——仪器功能有明显变化;

——有液体洒落进仪器内部。

(4)确保仪器电源开启后再启动软件。

(5)设备工作时请勿将手放在设备工作区。

(6)仪器的前安全门贴有警告符号,仪器运行时手禁止伸入,以免发生危险。在仪器运行时,前安全门禁止打开。

5. 生物危险物及其处理

(1)用过的或被污染的耗材,如试剂盒、磁套,以及清洁设备用的被污染的棉签或擦布为传染性垃圾,应按国家相关法规规定处理,如用焚烧、熔融、灭活或消毒手段处理。

(2)丢弃可能已被患者样本污染的工作站机体时，必须按照国家适用的法规规定处理，严禁作为一般性垃圾处理。

(3)处理样品和进行设备维护时，应始终遵守生物危险物处理规程。如身体任何部位接触到样品，立即在流水下彻底冲洗被污染的部位，然后用乙醇溶液消毒。必要时就医。

(4)不要裸手触摸用过的试剂盒、样本管和分液针头。如身体任何部位接触到被污染的耗材，立即在流水下彻底冲洗被污染的部位，然后用乙醇溶液消毒，必要时就医。

(5)样本不能直接接触设备部件，若发生这种状况，立即对此部件进行清洁和消毒。

(6)为防止标本和废液中可能含有的生物危害物质污染地面和环境，实验后应当在废料区使用医疗废物专用包装袋或容器。

6. 安全注意事项

(1)使用设备前需要仔细阅读使用说明书，以便能正确操作设备。

(2)设备仅可由经过适当培训的人员操作，且用途应符合设计用途，用法应正确。

(3)仪器接地：为了避免触电事故，仪器的输入电源线必须接地。

(4)为了防止电子元件的短路，应避免水或者其他液体溅入其中。

(5)为了避免过热造成设备损坏，禁止将仪器放置在靠近热源(如电暖炉)的地方；室内应通风良好，禁止阻塞或覆盖通风散热孔；设备两侧至少留 15cm 空间，后部至少留有 20cm 空间。

(6)禁止在设备周围使用易燃和易爆气体。

(7)仪器应安放在湿度较低、灰尘较少并远离水源(如靠近水池、水管等)的地方，无腐蚀性气体或强磁场干扰。

7. 安全警示标签

使用前，应充分了解核酸提取仪上的警示标签代表的含义，详见表 3-1。

表 3-1 核酸提取仪安全警示标签及含义

图形符号	标题	符号含义
⏚	保护导体端子	保护接地
⚠	警告	用于提示仪器存在可能造成人员伤害的部件，须注意安全
	小心夹手	用于提示仪器存在夹手的可能，须防止夹伤

表 3-1（续）

图形符号	标题	符号含义
⚠	生物危害	用于提示易发生感染，告知使用者在与有潜在传染危险的物质接触时，必须小心防范
⚠	高温	用于有灼烫物体的表面，需要注意仪器的加热部件烫伤身体
⚠	紫外线辐射	用于有紫外线辐射的场所，提示如果未按规定的程序或指示操作，可能导致眼睛和皮肤受到紫外线的危害

二、核酸提取仪的日常维护

1. 安全维护注意事项

（1）进行维护工作时，确保关闭仪器电源。

（2）插拔电源插头时，要握住插头，而不是只握住电线，以避免拉坏电线。

（3）清洁贴有警告标签的地方时，请密切注意警告事项。

（4）70%的乙醇溶液是易燃物，使用70%的乙醇溶液时，请仔细检查是否存在火灾隐患。

（5）实验舱门的有机玻璃具有过滤紫外线的功能，请勿直视紫外光。

（6）请勿对仪器的任何部分进行高压灭菌。

（7）请勿在工作中清洁，请勿使用浓乙醇溶液等有机溶剂清洁仪器表面及透明门板。

（8）不得擅自拆机：操作人员在没有厂家授权时不得擅自拆开设备护罩或其他用螺丝固定的部分并更换元器件或进行机内调试。

（9）如长期不使用设备，应将设备电源从交流电源插座上拔下。

（10）清洁仪器时请穿戴口罩、隔离衣、护目镜和手套。

（11）应当建立相应的医疗废物处理操作规范，妥善处理医疗废物。实验后产生的医疗废物置于专用的包装袋或容器中，并对包装物或容器进行认真检查，确认无破损、渗液和其他缺陷。

2. 日常维护

（1）需要进行的维护项目

核酸提取仪日常维护项目见表3-2。

表 3-2　核酸提取仪日常维护项目

序号	项目	频率	完成人
1	仪器表面及控制屏	每次实验	使用者
2	仪器实验舱	每次实验	使用者
3	磁棒及耗材适配器	每次实验	使用者
4	样品处理	每次实验	使用者
5	工作台面清洁	每次实验	使用者
6	废料区处理（仅对移液法提取仪器和自动液体工作站）	每次实验	使用者

（2）仪器部件与适用的清洁剂

核酸提取仪部件与适用的清洁剂见表3-3。

表 3-3　核酸提取仪部件与适用的清洁剂

序号	仪器部件	清洁剂
1	工作台面	水、乙醇溶液
2	外壳	水、温和的洗涤剂溶液
3	安全门（安全面板）	水、温和的洗涤剂溶液
4	金属载架	水、乙醇溶液
5	金属外罩	水、乙醇溶液
6	废料区	水、乙醇溶液
7	机械臂的导轨	切勿使用任何试剂

（3）定期和预防性维护

1）实验结束，打开舱门将一次性使用的耗材（如磁套）移除，清空垃圾箱，将废弃枪头等倒掉，并清洁垃圾箱。垃圾箱可用乙醇溶液擦拭，或者用含乙醇的消毒溶液浸泡，然后再用纯净水将表面冲洗干净，干燥后放回仪器。

2）废料区处理：按照 PCR 实验要求，将实验结束后的废液和废枪头进行生物安全处理。取出医疗废弃物袋装载盒子，包好医疗废弃物袋，进行生物安全处理。废液槽直接取出丢弃于废液缸。

3）实验结束，开启紫外灯照射 30min 以上进行消毒。

4）定期清洁仪器表面及实验舱，用软布蘸上温和的洗涤剂溶液即可。避免使用强碱、浓乙醇溶液、研磨性清洁剂和有机溶剂溶液，因为它们可能会损坏漆面。

5）用温和的实验室清洁剂清洁显示区域，按键表面应擦拭干净。

6）定期检查磁棒上是否有脏物和锈迹，必要时用软布或纸巾蘸温和的洗涤剂溶液

（SDS）、肥皂溶液或乙醇溶液清洁磁棒。

7）保持仪器无液体溢出，如发现应立即将溢出的液体从外表面擦去，以防止损坏仪器。

8）必要时，用干净的低压压缩空气或蘸有水的布或温和的清洁剂清洁仪器的外部。

9）每天实验后，使用0.2%含氯消毒剂或70%乙醇溶液擦拭试管架、实验台面、移液器。

10）保持实验舱内环境干燥、无水渍。

（4）污染清除操作

如果存在生物危险品污染的任何风险，则必须执行以下建议的操作或其他一些相应的污染清除操作，并建议在将仪器从一个实验室转移到另一个实验室之前执行完整的污染清除操作。此法仅适用于小型核酸提取仪。

始终使用一次性手套和防护服，并在通风良好的区域操作。

1）准备去污染剂：例如，200mL4%戊二醛溶液、70%乙醇溶液（或安全员推荐的其他药剂）。

2）确保佩戴一次性手套，清空实验舱内耗材。

3）关闭电源并断开电源电缆。

4）使用蘸有70%乙醇溶液的布擦拭仪器外部。

5）将仪器放在一个大塑料袋中，确保盖打开。

6）把一块浸透去污溶液的布放入袋中，确保布不会与仪器接触。

7）密封塑料袋，将仪器放在袋子中至少保持24h。

8）从袋中取出仪器。

9）使用温和型去污剂清洁仪器。

10）可用70%乙醇溶液去除污渍。

（5）校准服务

建议每隔12个月对设备进行一次全面的维护保养，由具备资质的计量技术机构对设备进行计量校准，计量校准依据JJF 1874—2020《（自动）核酸提取仪校准规范》进行。

（6）仪器的处置

1）在处置之前对仪器进行污染清除操作。

2）根据当地关于回收电子设备和废物的法规处置仪器。

（7）常见故障排除

核酸提取仪常见故障及排除方法见表3-4。

表 3-4　核酸提取仪常见故障及排除方法

故障现象	解决方法
打开电源开关后，电源指示灯不亮	1. 检查电源插座是否已正确连接。 2. 检查仪器保险丝是否熔断，更换符合生产商要求的保险丝
屏幕没有显示	1. 检查机器开关是否已打开。 2. 检查电源线是否插妥。 3. 测试电源插座的电压。 4. 检查保险管是否完好
加热功能开启，温度未上升	查看温度控制项，温度控制器是否设置为开启
磁棒脏污	1. 每次操作请务必装上干净的搅拌套，避免误触 96 孔深孔板内的残留液体。 2. 使用干净棉布或脱脂棉蘸清水，小心擦拭。 勿用有机溶剂或浓乙醇溶液擦拭磁棒！
磁棒脱落或断裂	联络厂家
机器发出异声	1. 检查磁棒套是否插入到位。 2. 检查 96 孔深孔板是否放置正确
磁棒动作异常，未下降或上升	1. 检查磁套和 96 孔深孔板是否放置到位。 2. 先按暂停，再复位，观察故障是否排除。 3. 若仍有异常，联系厂家
紫外光灯不亮	1. 检查紫外灯管接触是否良好。 2. 更换新灯管
死机或失控	由于不当操作使仪器死机时，请切断电源重新启动仪器即可

第三节　核酸提取仪的计量校准

为确保核酸提取仪计量特性准确，国家市场监督管理总局于 2020 年 11 月发布了 JJF 1874—2020《（自动）核酸提取仪校准规范》，该规范从 2021 年 5 月 26 日起正式实施。该规范规定了核酸提取仪的计量特性、校准条件、校准项目及方法，是开展核酸提取仪计量校准的基本依据。

一、核酸提取仪的计量特性

根据核酸提取仪的工作原理、应用需求和质量控制要点，核酸提取仪的计量特性包括如下 11 项：

（1）温度示值误差；
（2）温度均匀性；

(3)温度稳定性;

(4)振动频率示值误差;

(5)振动频率稳定性;

(6)取液量示值误差;

(7)取液量重复性;

(8)取液量一致性;

(9)核酸提取回收率一致性;

(10)核酸提取回收率重复性;

(11)核酸提取回收率。

二、校准设备及标准物质

校准设备包括温度测量装置、振动频率测量装置、电子天平、核酸标准物质及微量分光光度计。校准所用的标准物质应为具有准确核酸含量量值的标准物质。

1. 温度测量装置

温度测量装置主要用于温度示值误差、温度均匀性、温度稳定性的校准。应满足可至少同时测量7组温度数据的要求,测量范围为0~120℃,最大允许误差±0.3℃。

温度校准参照 JJF 1101—2019《环境试验设备温度、湿度参数校准规范》和 JJF 1527—2015《聚合酶链反应分析仪校准规范》,利用多个温度传感器在核酸提取仪的加热模块上均匀布置测量点,设定相应的校准温度点。

2. 振动频率测量装置

振动频率测量装置主要用于振动频率示值误差、振动频率稳定性的校准,测量范围为0.1~500Hz,准确度0.1级或优于0.1级。

振荡系统部分,主要用于振荡裂解,其振动性能直接影响核酸提取的效率,因此对振荡系统振动性能的测量是核酸提取仪校准时的主要参数之一。

3. 电子天平

电子天平主要用于取液量示值误差、取液量重复性、取液量一致性的校准,分度值0.1mg,最大秤量≥200g,满足①级要求,经过计量检定或校准。

依据JJF 1874—2020,核酸提取仪的取液量示值误差、取液量重复性、取液量一致性的校准需要通过对取液质量进行称量,并通过实验温度对应的水密度计算得到相关体积。电子天平是取液量校准的主要标准器具。

4. 微量分光光度计

应经过校准,或用有证标准物质进行了标定。

5. 核酸标准物质

应为有证标准物质,质量浓度≥1000ng/μL,相对扩展不确定度 $U_r \leq 5\%$($k=2$)。

实际采用的标准物质类型,可以根据客户日常提取的样品性质来确定。标准物质的实际使用浓度可以根据客户实验需求和仪器本身的性能来确定。

三、校准项目及校准方法

1. 温度示值误差

温度校准点一般选择 55℃、65℃、90℃,或根据实际需要选取其他温度作为校准点。

校准操作要求:使用温度测量装置,将温度传感器固定在核酸提取仪的加热模块上,温度传感器均匀分布,保证温度传感器与加热模块贴合紧密。对于不同加热模块的提取仪,可根据实际情况均匀选取测量点,测温点数选取规则如下:核酸提取仪孔位数为 8 位及以下的,测温点选 3 个;核酸提取仪孔位数为 8~48 位,测温点选 5 个;核酸提取仪孔位数为 48~96 位,测温点选 7 个,具体布点方式可参考图 3-17。大于 96 位的可参照 48~96 位的选取规则平均分布。

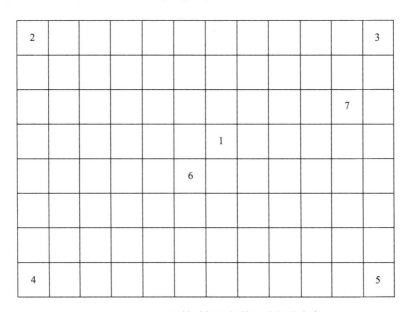

图 3-17 48~96 位核酸提取仪的温度校准布点图

操作步骤:设定被校核酸提取仪的校准温度,稳定 10min 或以上,待温度稳定后,读取测温点的温度值,根据公式(3-1)和公式(3-2)计算温度的示值误差。

$$\Delta \overline{T}_a = T_s - \overline{T} \tag{3-1}$$

$$\overline{T} = \frac{1}{n}\sum_{i=1}^{n} T_i \tag{3-2}$$

式中：

$\Delta \overline{T}_a$——温控工作区域内温度示值误差，℃；

T_s——温控工作区域内设定温度值，℃；

$\overline{T}$——所有测温点温度传感器测得值的平均值，℃；

T_i——第i个温度传感器测得值，℃；

n——测温点数量。

2. 温度均匀性

校准操作要求：使用温度测量装置，将温度传感器固定在核酸提取仪的加热模块上，温度传感器均匀分布，保证温度传感器与加热模块贴合紧密，具体布点方式可参考图3-17。

操作步骤：分别测试核酸提取仪温度设定为55℃、65℃、90℃（也可选择其他有实际需要的温度进行测试）时工作区域的温度均匀性。根据公式（3-3）计算温度的均匀性。

$$\Delta T_u = T_{max} - T_{min} \tag{3-3}$$

式中：

ΔT_u——温度均匀性，℃；

T_{max}——所有测温点温度传感器测得值的最大值，℃；

T_{min}——所有测温点温度传感器测得值的最小值，℃。

注：若核酸提取仪提取通道少于3个，则不做均匀性考查。

3. 温度稳定性

校准操作要求：使用温度测量装置，将温度传感器固定在核酸提取仪的加热模块上，温度传感器均匀分布，保证温度传感器与加热模块贴合紧密，具体布点方式可参考图3-17。

操作步骤：测试核酸提取仪温度设定为65℃时加热区域的温度稳定性。待核酸提取仪温度稳定后，测试时间为10min，隔1min记录一次所有测温点温度传感器测量平均值，这些平均值极差的一半，冠以"±"号表示温度的稳定性。根据公式（3-4）计算温度的稳定性。

$$\Delta T_w = \pm \frac{1}{2}(\overline{T}_{max} - \overline{T}_{min}) \tag{3-4}$$

式中：

ΔT_w——温度稳定性，℃；

$\overline{T}_{max}$——所有测温点温度传感器测量平均值中的最大值，℃；

$\overline{T}_{min}$——所有测温点温度传感器测量平均值中的最小值，℃。

4. 振动频率示值误差

校准操作要求：校准振动频率点选取核酸提取仪频率设定最大值的 20%（低）、50%（中）、80%（高）三个点，或者其他有实际需求的振动频率作为校准点。使用振动频率测量装置进行测量。此项校准适用于有具体振动频率数值的仪器，若仪器振动频率没有具体数值，只有高、中、低挡，此项可以不做。

操作步骤：设置参数使核酸提取仪振动模块开始运行，待运行稳定 5min 后，设定待测频率值，分别测量低、中、高核酸提取仪振动频率的示值，每个频率测量 3 次，根据公式(3-5)和公式(3-6)计算振动频率的示值误差。

$$\Delta \overline{F}_a = F_s - \overline{F} \tag{3-5}$$

$$\overline{F} = \frac{1}{n} \sum_{i=1}^{n} F_i \tag{3-6}$$

式中：

$\Delta \overline{F}_a$——振动频率示值误差，Hz；

F_s——振动频率设定值，Hz；

$\overline{F}$——n 次测量振动频率的平均值，Hz；

F_i——第 i 次振动频率测得值，Hz；

n——测量次数。

5. 振动频率稳定性

校准操作要求：此项校准是测试核酸提取仪振动频率设定为中等值时振动频率的稳定性，选取振动频率数值为设定最大值的 50% 或中挡振动频率作为稳定性测试的点。

操作步骤：设置参数使核酸提取仪振动模块开始运行，待核酸提取仪振动稳定后，每隔 1min 记一次振动频率，共测试 10min，10min 之内测得的振动频率极差的一半，冠以"±"号表示振动频率的稳定性。根据公式(3-7)计算振动频率的稳定性。

$$\Delta F_w = \pm \frac{1}{2}(F_{max} - F_{min}) \tag{3-7}$$

式中：

ΔF_w——振动频率稳定性，Hz；

F_{max}——振动频率测得值的最大值，Hz；

F_{min}——振动频率测得值的最小值，Hz。

6. 取液量示值误差

校准操作要求：分别设定核酸提取仪取液量为 50μL、100μL 和 200μL，或者其他有实际需要的取液量作为校准点。选择超纯水作为被取液体，超纯水需在实验室内充分恒温，实验时实验室温度波动应尽量小。

操作步骤：选择一个通道，每个取液量测量 3 次，用电子天平称量所取液体质量，根据实验温度下水的密度,将所取液体的质量换算成体积,根据公式(3-8)和公式(3-9)计算取液量的示值误差。

$$\Delta \overline{V}_a = V_s - \overline{V} \tag{3-8}$$

$$\overline{V} = \frac{1}{n} \sum_{i=1}^{n} V_i \tag{3-9}$$

式中:

$\Delta \overline{V}_a$——取液量示值误差,μL;

V_s——取液量设定值,μL;

$\overline{V}$——n 次取液量测量值的平均值,μL;

V_i——第 i 次取液量测量值,μL;

n——测量次数。

7. 取液量重复性

校准操作要求:此项校准是测试取液量设定值为 100μL 时核酸提取仪取液量的重复性。选择超纯水作为被取液体,超纯水需在实验室内充分恒温,实验时实验室温度波动应尽量小。

操作步骤:选择一个通道重复取液 7 次,用电子天平称量所取液体质量,根据实验温度下水的密度,将所取液体的质量换算成体积,根据公式(3-10)计算不同取液量的重复性。

$$r_V = \sqrt{\frac{\sum_{i=1}^{n}(V_i - \overline{V})^2}{n-1}} \times \frac{1}{\overline{V}} \times 100\% \tag{3-10}$$

式中:

r_V——取液量重复性(以相对标准偏差计);

V_i——第 i 次取液量测量值,μL;

$\overline{V}$——n 次取液量的平均值,μL;

n——取液次数。

8. 取液量一致性

校准操作要求:此项校准是测试取液量设定值为 100μL 时核酸提取仪取液量的一致性。选择超纯水作为被取液体,超纯水需在实验室内充分恒温,实验时实验室温度波动要尽量小。若核酸提取仪取液通道少于 3 个,此项可以不做。

操作步骤:用核酸提取仪的多通道取液器取液一次,用电子天平分别称量各通道取液的质量,根据实验温度下水的密度,将所取液体的质量换算成体积,所有通道取液体积的极差表示取液量的一致性。根据公式(3-11)计算取液量的一致性。

$$\Delta V_{u} = V_{\max} - V_{\min} \tag{3-11}$$

式中：

ΔV_{u}——取液量一致性，μL；

$V_{\max}$——所有通道取液量的最大值，μL；

$V_{\min}$——所有通道取液量的最小值，μL。

9. 核酸提取回收率一致性

校准操作要求：选择国家有证核酸标准物质，采用微量分光光度计测量其浓度，取3次测量的平均值作为核酸提取前的初始浓度。用核酸提取仪对有证核酸标准物质进行核酸提取。根据实际情况，参考图3-17中的布点方式，均匀选取测量点进行一致性考查，即核酸提取仪孔位数48~96位，选取7个点；核酸提取仪孔位数8~48位，选5个点；核酸提取仪孔位数8位及以下的，选取3个点，若核酸提取仪提取通道少于3个，则不做一致性考查。将每个孔中提取好的核酸样品溶液，分别用微量分光光度计测量其核酸浓度。对比提取前后的核酸浓度，计算提取回收率。

操作步骤：测量核酸标准溶液提取回收率的一致性，按图3-17中的原则选取测试孔位，根据校准操作要求测量每个孔位提取后样品溶液中的核酸回收浓度。根据公式(3-12)、公式(3-13)和公式(3-14)计算所选孔位间核酸提取回收率的一致性。

$$\Delta C_{u} = \lambda \times (C_{\max} - C_{\min}) \tag{3-12}$$

$$\lambda = \frac{V_{c}}{V_{0}} \tag{3-13}$$

$$\Delta R_{u} = \frac{\Delta C_{u}}{C_{0}} \times 100\% \tag{3-14}$$

式中：

ΔC_{u}——核酸回收浓度最大差值，ng/μL；

$C_{\max}$——所有核酸回收浓度测量值的最大值，ng/μL；

$C_{\min}$——所有核酸回收浓度测量值的最小值，ng/μL；

λ——提取后的总体积和提取前加入标准物质的体积比值；

V_{c}——提取后的总体积，μL；

V_{0}——提取前加入标准物质的体积，μL；

C_{0}——初始浓度，ng/μL；

ΔR_{u}——回收率一致性，%。

10. 核酸提取回收率重复性

操作步骤：按图3-17中的原则选取测试孔位进行核酸提取，把所有测试孔位提取后的样品溶液混合均匀，用微量分光光度计测量核酸浓度，计算核酸提取回收率作为一次测量结果，重复提取测量3次，根据公式(3-15)计算核酸提取回收率重复性。

$$r_R = \frac{(R_{max} - R_{min})}{d_n} \times \frac{1}{\overline{R}} \times 100\% \qquad (3\text{-}15)$$

式中：

r_R——核酸提取回收率重复性（以相对标准偏差计）；

R_{max}——n 次回收率测量值中的最大值；

R_{min}——n 次回收率测量值中的最小值；

$\overline{R}$——n 次测量回收率的平均值；

d_n——极差系数，$n=3$ 时，$d_n=1.69$。

11. 核酸提取回收率

操作步骤：把测量核酸提取回收率一致性中得到的所有测试孔位提取后的样品溶液进行混合，混合均匀后用微量分光光度计测量核酸浓度，重复测量 3 次，根据公式（3-16）和公式（3-17）计算核酸提取回收率。

$$R = \lambda \times \frac{\overline{C}}{C_0} \times 100\% \qquad (3\text{-}16)$$

$$\overline{C} = \frac{1}{n} \sum_{n=1}^{n} C_i \qquad (3\text{-}17)$$

式中：

R——核酸提取回收率；

$\overline{C}$——核酸浓度 n 次测量的平均值，ng/μL；

C_0——初始浓度，ng/μL。

四、影响核酸提取仪校准结果的因素

1. 温度测量

温度对核酸提取过程中的裂解、结合和洗脱有重要影响，温度控制的准确性和稳定性直接影响核酸回收的纯度和浓度。核酸提取仪的温度控制由温控模块实现，其形式有 8 孔单条带、77 柱形阵列和 96 孔模块等。由于温控模块的形式多种多样，并且由于有些仪器在工作时需保持封闭，在选择温度传感器时，可以选择探头布置可灵活多变，能和温控模块紧密贴合，且温度信息能无线传输的测温装置。

2. 振动频率测量

振动频率主要影响核酸提取过程中的混匀效果，多数核酸提取仪的混匀过程是通过磁套架带动磁套上下运动来实现，大多数情况下其振动频率设定值不可知，根据实际校准检测的数据，一般不高于 20Hz，多为 10Hz 以下。核酸提取仪的混匀过程多为快速小幅的振动，为避免磁套上下振动可能导致交叉污染，有些核酸提取仪以旋转混匀代替上下振动混匀。目前校准核酸提取仪的振动测量装置有以下两种：一种是基于磁场强度变化实现计次的霍尔开关式振动频率测量装置；另一类是基于光电式原理的振动频率测量装置，该装置以激光信号变化来进行频率检测，同振幅大小无关，同时也可测量转速。校准时可以根据被校准仪器的原理来选择合适的振动频率测量装置。

3. 核酸回收率测量

影响核酸回收率的因素主要来自核酸提取仪和核酸提取试剂两部分，以磁珠法核酸提取仪提取过程为例，来自核酸提取仪的因素包括磁棒磁场强度及其均匀性、温控模块温控准确性和均匀性、混匀效果等；来自核酸提取试剂的因素包括裂解液裂解样本程度、磁珠吸附核酸程度、清洗液去除杂质程度、洗脱液洗脱核酸程度等。核酸提取试剂对核酸回收率的影响相比核酸提取仪的影响更大，使用未针对样本进行优化的核酸提取试剂的提取过程，其核酸回收率可能偏低甚至为0。目前对核酸提取仪核酸回收率的校准过程侧重点为核酸提取仪而非核酸提取试剂，然而在对不同核酸提取仪的核酸回收率进行比较时，使用不同的核酸提取试剂其结果也产生很大的偏差。因此，将核酸提取试剂的影响固定下来十分必要。在校准时，可以根据标准物质的性质来选择已优化核酸提取试剂的核酸回收率校准用试剂盒，校准人员按照说明书加入样本和试剂后上机运行指定程序，可快速高效地完成核酸回收率校准过程，更准确地反映仪器核酸提取回收率指标，实现不同核酸提取仪之间性能的比较。

从核酸回收率的计算公式可以看出，核酸回收率是提取后得到的核酸质量与提取前加入的核酸质量的比值。由于是以体积乘以核酸浓度的方式得到核酸质量，而体积和核酸浓度的量值是通过移液器、天平和微量分光光度计等仪器获得，因此这些设备的量值准确也非常重要。

提取后的洗脱液体积有两种确定方法，一种是根据试剂盒中预先加入的洗脱液体积确定，其优点是可以有效避免提纯后的洗脱液吸取、称量以及人员的操作水平等因素引起的体积损失，缺点是无法计算出在一定洗脱温度下和洗脱时间内引起的体积损失。另一种是取出洗脱后的溶液，通过称量来确定提取后的对应体积，其优点是可以有效避免由洗脱时间和洗脱温度引起的体积损失，缺点是无法确定由取液、人员操作水平以及称重等因素引起的体积损失。校准人员可以根据提取条件、仪器本身性能及本人的操作水平来选取其中的一种方法。

（撰稿人：董莲华、王志栋、沈海东、张辉、余笑波）

第四章 荧光聚合酶链反应分析仪

第一节 荧光聚合酶链反应分析仪的原理和结构

荧光聚合酶链反应(PCR)分析仪是指基于聚合酶链式反应原理,通过温度变化循环程序进行靶核酸片段的体外扩增,同时对循环过程中荧光信号进行实时采集和处理,实现定量或定性分析靶核酸片段的装置。

一、荧光聚合酶链反应分析仪的工作原理与分类

(一)荧光聚合酶链反应分析仪的工作原理

荧光聚合酶链反应分析仪的工作原理是基于样本前处理、核酸提取、核酸扩增和扩增产物分析技术,通过荧光染料或荧光探针,对核酸扩增产物进行实时监测,实现对被测样本中核酸的定性或定量分析。

1. 样本前处理技术

荧光聚合酶链反应分析仪可以用 DNA 或 RNA 为起始模板,高质量的模板是后续实验成功的前提。因为 RNA 非常容易在核酸酶的催化作用下发生降解,所以样本的保存对于荧光聚合酶链反应结果的准确性极为关键。样本采集后,应立刻进行 RNA 提取或液氮速冻,置于-80℃下保存,在条件不允许的情况下,可使用专门的样本保存试剂。

样本灭活是样本前处理的重要环节,其目的是一方面降低实验室的生物安全风险,另一方面也能减少 RNA 降解,提高检测结果的准确性。热灭活方法采用高温使病毒结构蛋白发生变性,但高温使 RNA 容易发生降解并使检测结果出现假阴性。化学灭活方法通常利用含胍盐的病毒裂解液,使病毒结构蛋白和核糖核酸酶(RNase)同时发生变性,既能灭活病毒,又能保持 RNA 的完整性。通常可在样本采集保存时使用化学灭活方法。病毒裂解液的主要成分包括胍盐(如异硫氰酸胍、盐酸胍)、表面活性剂、缓冲液等。需要注意的是,由于胍盐对反转录酶具有抑制作用,RNA 模板中即使只存在微量胍盐也会降低反转录的效率,从而影响 cDNA 的合成量。因此,进行核酸提取时,应尽量使用与仪器配套的含胍盐的病毒裂解液,并严格按照说明书进行操作。对于植物

样品，尤其是富含多糖多酚类的样品，对其 RNA 的提取，可以采用 CTAB(十六烷基三甲基溴化铵)法，其在细胞裂解时能够避免多糖多酚与 RNA 的结合，下游可用硅胶柱法或异丙醇沉淀富集 RNA。

2. 核酸提取技术

常用的核酸提取方法主要有生化法、免疫法、物理法等。提取 DNA 和 RNA 的基本思路是一致的，只是具体的提取步骤和注意事项有一些差异。从成分复杂的样本中将核酸提取出来并进行纯化，能够提高核酸浓度，去除 PCR 反应抑制物，提高样本均一性。目前，国内外许多公司已经研发出自动化核酸提取仪，基本上都采用磁珠分离法或离心柱提取法。两种核酸提取方法都利用了二氧化硅表面在低 pH、高盐环境下吸附核酸，而在高 pH、低盐环境下释放核酸的特殊性质。全自动医用 PCR 分析系统能够集核酸提取纯化、恒温扩增及检测分析功能于一体。添加了待测样本的检测管插入全自动医用 PCR 分析仪后，样本裂解、核酸释放、磁珠吸附、蛋白质和糖类等杂质去除过程一体化完成。

3. 核酸扩增技术

核酸扩增是核酸检验的关键步骤。主流的荧光聚合酶链反应分析仪主要基于以下 2 种技术：聚合酶链式反应技术和等温扩增技术。聚合酶链式反应技术，即 PCR 技术，是一种体外核酸扩增技术，属典型的变温 PCR 技术，是体外酶促合成特异 DNA 片段的一种方法，其基本原理类似于 DNA 的天然复制过程，其特异性依赖于与靶序列两端碱基互补配对的寡核苷酸引物，包括变性、退火和延伸三个步骤：在变性过程中，模板在高温下解链，形成单链模板；在退火过程中，引物在合适的温度下与单链模板特异结合；在延伸过程中，DNA 聚合酶促进互补链的延伸合成；多次反复的"变性—退火—延伸"循环能使原本微量的模板得到极大程度的扩增。PCR 技术主要包括：普通 PCR、定量实时 PCR、反转录-PCR、反转录-定量 PCR、数字 PCR 等。等温扩增技术是继 PCR 技术后发展起来的一门新型的体外核酸扩增技术，相比变温 PCR 技术，恒温扩增技术更加多种多样，其所用酶的多样性决定了等温扩增原理的千差万别，主要包括环介导等温扩增(loop-mediated isothermal amplification，LAMP)、交叉引物扩增(crossing priming amplification，CPA)、链替代扩增(strand displacement amplification，SDA)、重组酶聚合酶扩增(recombinase polymerase amplification，RPA)、依赖核酸序列的扩增(nucleic acid sequence-based amplification，NASBA)、滚环扩增(rolling circle amplification，RCA)和依赖解旋酶的扩增(helicase-dependent amplification，HDA)。微流控技术是一种精准控制和操控微尺度流体，以在微米尺度空间中对流体进行操控为主要特征的技术，具有将生物、化学等实验室的基本功能诸如样本制备、反应、分离和检测等缩微到一个几平方厘米芯片上的能力，其基本特征和最大优势是多种单元技术在整体可控的微小平台上灵活组合、规模集合。

目前，最常见的核酸扩增技术是实时荧光定量PCR(real-time fluorescent quantitative polymerase chain reaction，RT-qPCR)和交叉引物等温扩增技术。实时荧光定量PCR技术是指在PCR反应体系中加入可与DNA产物特异性结合的荧光基团，利用荧光信号积累实时监测整个PCR进程，最终通过相对定量或绝对定量的方法确定各个样本的本底表达量。

交叉引物等温扩增技术是一种体外核酸等温扩增技术，引物扩增体系包括交叉引物、剥离引物、一条或两条检测探针，以及具有链置换功能的DNA聚合酶等。根据扩增体系中交叉引物数量的不同，该技术可以分为单交叉扩增和双交叉扩增两种类型。在反应过程中，起始的核酸扩增产物可自身形成发夹式结构，从而实现DNA的自我复制扩增，在等温下便能实现目标核酸的指数级扩增。与被广泛使用的实时荧光定量PCR技术相比，交叉引物扩增技术具有很多突出的优点，包括：等温扩增反应时间短、效率高，可在15~30min内获得大量产物；仪器设备简单，只需要离心机和一台普通的等温装置即可进行扩增反应；操作简单，对操作人员的技能要求不高。

4. 核酸扩增产物分析技术

为了对产物进行分析，实时荧光定量PCR和交叉引物等温扩增技术多采用荧光标记识别技术，利用荧光标记物和扩增产物结合产生荧光，进行实时荧光检测，进而实现对产物的监测。荧光标记可分为非特异性荧光染料和特异性荧光标记两大类。其中，非特异性荧光染料主要为双链DNA交联荧光染料，它可以与DNA双链小沟结合产生荧光信号，而不会与单链DNA结合，并且在游离状态下几乎不会产生任何荧光，从而使PCR扩增的dsDNA产物与荧光强度直接关联，产生实时监测扩增产物的效果。因为非特异性荧光染料能与任何dsDNA结合，所以其特异性较低。特异性荧光标记主要为荧光探针，通过将探针完整性破坏掉导致能量传递结构出现不稳定现象而崩溃，从而释放出荧光信号。荧光探针中有两种荧光素：荧光报告基团和荧光淬灭基团。当报告基团吸收光的能量后，会跃迁到激发态，从激发态再回到基态的过程中会释放出荧光；当两个基团距离很近时，淬灭基团吸收报告基团的激发荧光，从而使报告基团不能释放出荧光。荧光探针主要包括TaqMan探针、双杂交探针和分子信标等。荧光探针主要用于实时荧光定量PCR和交叉引物扩增技术中。

实时荧光定量PCR是通过对PCR扩增反应中每个循环产物荧光信号的实时检测，实现对起始模板的定量及定性分析。在PCR反应中，引入一种荧光标记物，随着PCR反应产物不断增加，荧光信号强度也不断积累，从而根据反应时间和荧光信号的变化得到一条荧光扩增曲线图。一般而言，整条曲线可分为3个阶段：荧光背景信号阶段、荧光信号指数扩增阶段和平台期。在荧光背景信号阶段，扩增的荧光信号与背景信号无法区分，故无法判断扩增产物量的变化；在平台期，扩增产物已不再呈指数级增加，终产物量与起始模板量之间不存在线性关系，因此不能根据终产物量计算起始模板量。在荧光信号指数扩增阶段，PCR产物量的对数值与起始模板量之间存在线性关系，可以选择在该阶段利用软件对产物进行定量分析，计算模板的初始浓度。

对于实时荧光定量PCR，有两个必须了解的重要概念，即荧光阈值（threshold）和Ct值。荧光阈值指的是荧光强度值，即3~15个循环的荧光信号标准差的10倍，在扩增曲线图中，穿过阈值与X轴形成的平行线即为阈值线，该线可由系统自动生成也可手动设置。Ct值指每个反应管内的荧光信号达到设定阈值时所经历的循环次数，与模板的初始量成反比，其中，C代表cycle，t代表threshold。研究表明，模板的起始拷贝数越多，Ct值越小。通过已知起始拷贝数的标准样品可得到标准曲线，只要获得样品的Ct值，即可从标准曲线上计算出该样品的起始拷贝数。由于基线决定阈值，阈值决定Ct值，因此为了保证检测结果的准确性，就必须合理设置扩增曲线的基线以及阈值。

核酸扩增产物分析技术不仅实现PCR从定性到定量的质的跨越，而且具有灵敏度高、特异性强、无污染、实时准确等优势。目前，实时荧光定量PCR已广泛应用于分子生物学研究、传染病研究、药物分析等诸多领域。

（二）荧光聚合酶链反应分析仪的分类

目前，在国内外已开发优化的荧光聚合酶链反应相关仪器中，市场上应用较多的仪器以荧光聚合酶链式反应分析仪、一体化荧光聚合酶链反应分析仪为主。一体化荧光聚合酶链反应分析仪又以常规核酸扩增检测分析仪、全自动医用PCR分析系统为主要代表。以下将介绍几种国内外已经成功开发、优化成熟并在市场上占有一定优势的仪器产品。

1. 荧光聚合酶链式反应分析仪

荧光聚合酶链式反应分析仪是以实时荧光定量PCR技术为核心所开发的仪器，在传统的PCR反应体系中加入相应的荧光信号系统，可以通过记录随扩增反应进行而逐渐发生变化的荧光信号强度来获得实时的扩增曲线，并通过荧光阈值和Ct值来完成核酸样本的定量分析。目前国内外已有多种荧光聚合酶链式反应分析仪。荧光聚合酶链式反应分析仪具有耗时少、灵敏度高、准确性好和线性范围宽等优点，但普通的实时荧光PCR分析仪使用时，核酸提取和扩增需要单独进行，因此存在对实验室条件和人员技术要求高、结果报告周期长、标本前处理程序冗杂、受污染可能性大等不足。

2. 一体化荧光聚合酶链反应分析仪

随着科技迅速发展，市场对现有核酸扩增仪器的需求逐渐增多，在要求结果准确的同时，也对荧光聚合酶链反应分析仪的便捷性、安全性、反应时间等提出了更多的要求与期望。在此情形下，以核酸扩增检测分析仪和全自动医用PCR分析系统为代表的一体化荧光聚合酶链反应分析仪应运而生。

（1）核酸扩增检测分析仪

基于等温扩增技术原理的核酸扩增检测分析仪集核酸提取纯化、等温扩增及数据收集分析等功能于一体，具有结果准确、耗时较少、操作简单、防交叉污染等优点。

仪器操作者只需设置好仪器参数后进行加样操作，等待分析仪自带的系统分析软件汇报检测结果，就可以完成样本核酸的检测工作。仪器对操作者的操作能力无过高要求，且对使用环境亦无特殊要求。

（2）全自动医用 PCR 分析系统

全自动医用 PCR 分析系统指的是集核酸提取、扩增、检测、分析于一体的全自动医用系统。该系统在条件受限的区域也能实现全自动、大批量、快速且简易的病原体核酸检测，摆脱复杂的仪器要求和严苛的实验条件。

目前市面上应用最广泛的全自动医用 PCR 分析系统是 Gene Xpert Dx 快速检测系统，它通过控制一体式卡盒中的螺杆控制样本和试剂在卡盒中的流向，从而实现病原体裂解自动化与荧光定量 PCR 自动化过程。因为受到荧光通道数量的限制，该系统只能对少数几种病原体进行检测。该系统主要包括核酸制备和试剂稳定系统、荧光定量 PCR 分析系统、内部质量控制系统。核酸制备和试剂稳定系统中的超声装置可以将样本中的核酸释放出来，液体通过阀门旋转装置的控制从一个流动池转移到另一个流动池，从而达到洗涤、纯化和浓缩核酸的作用，核酸进入反应管后扩增步骤开始。试剂稳定系统能在常温下稳定保存微珠中的试剂。内部质量控制系统主要负责设置内参、检测探针及样本制备过程的质量控制，保证检测过程的严谨性。与荧光聚合酶链式反应分析仪相比，该系统的操作更加简便。将标本处理液加入样本中进行混合，然后用滴管加至加样孔，后续过程不需额外操作即可自动完成。独特的模块化系统设计使得各系统独立运作，极大地减少了人为失误，核酸浓缩步骤也促进了系统的检测灵敏性。检测过程均在封闭试剂盒中全自动进行，操作人员无须接触反应试剂，从而降低污染发生的可能性。

二、荧光聚合酶链式反应分析仪

（一）荧光聚合酶链式反应分析仪的组成和结构

荧光聚合酶链式反应分析仪的扩增原理和普通 PCR 分析仪相同，不同的只是在体系中加入了荧光素等标记探针，荧光探针与模板特异结合后，在扩增过程中被水解或剥离，从而释放荧光信号。扩增的结果通过荧光信号采集系统实时采集，信号连接输送到计算机分析处理系统，得出量化的实时结果输出。

荧光聚合酶链式反应分析仪主要由 PCR 系统和荧光检测系统两部分组成，其 PCR 系统和普通 PCR 分析仪相似，荧光检测系统主要包括激发光源和检测器，其结构组成如图 4-1 所示，其光学原理如图 4-2 所示。激发光源有卤钨灯光源、氩离子激光器、发光二极管（LED）光源，前者可配多色滤光镜实现不同激发波长，单色发光二极管尽管价格低、能耗少、寿命长，但因为是单色，需要不同的 LED 才能更好地实现不同激发波长。当荧光染料受到激发光激发后，发射出的荧光透过其上方的一个透镜阵列，通过 96 根单独的光纤送至检测器（如图 4-3 所示）。检测系统由超低温 CCD 成像系统和光电倍增管构成，前者可以一次对多点成像，后者灵敏度高但一次只能扫描一个样品，需要通过逐个扫描实现多样品检测，对于大量样品来说耗时较长。荧光基团不会干扰单链或者双链的复制，仪器可以实时检测荧光信号的积累数值，从而实时监测整个扩增过程。

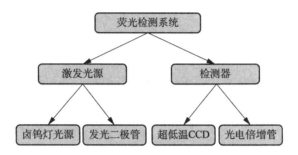

图 4-1　荧光检测系统结构示意图

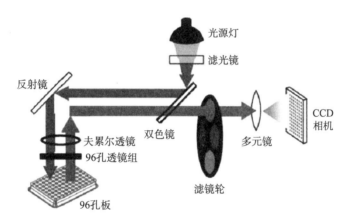

图 4-2　荧光检测系统光学原理示意图

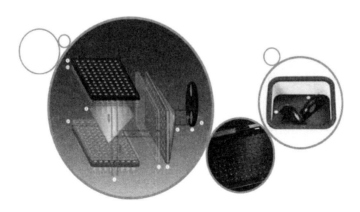

图 4-3　荧光传导示意图

荧光定量 PCR 分析仪分为单通道荧光定量 PCR 分析仪和多通道荧光定量 PCR 分析仪。当只使用一种荧光探针标记的时候，选用单通道荧光定量 PCR 分析仪，有多荧光标记的时候采用多通道荧光定量 PCR 分析仪。单通道荧光定量 PCR 分析仪也可以检测多荧光标记的目的基因扩增产物，但是一次只能检测一种目的基因，需多次扩增才能检测不同的目的基因。在荧光扩增曲线指数增长期，对于荧光检测系统来说，多色多通道检测是当今的主流趋势。仪器的激发通道越多，适用的荧光素种类越多，仪器适用范围就越广。多通道指可同时检测一个样品中的多种荧光，仪器可以同时检测单管内多模板或者内标+样品。通道越多，仪器适用范围越广、性能就越强大。

（二）荧光聚合酶链式反应分析仪的软件及功能

荧光聚合酶链式反应分析仪需要通过计算机来控制，软件可实现设置实验、运行实验、实验数据显示、数据查询和导出等。软件交互界面储存在中控单元，不同荧光聚合酶链式反应分析仪依靠的软件编写语言不同，因此软件交互界面、具体内容分布、操作方式功能、数据查询方式、图表展示情况、打印输出方式结果大相径庭。上述的快速核酸检测仪均具备完善的软件基础功能，可以满足每个使用者的需求。

1. 实验设置过程

为了便于对实验数据分类、储存，需要用户设置全面的实验信息，如被检物或被检人的信息、实验名称、实验时间等。除此之外，实验需对不同的扩增片段选择不同的扩增程序，比如呼吸道病毒与生殖健康病毒的扩增所需要的温度、扩增体系容量等是不同的。有的 PCR 分析仪具有其他的 PCR 扩增方式，也可以按照需求选择。所有信息填写正确后，对内容进行保存。

2. 运行试验

在建立实验程序后，使用者选择开始运行实验。实验开始运行后，由仪器内机械控制单元储存的内部工作方案进行处理，机械控制单元根据获取的电子主控单元发送的工作指令和检验类别来判断使用对应的工作模式。此时，用户可以根据 PCR 扩增时的工作进程设置用户等待页面，在此页面用户可以对实验任务进行中断或终止，通常以按钮的方式展示在此页面内。在实验完成时，可设置文字提示用户实验已完成，此时实验者可以返回功能菜单页面。

3. 实验数据显示

显示信息包括实验档案名、实验档案输入的病人或检测物的具体档案情况、实验检测方式、实验检测时间和实验检测人员等，以上内容在建立档案时应存储在一个合适的存储空间内，在查询时应能以用户所需要的方式打开并显示，一般以表格的方式建立和储存。此外，系统还可以对实验数据进行分析并绘制图表。由于快速核酸检测仪的实验数据一般不会显示实验的内容、过程，若出现问题，对问题的根源探讨和解决方案分析具有一定困难。因此，系统需要绘制出相关数据的图形坐标曲线，以清晰地看出数据的波动和数据内容的不合理点,也可使数据实时展现出来。以上数据应实时获取且一并存放在专门的存储空间中。实验数据展示有按钮切换或者是平铺展示两种,但都应具备选择已存档实验列表即可调出实验内容的基础功能。

4. 实验数据打印

一般快速核酸检测仪均选择外部打印机打印实验数据,也有些产品自带热敏打印机。在实验数据显示页面,用户应能看到打印按键展示在下方,在确认与打印机连接后即可进行打印。此时,软件应调取正在显示的实验数据,按照软件内容格式,将具体数据和绘制的列表清晰排布并打印。

5. 实验数据导出

实验结束后,实验数据保存在主控单元分配的存储空间中,需要导出时应通过外部存储设备进行连接,插入快速核酸检测仪或者与快速核酸检测仪相连接的电脑接口,在相关位置设置导出按键,按下按钮时应可以将实验数据从设备中获取并转换为微软的文件数据格式进行输出;若在快速核酸检测仪上进行导出,在导出结束后应能看见相关的导出结束提示信息。

除此之外,软件还应包括实验数据的删除功能,在达到实验数据有效期时或是实验数据经人为判断可消除后,可对其进行人为删除;若仪器内部存储空间即将到达上限,可以适当导出数据后进行删除,以保证仪器的处理速度和流畅使用。

三、现场即时检测快速核酸检测仪器

现场即时检测(point-of-care testing, POCT),又称为即时检测,主要是指在采样现场利用可携带式分析仪器及配套试剂快速得到检测结果的一种检测方式。"样本进,结果出"的快速核酸检测仪器具有检测时间短、操作简单和使用方便的优点,有助于缩短检测周期,以提高医疗效率,广泛应用于传染病监测、临床检测、食品安全、毒品检验等领域。

(一)POCT 快速核酸检测仪器的结构组成

相比传统的荧光聚合酶链式反应分析仪,POCT 快速核酸检测仪器在结构、检测技术、方法和软件上都进行了优化创新,主流 POCT 快速核酸检测仪器的组成与结构介绍如下。

1. 硬件结构

POCT 快速核酸检测仪硬件结构主要由主控单元、光源模块、磁导模块、加热模块、光电检测模块、机械控制模块,通信模块、电源模块和外壳组成。这些不同的装置有序执行系统指令并自动化完成实验,各个仪器元件根据环境要求和内容完成对需求信息进行采集和数模转换,再按要求指令进行数模转换和对环境进行控制变化,并将实验数据返回给软件部分让用户自行处理。

目前，POCT 快速核酸检测仪器按功能分为三部分：中央处理系统、荧光检测系统、PCR 扩增系统。中央处理系统主要包含主控单元模块和通信模块。荧光检测系统主要包括激发光源模块和光电检测模块。PCR 扩增系统主要包括加热模块、机械控制模块。此外，POCT 快速核酸检测仪器还需要电源模块和外壳来组成。以上所介绍的为所有 POCT 快速核酸检测仪器的共同组成部分，除此之外不同的 POCT 快速核酸检测仪器还具有其特殊单元模块，如打印模块、离心模块等。

2. 匹配试剂

大多数 POCT 快速核酸检测仪器都需要匹配专用的试剂来实现即时检测，有些专用试剂实现了常温运输，降低了运输成本。由于不同的 POCT 快速核酸检测仪器形态特点各异，使用方式不同，对试剂所含物质的要求也不同，这就需要 POCT 快速核酸检测仪器匹配对应的试剂，称为匹配试剂。由于试剂内存放蛋白质、酶、核苷酸等物质，这些物质需要低温储存、运输，否则容易变质失效。储运会增加试剂成本，为此一些公司开发了冻干或者玻化试剂。

3. 匹配耗材

大部分的 POCT 快速核酸检测仪器可以使用通用 PCR 反应管作为耗材，无须额外增加特殊耗材使用成本。也有部分 POCT 快速核酸检测仪器使用专用全自动检测管，将核酸裂解、纯化、洗脱、扩增和检测全流程集成到全封闭检测管内。这样的全自动一体化、全密闭式检测匹配程度要求高。

耗材种类主要包括 PCR 管、管架、相关仪器等。在 PCR 反应过程中，用户根据 POCT 快速核酸检测仪器的具体需求向 PCR 管中加入不同的物质，甚至需要在不同位置的 PCR 管内加入不同量的物质。为了防止干扰和污染情况发生，PCR 管一般作为一次性仪器耗材使用。而其他的相关仪器例如离心机等，则在无损坏且无不可修复情况下不需要进行更换。因此，使用频繁且作为主要消耗品的仅有 PCR 管，其他材料无特殊情况均无消耗。

(二) POCT 快速核酸检测仪器软件及功能

软件可实现设置实验、运行实验、实验数据显示、打印和导出。

软件部分是人机交互的核心，用于分析和执行用户需求和实验内容，同时对使用过程的具体内容进行处理，是机器语言和程序语言互相翻译的过程和结果。

软件部分的功能主要是为人机交互和对数据进行获取和分析并根据需求向外输出，包括创建实验、分类、处理、储存数据和向硬件输出任务等，具有实时从温度传感器获取温度数据的基本功能，在获取系统时间时同步完成对实时温度数据的获取，最终完成对温度数据实时曲线的绘制和显示。另一个关键参数则是对循环数的获取，在每次执行扩增流程之后获取循环数和不同荧光通道的荧光检测参数值，由此可根据循环数和检测结果绘制数据图。将以上数据获取、保存，并可通过连接打印设备进行数据输出即为主控单元的基本功能要求。其他功能包括画面调节、语言选择、文字大小和其他相关参数存储为各品牌快速核酸检测仪可能存在的功能。

仪器软件一般会在开始交互界面设计文本输入框，用于登录账户和用户密码输入，除此之外，互动按键（登录或取消）是实现人机交互和继续进程的关键，因此还会设置两个按钮作为页面转换和判断。用户主要分为普通用户和管理员，为了便于区分，同时会在开始登录页面设计身份选择作为区分信息。用户账号名称或者用户名作为使用者的登录账户，密码通过使用者注册设置。普通用户和管理员均使用已经注册好的账号密码在开始页面进行登录，且需要对登录身份进行具体选择，其中管理员可以对用户的账号密码进行修改和删除。

（三）主流POCT快速核酸检测仪器技术简介

目前，国内外已开发出多种核酸快速检测技术和方法，主流的POCT快速核酸检测仪器机型主要基于以下三种原理：聚合酶链式反应（PCR）技术、核酸等温扩增技术和微流控技术。

1. 基于PCR技术的POCT快速核酸检测仪器

基于PCR技术的POCT快速核酸检测仪器在核酸扩增阶段包括高温变性、低温退火和适温延伸三个过程。为了满足快速诊断的要求，通常在此基础上进行了升降温方式的改进，采用一步完成核酸提取和扩增。基于PCR技术的快速核酸检测仪器主要包括基于内核技术的核酸检测仪器、基于实时动态精准温控技术的核酸检测仪器和独立控温模块核酸快检仪器等。

该类型设备的典型代表为GeneXpert核酸检测仪。GeneXpert是基于PCR技术的POCT快速核酸检测仪器，其内部最重要的部件是I-CORE模块及其发展出来的GeneXpert模块（图4-4）。GeneXpert模块是组成GeneXpert快速核酸检测系统的基础，从外部整体来看，包括以下几个重要部分。

（1）活塞杆柄驱动电机。用于控制内部活塞杆柄的上下运动，从而实现给测试盒内部压入或抽取试剂的功能。

（2）I-CORE模块。其内部主要组成部分为热板、激发光组件、光检测组件和风扇组件。热板：当PCR反应管插入到加热模块中时，对PCR反应管的上下两侧进行升温以进行PCR循环反应；激发光组件：产生激发光，透过PCR反应管内部，激发内部荧光；光检测组件：检测荧光信号，实时测算PCR的循环状态；风扇组件：用于向PCR反应管吹风降温。

（3）测试盒放置部位。可以打开和关闭，用户可将测试盒放入。

（4）阀门驱动电机。驱动阀门驱动部位的旋转，进而带动测试盒底座的旋转。

（5）超声探头。发出超声并传导到测试盒底座处，用于细胞裂解。

GeneXpert 配套的检测芯片为单次使用的测试盒，其主体部分是用白色塑料制成的试剂池，该试剂池中预装有液体试剂或固体试剂球，均是参与生物反应所必需的，比如：细胞裂解液、DNA 清洗液、PCR 主反应液、废液等，如图 4-5 所示。

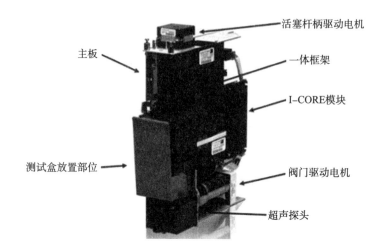

图 4-4　GeneXpert 模块结构图

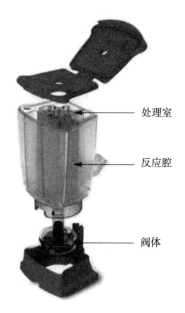

图 4-5　GeneXpert 测试盒结构图

2. 基于核酸等温扩增技术的快速核酸扩增检测仪器

基于交叉引物核酸等温扩增技术的快速核酸扩增检测仪器集核酸提取纯化、等温扩增及检测分析功能于一体，是一种新型分子检测仪器。CPA 主要由两条外围引物、一条交叉引物、两条检测探针和具有链置换功能的 DNA 聚合酶组成。在扩增过程中，起始的核酸扩增产物自身可形成发夹式结构，从而达到 DNA 不断自我复制扩增的目的

(图4-6),在恒定温度下便能实现目标核酸的快速指数级扩增,从而实现核酸解链和扩增在同一温度下完成。

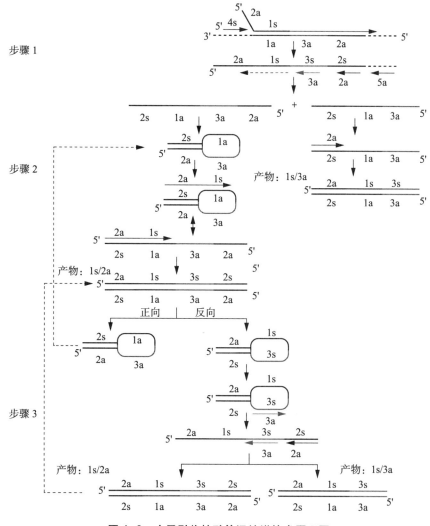

图4-6 交叉引物核酸等温扩增技术原理图

与目前广泛使用的荧光 PCR 技术相比较,CPA 技术有以下优点。

(1)检测速度快。等温反应时间短,可在 15~30min 内获得大量产物。

(2)检测成本低。CPA 扩增只需要离心机和一台简单的等温装置,如普通的水浴锅、金属浴,即可进行扩增,降低了仪器成本。

(3)操作简单。该技术对操作人员的技能要求不高,绝大多数人通过简单培训或自学都可掌握。

3. 基于微流控技术的核酸扩增检测仪器

微流控(Microfluidics)是一种精确控制和操控微尺度流体(尤其特指亚微米结构)的

技术，又称为芯片实验室(Lab-on-a-Chip)或微流控芯片技术，其核心是高度集成、微型化的微流控芯片，可实现采样、稀释、加样、分离、检测等实验流程以及各种生化反应在几平方厘米或更小的芯片上的集成，从而减少样品试剂消耗，提高检测灵敏度，缩短反应时间，降低平均成本。微流控技术可满足从生物小分子、大分子蛋白(抗原/抗体)到细胞的不同尺度对象检测需求，并可通过在后端耦合光、电、热等形式的检测器或生物传感器和读数装置，实现检测流程的自动化和检测结果的信息化。基于微流控技术的诊断仪器的微型化、集成化、自动化的特性，高度符合POCT的发展需求，如基于微流体的核酸扩增技术(图4-7)，对优化临床检测具有重要意义。

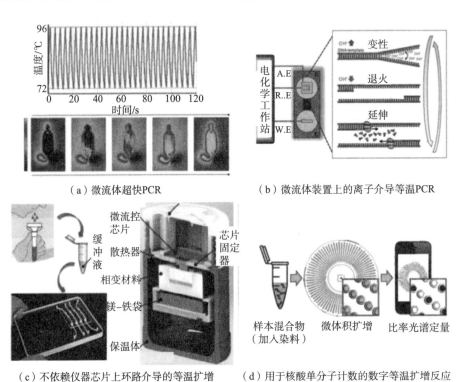

图 4-7 基于微流体的 POCT 核酸扩增技术

近年来，微流控技术已日趋成为POCT领域的研究热点和核心技术。一个成熟的微流控产品，往往需要配套使用的试剂、核心的微流控芯片、芯片驱动平台、光电检测模块、信号处理模块以及人机交互的软件系统等组件。微流控设备具有五个优势：集成小型化与自动化、高通量、检测试剂消耗少、样本量需求少及污染少等。

第二节　荧光聚合酶链反应分析仪的保养与维护

设备的维护保养是设备使用的客观要求。设备在使用过程中，由于设备的部件运转，必然会产生技术状况的不断变化，因此必须做好设备的维护与保养，以随时改善其技术状况。

一、荧光聚合酶链反应分析仪设备保养

1. 日常保养

日常保养由仪器保养人负责，主要是进行表面清洁，紧固易松动的螺丝和零件，检查运转是否正常，零部件是否完整。日常保养的项目和部位较少，大多数在设备的外部。

2. 一级保养

一级保养由仪器保养人按计划进行，主要是内部清洁，检查有无异常情况，如样品板的保养，防止污垢和灰尘进入样品板孔中。若有需要，用棉签蘸取少许75%乙醇溶液轻柔擦拭清洁样品板的孔内部。

3. 二级保养

二级保养是一种预防性的修理，由保养人与修理人员共同进行，主要是检查设备主体部分的主要组件，调整精度，必要时更换易损部件。

二、荧光聚合酶链反应分析仪维护

1. 每周维护

（1）至少每周检查一次计算机磁盘空间。如需要，将实验文件归档或备份。如果硬盘的可用空间不足其总容量的20%，应将较陈旧的数据传输到备份存储设备上保存。

（2）样品池的清洁：用95%乙醇溶液或10%清洗液浸泡样品池5min，然后清洗被污染的孔；用微量移液器吸取液体，用棉签吸干剩余液体；打开分析仪，设定保持温度为50℃的程序并运行（一般5~10min即可），让残余液体挥发去除。

（3）热盖的清洗：当有荧光污染出现，而且这一污染并非来自样品池时，或当有污染或残迹物影响到热盖的松紧时，需要用压缩空气或纯水清洗垫盖底面，确保样品池的孔镜干净，无污物阻挡光路。

2. 每月维护

（1）执行背景校准（可执行一次背景校准以检查是否存在污染物）。

（2）运行磁盘清理和磁盘碎片整理。

3. 每半年维护

（1）检查卤素灯状态；

(2)执行目标区(ROI)校正;

(3)执行背景校准;

(4)执行光学校准;

(5)执行染料校准;

(6)执行 RNase P 仪器验证试验。

第三节 聚合酶链反应分析仪的计量校准

国家市场监督管理总局2015年6月发布的JJF 1527—2015《聚合酶链反应分析仪校准规范》,规定了聚合酶链反应分析仪的计量特性、校准条件、校准项目及方法,是开展聚合酶链反应分析仪计量校准的基本依据。

一、聚合酶链反应分析仪的计量特性

聚合酶链反应分析仪PCR分析仪的计量特性包括:温度示值误差、温度均匀度、平均升温速率、平均降温速率、样本示值误差、样本线性。

二、校准设备及标准物质

1. 温度校准装置

由若干个(通常为15个)精密温度传感器、数据采集分析模块组成,测温范围0~120℃,温度校准装置测量不确定度≤0.1℃($k=2$),且计量检定合格。

2. 标准物质

校准时应采用国内外有证标准物质,包括:质粒DNA标准物质、核糖核酸标准物质,标准物质的量值≥10^9copy/μL,相对扩展不确定度≤5%($k=2$)。为避免实验室配制给校准结果带来较大的影响,推荐采用中国计量科学研究院配制好的荧光定量PCR校准板进行校准。

三、校准项目及校准方法

1. 校准条件

校准前需将PCR分析仪开机预热30min。

2. 温度示值误差、温度均匀性校准

(1)将PCR分析仪及温度校准装置各部件连接完好,在温度传感器表面上涂抹适量导热油,按图 4-7 所示将温度传感器置于 PCR 分析仪(96 孔)加热模块设定孔中,其他型号的 PCR 分析仪可参照图 4-8 进行测试。

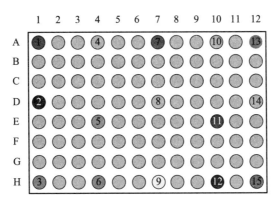

图 4-8　温度传感器布点示意图

(2)参照送校单位提供的 PCR 分析仪说明书设定温度控制程序,如表 4-1 所示,不能设定 30℃为温控程序起点的 PCR 分析仪,温控程序参照表 4-2 进行设定。

表 4-1　PCR 分析仪温度控制程序标准程序表(1)

步骤	设定温度点	设定温度持续时间
1	30℃	1min
2	95℃	3min
3	30℃	2min
4	90℃	3min
5	50℃	3min
6	70℃	3min
7	60℃	3min
8	30℃	1min

(3)启动温度校准装置,记录整个数据采集过程并保存。

(4)温度示值误差校准结果按公式(4-1)和公式(4-2)计算:

$$\Delta T_d = T_s - \overline{T_c} \tag{4-1}$$

$$\overline{T_c} = \frac{1}{n}\sum_{i=1}^{n} T_i \tag{4-2}$$

式中:

ΔT_d——温控装置工作区域内温度示值误差,℃;

T_s——温控装置工作区域内设定温度值,℃;

$\overline{T_c}$——所有测温传感器测量值的平均值,℃;

$\overline{T_i}$——第 i 个温度传感器测量值,℃。

(5)温度均匀度校准结果按公式(4-3)计算:

$$\Delta T_u = T_{max} - T_{min} \tag{4-3}$$

式中:

ΔT_u——温度均匀度,℃;

T_{max}——所有测温传感器测得值的最大值,℃;

T_{min}——所有测温传感器测得值的最小值,℃。

3. 升降温速率校准

(1)参照送校单位提供的 PCR 分析仪说明书设定该 PCR 分析仪的温度控制程序,如表4-2所示。启动温度校准装置,记录整个数据采集过程并保存。

表 4-2　PCR 分析仪温度控制程序标准程序表(2)

步骤	设定温度点	设定温度持续时间
1	45℃	3min
2	95℃	3min
3	45℃	3min

(2)仪器显示温度达到设定温度并恒温10s。取50℃温度点,温度记为 T_A,取90℃温度点,温度记为 T_B,从 T_A 到达 T_B 的时间记为 t_1,按图4-9所示模式取点计算平均升温速率。

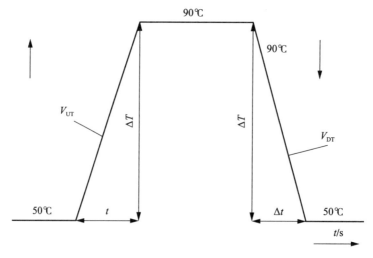

图 4-9　升降温速率计算模式

按公式(4-4)计算平均升温速率:

$$V_{\mathrm{UT}} = \frac{T_{\mathrm{B}} - T_{\mathrm{A}}}{t_1} \tag{4-4}$$

式中：

V_{UT}——平均升温速率，℃/s；

T_{A}——50℃温度点测量值，℃；

T_{B}——90℃温度点测量值，℃；

t_1——从 T_{A} 到达 T_{B} 的时间，s。

(3) 平均降温速率校准结果按公式(4-5)计算。

取 90℃温度点，温度记为 T_{A}，取 50℃温度点，温度记为 T_{B}，从 T_{A} 到达 T_{B} 的时间记为 t_2，按图 4-14 所示模式取点计算平均降温速率。

按公式(4-5)计算平均降温速率：

$$V_{\mathrm{DT}} = \frac{T_{\mathrm{B}} - T_{\mathrm{A}}}{t_2} \tag{4-5}$$

式中：

V_{DT}——平均降温速率，℃/s；

T_{A}——50℃温度点测量值，℃；

T_{B}——90℃温度点测量值，℃；

t_2——从 T_{B} 到达 T_{A} 的时间，s。

4. 定量 PCR 分析仪样本示值误差、样本线性的校准

(1) 采用预制好的荧光定量 PCR 分析仪校准用标准物质标准板，置于定量 PCR 分析仪加热模块中。图 4-10 所示为 96 孔校准板，其他型号的仪器可参照选购。

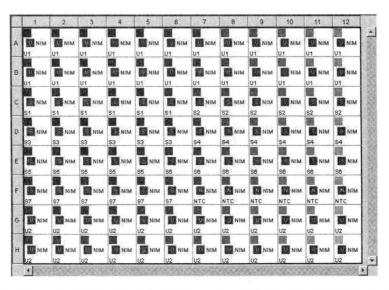

图 4-10　96 孔 PCR 分析仪样本示值误差、样本线性误差和检测限校准用标准板

（2）参照送校单位提供的 PCR 分析仪说明书设定该 PCR 分析仪的温度控制程序，如表 4-3 所示。

表 4-3 定量 PCR 分析仪校准温度控制程序（3）

步骤	设定温度点	设定温度持续时间	循环数
1	50℃	2min	1
2	95℃	10min	1
3	95℃	30s	45
4	60℃	1min	

（3）分析参数的设置

参照送校单位提供的 PCR 分析仪说明书设定 PCR 分析仪的数据分析参数。

（4）样本示值误差

按公式（4-6）计算样本示值误差

$$\Delta c = \bar{c}_c - c_s \tag{4-6}$$

式中：

Δc——样本示值误差，copy/μL；

$\bar{c}_c$——仪器测量平均值，copy/μL；

c_s——标准物质标称值，copy/μL。

（5）样本线性

以系列稀释的标准物质（至少 5 个）扩增 Ct 值与浓度对数值进行线性回归，计算其线性回归系数 r。

四、影响荧光定量 PCR 分析仪校准结果的因素

JJF 1527—2015《聚合酶链反应分析仪校准规范》为该类仪器的校准提供了技术依据，但由于 PCR 分析仪属于高精密仪器，种类多，操作复杂，故校准操作过程多，涉及的标准器和标准物质多，综合各因素分析，可能影响校准结果的因素如下。

1. 温度校准装置匹配性

加热模块的类型主要有以下几种。一类是普通 PCR 分析仪，其样品加热模块大多数为扁平板状多孔设计，有 24 孔、32 孔、48 孔、96 孔、384 孔等，其中又以 96 孔的 PCR 分析仪最为常见。96 孔的 PCR 分析仪又分为两类，分别匹配耗材 200μL 和 100μL。由于各个厂家加热模块标准不统一，导致不同厂家的耗材不通用，与温度校准装置的匹配性也有差异，因此校准前需要注意并确定仪器加热模块与温度校准装置类型是否匹配。

2. 标准物质的选择和使用

校准时,需要选择与仪器类型匹配的标准物质,最好使用仪器原厂耗材进行标准配置,避免因耗材的匹配性不好,导致校准结果有差异。另外,若需要对标准物质进行配置,则需要在生物安全柜中进行操作,以保障配制的准确性和避免孔与孔之间交叉污染。若使用配制好的校准板进行校准,则需要检查盖膜或盖是否完整并盖严,并且室温平衡30min,2000~3000r/min离心2min后再使用。另外,标准物质须干冰冷链运输,并且-20℃冰箱冷冻保存,以防止标准物质降解。

五、校准过程中出现异常情况的处理

PCR分析仪,特别是定量PCR分析仪属于高精密仪器,校准时一定要按说明书进行操作,若不熟悉被校准仪器,不要操作被校准仪器,联系客户仪器操作专员完成相关的校准工作。若温度校准过程中出现异常,及时停止校准,并排查是标准器的原因,还是被校准设备的原因。排除异常原因后再重新进行校准。若用标准物质校准时出现异常,及时停止校准,并排查原因,若是校准程序开始时5min内发生异常,排除异常原因后,可重新进行校准。如超过5min,需要终止本次校准,更换标准物质后再进行校准。

(撰稿人:高运华、沈焕章、周艳琼)

第五章 生物安全柜

第一节 生物安全柜的原理和结构

生物安全柜(biosafety cabinet，BSC)作为保护核酸检测工作人员必不可少的关键防护设备，是一种负压过滤排风柜，可防止操作者和环境暴露于实验过程中产生的生物气溶胶污染，广泛应用在医疗卫生、疾病预防与控制、食品卫生、生物制药、环境监测以及各类生物实验室等领域，是保障生物安全和环境安全的重要基础。

一、生物安全柜原理与分类

生物安全柜的工作原理如下：通过高效空气过滤器(high-efficiencyparticulate air filter，HEPA)或超高效空气过滤器(ultra low penetration air filter，ULPA)过滤后的洁净空气进入生物安全柜工作区，样本被洁净空气包裹，从而起到保护样本的功能；吹拂过样本的空气不能从前窗吹出生物安全柜，要通过前后回风栅格进入夹层循环，从而起到保护人员和环境的功能；进入生物安全柜夹层的空气经过高效空气过滤器(或超高效空气过滤器)过滤再次进入生物安全柜工作区或者排出生物安全柜。空气经过滤后再排出生物安全柜可以保护大气环境。

由操作病原微生物导致气溶胶感染的事件在各级生物实验室时有发生，2003年至2004年，我国发生三起实验室SARS-CoV感染事故后，生物安全柜的应用从医疗卫生、疾病预防与控制、食品卫生、生物制药、环境检测向各级实验室广泛扩展。在《病原微生物实验室生物安全管理条例》(2004年12月国务院颁布)和GB 19489—2008《实验室 生物安全通用要求》、GB 27421—2015《移动式实验室 生物安全要求》等法规和标准中都把生物安全柜作为实验室生物安全防护必备的设备之一。自第一台生物安全柜问世以来，经设计人员多方改进，生物安全柜的结构和功能越来越完善。在美国标准NSF/ANSI49、欧盟标准EN12469和我国标准GB 41918—2022中，按生物安全柜对实验环境、实验人员和实验样品保护程度的不同，将其分为Ⅰ级、Ⅱ级和Ⅲ级。

1. Ⅰ级生物安全柜

Ⅰ级生物安全柜本身没有动力风机，它主要是通过外接通风管中的风机带动气流，以保护环境和人员避免受生物的侵害,也可用于操作放射性核素和挥发性有毒化学品,但不能保护产品免受污染,目前国内已很少使用。

图5-1为Ⅰ级生物安全柜的原理图。房间空气从前面的开口处以至少0.38m/s的低速率进入安全柜,空气经过工作台表面,并经排风管排出安全柜。定向流动的空气可以将工作台面上可能形成的气溶胶迅速带离实验室工作人员而被送入排风管内。操作者的双臂可以从前面的开口伸到安全柜内的工作台面上,并可以通过玻璃窗观察工作台面的情况。安全柜的玻璃窗还能完全抬起来,以便清洁工作台面或进行其他处理。

安全柜内的空气可以通过高效空气过滤器以下列方式之一排出:(a)排到实验室中,然后再通过实验室排风系统排到建筑物外面;(b)通过建筑物的排风系统排到建筑物外面;(c)直接排到建筑物外面。高效空气过滤器可以装在生物安全柜的压力排风系统里,也可以装在建筑物的排风系统里。有些Ⅰ级生物安全柜装有一体式排风扇,而其他的则是借助建筑物排风系统的排风扇。

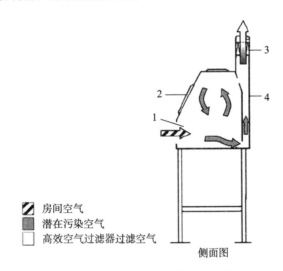

图5-1 Ⅰ级生物安全柜原理图
1—前开口;2—窗口;3—排风高效空气过滤器;4—压力排风系统

2. Ⅱ级生物安全柜

(1)分型及特点

在设计上,Ⅱ级生物安全柜只让经高效空气过滤器过滤的无菌空气流过工作台面,这样能保护实验样品;吹拂过样本的空气不能从前窗吹出生物安全柜,这样既能保护实验室人员,又能保护实验室环境;进入安全柜夹层的空气经过高效空气过滤器(或超高效空气过滤器)过滤再次进入安全柜工作区或者排出生物安全柜。空气经过滤后再排出生物安全柜可以保护大气环境。Ⅱ级生物安全柜在实验室内可用于操作危险度2级和3级的感染性物质,在使用正压防护服的条件下,也可用于操作危险度4级的感染性物质,因此是目前国内市场上应用较为广泛的生物安全柜。根据排风循环的方式和入口处气流速度，GB 41918—2022将Ⅱ级生物安全柜分为A1、A2、B1、B2四个型号，国家市场监督管理总局发布的JJF 1815—2020《Ⅱ级生物安全柜校准规范》则是分为A1、A2、B1、B2、C1五个型号，其中C1型号是引用美国标准NSF/ANSI49最新的版本。C1型号兼顾A型和B型的特点，按照NSF/ANSI49认证的C1型号产品在国内也有销售。

Ⅱ级生物安全柜是目前应用最为广泛的柜型。与Ⅰ级生物安全柜一样，Ⅱ级生物安全柜也有气流从前窗开口流入，被称作"进入气流"，用来防止在样本操作时可能生成的气溶胶从前窗逃逸。与Ⅰ级生物安全柜不同的是，未经过滤的进气流会在到达工作区域前被进风格栅俘获，因此试验品不会受到外界空气的污染。Ⅱ级生物安全柜的一个独特之处在于经过高效空气过滤器过滤的垂直层流气流从生物安全柜顶部吹下，被称作"下降气流"。经高效空气过滤器/超高效空气过滤器过滤的下降气流朝工作台表面流动，然后被吸入前后进气格栅，从而将产品的侧向交叉污染降至最小。排出气流经高效空气过滤器/超高效空气过滤器过滤后排出生物安全柜以保护环境。

按照设计，使用时生物安全柜排出气流可以再循环到实验室（A1和A2型）或通过伞形罩排气连接排风管（A1和A2型）排出。B1型和B2型生物安全柜的排气必须通过密封安全管排放到室外。所有Ⅱ级生物安全柜都适用于开展BSL1至BSL3的实验操作。如果Ⅱ级生物安全柜用于BSL4防护服实验室开展BSL4实验操作时，工作人员必须穿正压防护服。

Ⅱ级生物安全柜的分型及其特点见表5-1。

表5-1 Ⅱ级生物安全柜的分型及其特点

生物安全柜类型	流入气流平均流速/(m/s)	循环排风机制	排风选择	适用范围
A1	≥0.38	循环随型号变化，内部为负压	室内排气/伞形罩排气连接排风管	如果化学风险评估允许，用于进行挥发性化学品实验时，必须连接到外部排气系统
A2	≥0.51	循环随型号变化，内部为负压	室内排气/伞形罩排气连接排风管	如果化学风险评估允许，用于进行挥发性化学品实验时，必须连接到外部排气系统
B1	≥0.51	循环随型号变化，循环小于50%，内部为负压	室外排气/直接排气连接排风管	如果化学风险评估允许，可用于挥发性化学品实验
B2	≥0.51	外排100%，内部为负压	室外排气/直接排气连接排风管	如果化学风险评估允许，可用于挥发性化学品试验
C1	≥0.51	循环小于50%，外排大于50%，内部为负压	室内排气/伞形罩排气连接排风管	如果化学风险评估允许，用于进行挥发性化学品实验时，必须连接到外部排气系统

（2）Ⅱ级 A1 型生物安全柜

空气通过生物安全柜工作台前窗口吸入，JJF 1815—2020《Ⅱ级生物安全柜校准规范》要求空气流入的平均风速应不低于 0.38m/s，经过高效空气过滤器处理后，气流向下流动，大部分气体是过滤的原有循环气体，有一小部分是通过过滤器新吸入的补充气体。原有的循环气体有一小部分通过排气口高效空气过滤器过滤排放到实验室内。Ⅱ级 A1 型生物安全柜适用于国内非常熟知的并且容易控制的病原体，此类病原体不会大范围引发健康成人疾病，对周围环境和操作人员存在较小的危险。

Ⅱ级 A1 型生物安全柜的工作原理如图 5-2 所示。内置风机将房间空气（供给空气）经前面的开口引入生物安全柜内并进入前面的进风格栅。在正面开口处的空气流入速度至少应该达 0.38m/s。然后供气先通过供风高效空气过滤器，再向下流动通过工作台面。空气向下流动到距工作台面大约 6~18cm 处分开，一半通过前面的排风格栅，另一半则通过后面的排风格栅排出。所有在工作台面形成的气溶胶立刻被向下的气流带走，并经两组排风格栅排出，从而为实验对象提供最好的保护。气流接着通过后面的压力通风系统到达位于生物安全柜顶部、介于供风和排风高效空气过滤器之间的空间。由于高效空气过滤器大小不同，大约 70% 的空气将经过供风高效空气过滤器重新返回到生物安全柜内的操作区域，剩余的 30% 则经过排风高效空气过滤器进入房间内或被排到外面。Ⅱ级 A1 型生物安全柜排出的空气可以重新排入房间里，也可以通过连接到专用通风管道上的套管或通过建筑物的排风系统排到建筑物外面。生物安全柜所排出的经过加热和/或冷却的空气重新排入房间内使用时，与直接排到外面环境相比具有降低能源消耗的优点。有些生物安全柜通过与排风系统的通风管道连接，还可以进行挥发性放射性核素以及挥发性有毒化学品的操作。

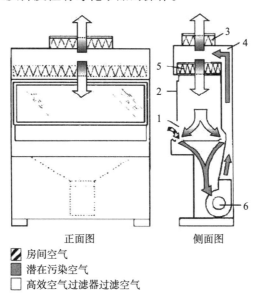

正面图　　侧面图

▨ 房间空气
▉ 潜在污染空气
□ 高效空气过滤器过滤空气

图 5-2　Ⅱ级 A1 型生物安全柜工作原理图

1—前开口；2—窗口；3—排风高效空气过滤器；4—后面的压力排风系统；5—供风高效空气过滤器；6—风机

(3)Ⅱ级 A2 型生物安全柜

Ⅱ级 A2 型生物安全柜工作原理如图 5-3 所示。空气通过生物安全柜工作台前窗口吸入，JJF 1815—2020《Ⅱ级生物安全柜校准规范》要求平均风速应不低于 0.51m/s，经过高效空气过滤器处理后，气流向下流动，大部分气体是过滤的原有循环气体，有一小部分气体是通过高效空气过滤器新吸入的补充气体。原有的循环气体有一小部分通过排气口高效空气过滤器过滤后排出生物安全柜，不再进入生物安全柜操作区。Ⅱ级 A2 型生物安全柜的负压环绕污染区域的设计，阻止了柜内物质的泄漏，适用于对试验人员和周围环境有中度潜在危险的病原体实验。

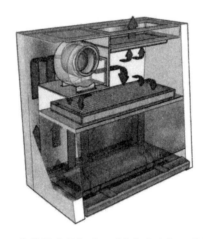

图 5-3　外排风式Ⅱ级 A2 型生物安全柜工作原理图

(4)Ⅱ级 B1 型生物安全柜

Ⅱ级 B1 型生物安全柜工作原理如图 5-4 所示。空气通过生物安全柜工作台前窗口吸入，JJF 1815—2020《Ⅱ级生物安全柜校准规范》要求平均风速应不低于 0.51m/s，经过高效空气过滤器处理后，气流向下流动，有一小部分气体是过滤的原有循环气体，大部分气体是新吸入经过高效空气过滤器过滤得到的补充气体，原有的循环气体大部分都通过排气口高效空气过滤器过滤后排放到室外，不再返回实验室内。Ⅱ级 B1 型生物安全柜适用于临床、诊断、教学、研究，在该级别生物安全柜中可开展有较高危险性病原体的实验。

(5)Ⅱ级 B2 型生物安全柜

Ⅱ级 B2 型生物安全柜工作原理如图 5-5 所示。空气通过生物安全柜工作台前窗口吸入，JJF 1815—2020《Ⅱ级生物安全柜校准规范》要求平均风速应不低于 0.51m/s，经过高效空气过滤器处理后，气流向下流动，全部气体都为经过滤器过滤后新吸入的气体，原有的循环气体全部通过排气口高效空气过滤器过滤后排放到室外，不再返回实验室内，可同时提供生物性和化学性的安全控制。

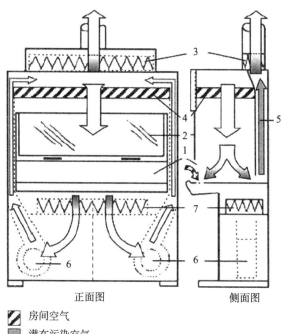

图 5-4　Ⅱ级 B1 型生物安全柜原理图

1—前开口；2—窗口；3—排风高效空气过滤器；4—供风高效空气过滤器；
5—负压压力排风系统；6—风机；7—送风高效空气过滤器

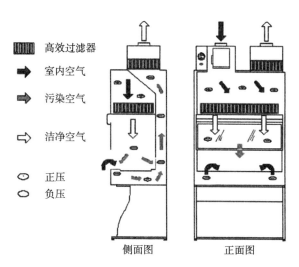

图 5-5　Ⅱ级 B2 型生物安全柜原理图

3. Ⅲ级生物安全柜

Ⅲ级生物安全柜专为高度传染性微生物媒介和其他危险操作设计，可为环境和工作人员提供最大的保护，是目前世界上高安全防护等级的生物安全柜。柜体完全气密，

100%全排放式,所有气体不参与循环。Ⅲ级生物安全柜适用于三级和四级生物安全水平的实验室,用于操作危险度4级的微生物材料,其结构如图5-6所示。工作人员通过与柜体连接的手套进行操作,试验品通过双门的传递箱进出生物安全柜以确保不受污染。Ⅲ级生物安全柜的气密性外壳具有带安全锁的观察窗,需用钥匙才能打开。实验样品可通过以下任何一种方式进出生物安全柜:通过生物安全柜底部的一个双层通道盒;也可通过即时消毒的双门直通箱(其双门集成高压灭菌器和具有双重密封连接机制的便携式接触点可实现即时消毒)。供气和排气均通过高效空气过滤器/超高效空气过滤器过滤,排气时须通过两道高效空气过滤器/超高效空气过滤器过滤才能向外排出,通过生物安全柜外部排气系统维持气流,根据生产厂商的压力设计标准,生物安全柜内保持负压(约124.5Pa)。受到实验室条件所限时可能需要选择一台排风扇,该排风扇通常应与设备通风系统的排风扇分开。生物安全柜排气系统需要配备一个合适的报警系统,以便在设备排气系统发生故障时通知生物安全柜用户并关闭生物安全柜排气系统。人员通过与柜体密闭连接的手套在生物安全柜内实施操作。如果橡胶手套/套筒破裂,生物安全柜排气系统应提供流入气流进入生物安全柜臂筒,在生物安全柜臂筒中心线测到流入气流流速应不小于0.51m/s。工作区不考虑湍流或交叉污染。

  Ⅲ级生物安全柜为完全密封式生物安全柜,通过特制手套与柜子内部相连,能够为实验人员、实验样品、周围环境等提供保护。一般的Ⅲ级生物安全柜会配备双排气高效空气过滤器。

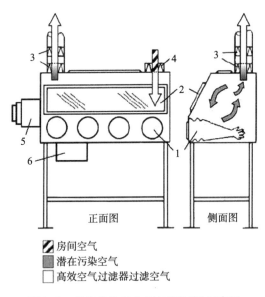

图5-6 Ⅲ级生物安全柜(手套箱)示意图

1—用于连接等臂长手套的舱孔;2—窗口;3—两个排风高效空气过滤器;4—送风高效空气过滤器;
5—双开门高压灭菌器或传递箱;6—化学浸泡槽

4. 不同类型生物安全柜间的差异

生物安全柜设计上的每一种变化都是为了适用于特定的目的，因此，不同类型的生物安全柜之间都有一定的差异，包括从前面的开口吸入空气的速度、在工作台面上再循环空气的量以及从生物安全柜中排出空气的量、生物安全柜的排风系统以及压力设置等，详见表5-2。

在允许循环化学气体的操作条件（此条件只适用于微量有毒化学物质）下，可以使用外接排放管道盖的Ⅱ级A2型生物安全柜。其排放管道盖与一般硬管不同的是有可吸入空气的进气孔，排放管道盖与外排管道连接，然后接到一个外排风机。排放管道盖上的进气孔对于Ⅱ级A2型生物安全柜通过内置风机保持流入气流和下降气流的平衡至关重要。如果使用密封的外接风管，流入气流将会过强可能导致生物安全柜对产品的保护失效；而排放管道盖上的进气孔可以从室内吸入空气，且不会影响生物安全柜内的气流平衡。

如果不允许循环化学气体，则必须使用装备硬管的Ⅱ级B2型生物安全柜。由于B型生物安全柜不是独立平衡系统，它的内置风机只能制造下降气流，且依赖外排风机制造进气流。这种型号的生物安全柜在安装和维护时较为复杂，因为外排风机必须与内置风机保持平衡，否则将导致对操作人员或产品的安全保护性能的失效。

表5-2 Ⅰ级、Ⅱ级以及Ⅲ级生物安全柜之间的差异

生物安全柜	正面气流速度 m/s	气流循环比例/%		排风系统
		重新循环部分	排出部分	
Ⅰ级*	0.36	0	100	硬管
Ⅱ级A1型	0.38~0.51	70	30	排到房间或套管连接处
外排风式Ⅱ级A2型*	0.51	70	30	排到房间或套管连接处
Ⅱ级B1型*	0.51	30	70	硬管
Ⅱ级B2型*	0.51	0	100	硬管
Ⅲ级*	不适用	0	100	硬管

*所有生物学污染的管道均为负压状态，或由负压的管道和压力通风系统围绕。

二、生物安全柜的组成与结构

1. 柜体

（1）各级生物安全柜的操作区均应按负压区设计。

（2）Ⅱ级、Ⅲ级生物安全柜的三面壁板、操作台面下部应设计成双板型结构。

（3）Ⅱ级、Ⅲ级生物安全柜裸露工作区内表面三面壁板应作一体结构，内表面的拼

接处须作密封处理。

（4）Ⅲ级生物安全柜柜体需要气密部分的焊接应采用连续焊接。生物安全柜裸露工作区内表面与外表面的三面壁板间的连接、底部负压风管外壁板与操作区外壁板间的连接、壁板与传递窗间的连接，均应密封处理。

（5）设计成可用气体或非活性试剂在不拆卸系统装置的条件下消毒，污染风道、静压箱及内表面消毒时空气进风口和排风口均应能封闭，以便密闭消毒。

（6）生物安全柜的底部距地面应确保一定的清洁空间。

（7）Ⅱ级、Ⅲ级生物安全柜操作区内所有的两平面交接处的内侧曲率半径应不小于3mm，三平面交接处的内侧曲率半径应不小于6mm。

（8）柜体的外表面应留有安装压差计的孔口。

2. 前窗操作口

垂直滑动前窗及与其贴合的板之间、窗玻璃与框架之间及框架四周的连接处、压紧装置等，均应充分考虑系统的密封。Ⅲ级生物安全柜应采用固定窗，窗与框架四周的连接处应充分密封，窗玻璃与操作手套应保证密封不泄漏。

3. 支撑脚及脚轮

应有足够的刚度，设计简单，无裸露的螺纹。应能调节生物安全柜的水平度和稳定性。

4. 过滤器

（1）Ⅰ级和Ⅱ级生物安全柜所采用的高效空气过滤器，均应符合 GB 13554 中不低于 B 类过滤器的要求。

（2）Ⅲ级生物安全柜送风高效空气过滤器，应采用符合 GB 13554 中不低于 C 类要求的高效空气过滤器；排风高效空气过滤器应采用两道不低于 C 类要求的高效空气过滤器。

（3）过滤器安装位置应能做到有效地对整个过滤器密封胶、密封垫以及接缝处进行扫描检漏。

5. 风机

宜选用风压变化 50% 时，风量变化不大于 10% 的产品，或采取相应措施达到这一要求。

6. 电机

（1）应有热保护装置，并能在 1.15 倍额定电压值的条件下稳定地工作。

（2）具有风速调速器时，调速器或变速开关应安装于可拆除或可锁控的面板背后。调速器允许的调速范围应是达到适当的气流平衡所需的调速范围。

7. 传递窗

当两台Ⅲ级生物安全柜串联使用且具有传递物料的需求时，应设具有两门开-关联锁的传递窗。

8. 集液槽

（1）Ⅱ级和Ⅲ级生物安全柜应设集液槽。

（2）集液槽容量不小于 4000mL，用于收集工作区的泼溅液体，应易清洁。

（3）Ⅱ级生物安全柜的集液槽下设一个排污阀，Ⅲ级生物安全柜的集液槽下应串联设置两个排污阀。

9. 药液传递箱

Ⅲ级生物安全柜应配备药液传递箱。

10. 手套

Ⅲ级生物安全柜应在操作面上设有可伸到肘部并便于更换的手套。

11. 压差计

（1）Ⅱ级和Ⅲ级生物安全柜应设压差计显示送排风过滤器的压力损失，并且具有压差声光报警指示。

（2）Ⅲ级生物安全柜应在明显的地方设压差计以显示柜内的负压。

12. 警报和联锁系统

（1）滑框警报

当Ⅱ级生物安全柜的垂直滑动窗开启高度超过生产商规定的打开高度时，声音报警器应报警。当开启高度回落至生产商规定的开启高度内，报警声音应自动解除。

（2）生物安全柜内部供/排气风机联锁警报

当生物安全柜具有内部下降气流供气风机和排气风机时，应有联锁功能。一旦排气风机停止工作，下降气流供气风机关闭，声光警报器发出故障信号；一旦下降气流供气风机停止工作，排气风机继续运转，声光警报器发出故障信号。

（3）B 型生物安全柜排气警报

B 型生物安全柜有室外排气风机，一旦生物安全柜设定了允许的气流范围，在 15s 内排气体积损失 20% 时，则声光警报器报警，生物安全柜内部联锁的风机同时被关闭。

（4）A1 或 A2 型生物安全柜排气警报

A1 和 A2 型生物安全柜，当连接有排气罩且通过室外风机排气时，用一个声光警报器来提示排气气流的损失。

第二节　生物安全柜的使用与维护

一、生物安全柜的使用

生物安全柜的防护原理实质上是隔离原理。当为人员和环境提供保护时，通过将操作中的危险因子隔离限制在生物安全柜的内部空间内来实现,这包括三重隔离:一是柜体的隔离,要求除了开口以外,生物安全柜都应做到可靠密封;二是送排风高效空气过滤器的隔离,此处虽有空气流通,但通过高效空气过滤器有效隔离了颗粒物;三是气流隔离,即前窗操作口的向内气流(Ⅰ级和Ⅱ级生物安全柜)。当提供产品保护时,也是通过操作空间中经过高效空气过滤器过滤的层流空气来使被操作对象与可能的污染源隔离来实现的。生物安全柜在操作、使用过程中要实现人员、环境和(或)产品的多重保护,除了要确保生物安全柜的性能正常以外,了解其防护原理从而采用正确的操作、使用方法也是关键,本节介绍生物安全柜的使用要点。

1. Ⅰ级生物安全柜

Ⅰ级生物安全柜是为有低危险度和中危险度的一般微生物学研究设计的,在负压通风柜的基础上,对排风增加了高效空气过滤器过滤处理。Ⅰ级生物安全柜用于气溶胶防护时,更多的是用于放置可能产生生物气溶胶的设备,如摇床、混匀器、冷冻干燥机、发酵罐等。此外,由于Ⅰ级生物安全柜的排风通常采用密闭连接直接排到实验室外,所以还能用于在生物实验室操作放射性核素和挥发性有毒化学品。

(1)用于气溶胶防护时的使用

当Ⅰ级生物安全柜的目的是用于气溶胶,特别是生物气溶胶的防护时,其使用要求可以参考Ⅱ级生物安全柜,其常规的使用流程为:

1)在开始工作前应考虑整个实验的操作步骤和所需实验材料,按照本次实验的操作规程和材料清单准备好相应物品,包括消毒剂和处理溢洒事件的物品。

2)检查生物安全柜所在房间是否正常;检查生物安全柜周围是否正常,是否有影响实验操作的异常物品;检查生物安全柜的管线连接是否正常,出风口是否通畅无阻。

3)打开生物安全柜电源,打开生物安全柜的荧光灯和风机,检查生物安全柜运行是否正常。

4)在生物安全柜正常运行3~5min后,将实验用品转移到生物安全柜内部,物品应归类放置。

5)按照实验室操作规程进行实验操作。

6)实验完毕后,参照Ⅱ级生物安全柜结束时的操作描述进行相关材料、物品的处理。基本的原则是,对使用后的材料和物品进行包装,并选用适当的方法将包装材料进行表面消毒处理后运出生物安全柜。

7)清洁并消毒生物安全柜。

8)关闭灯、前窗、风机,打开紫外灯消毒适当时间。

(2)用于放射性核素和挥发性有毒化学品操作时的使用

在微生物学和生物医学研究中,只有极少量的挥发性有毒化学物质和示踪量的放射性核素可以允许在生物安全柜中使用。一般不允许在生物安全柜中进行上述物质的称量、稀释、放射性标记等操作。

当在Ⅰ级生物安全柜内进行放射性核素和挥发性有毒化学品相关的微生物操作时，应注意以下几点：

1）要确保生物安全柜的排风连接方式是密闭连接的外排方式，前窗操作口（如果有）的进风速度至少 0.5m/s，排风系统必要时应同时装有高效空气过滤器和活性炭过滤器。

2）确保操作的量在控制范围内，并经过风险评估。

3）在符合前述气溶胶防护操作要求的基础上，在事先获得化学和放射防护专业人员提供专门指导的情况下，采取必要的个体防护。

4）如在实验过程中需要进行放射性检测，在实验结束后也应对生物安全柜进行放射性检测并进行必要的清洁消毒。

2. Ⅱ级生物安全柜

（1）Ⅱ级生物安全柜使用要点

1）人员准备

①操作人员须经培训合格后再使用生物安全柜，采用恰当的无菌技术和操作方法，以减少可能接触传染性物质的机会。

②操作人员在使用生物安全柜前应清洗消毒手和双臂，穿个体防护服。在进行一级和二级生物安全水平操作时，可穿长袖紧口普通实验工作服，戴上手套、口罩，将实验手套包住工作服的袖口。在进行三级和四级生物安全水平操作时，应穿着前面有加固处理的反背式实验防护服，手套应套在隔离衣外包紧袖口，必要时应戴眼罩或防护面罩。使用带有松紧带的防护袖套来保护操作者的手腕。

③工作之前，操作者应调节椅子高度，以使脸面向生物安全柜前端对外开口的上方，并应在双手置于操作间至少 1min 之后才进行动作，这可使生物安全柜气流恢复稳定状态，并让气流"冲洗掉"沾染在手臂和手表面的微生物。

2）物品准备及摆放

在开始工作之前，列出实验活动所需物品和材料清单，清单中除实验物品外还需要可高压灭菌的收集生物危害性实验废弃物的容器、消毒剂以及配套的消毒工具，并将所需要的物品和材料预先置于生物安全柜内，以便减少手臂在生物安全柜内的进出次数。因为操作者的手臂快速进出生物安全柜会干扰生物安全柜内完整的气幕防护屏障，使其失去保护功能，所以在生物安全柜内移动手臂，其动作要缓慢，方向要垂直于开启门的表面。

生物安全柜内物品和材料放置应遵循以下几个原则。

①只放入实验必需的材料和物品，防止生物安全柜过载。

②物品放置远离格栅：格栅是生物安全柜气流输送口，生物安全柜内的所有材料应放在远离格栅、靠近工作台面中间且不遮挡前部、后部和侧部进气格栅的位置。同时在使用前应评估这些设备是否可能影响生物安全柜的气流并因而影响生物安全柜的

防护性能。实验操作过程中也应注意避免格栅被纸张等物品阻挡。

③实验物品应按照洁净区—半污染区—污染区方向顺序摆放：生物安全柜平面上实验物品与材料应考虑使供气气流由低污染流向高污染物料的配置原则，同时操作也应沿洁净区向污染区方向进行。耐高压的生物危害性废弃物袋、吸管盛放盘和抽滤瓶等体积较大的物品，彼此间应留有距离，并放置在生物安全柜内的同一侧，见图5-7。因为实验过程中经常向这些容器内放东西，手臂的频繁活动和幅度较大的操作，都可能会造成柜内气流的干扰而引起乱流，乱流的形成会引起防护气流的失效及交叉污染物料。

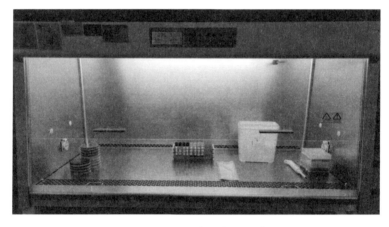

图5-7　生物安全柜内材料放置

④避免使用直立式吸管收集器，已开口的试管和瓶子减少垂直放置，瓶盖和试管帽在操作完成后应尽快盖上；使用培养皿和组织培养皿时注意用盖子进行遮掩，尽量减小开口以及减少开口次数，以减少下降气流直接冲击无菌表面；具有潜在危害的物料不可以被直接取出于生物安全柜外，应事先经过消毒处理程序；生物安全柜中已受到污染的物料应被放置于一个封闭的容器内，随后送入灭菌锅执行消毒处理。

⑤所有放置到生物安全柜内的容器和材料的表面应以70%~75%乙醇溶液擦拭，以免外界环境中的杂菌带到生物安全柜内。这一简单但规范化的步骤能减少霉菌孢子等的引入，从而减少对培养物的污染。定期对细胞孵育箱和冰箱进行消毒将进一步降低生物安全柜内放置和使用材料上所携带的微生物，更好地保证生物安全柜的防护效果。

⑥可能产生气溶胶的设备，如旋转搅拌器、摇床等应放置在生物安全柜的后部，但不能挡住回风口，以利用生物安全柜下降气流的分流作用。离心机不得放置在Ⅰ级和Ⅱ级生物安全柜内。

3）热源的使用

在生物安全柜内所形成的几乎没有微生物的环境中，应避免使用明火。使用明火会对气流产生影响（干扰层流和防护气流），并且在处理挥发性物品和易燃物品时，也可能破坏过滤网造成危险。在对接种环进行灭菌时建议使用微型燃烧器，或者直接使用一次性接种环。

4)紫外灯的使用

紫外灯对于生物安全柜不是必需的。如果使用紫外灯的话,应该每周进行清洁,除去可能影响其杀菌效果的灰尘和污垢。在生物安全柜重新认证时,要检查紫外线的强度,以确保有适当的光输出。房间中有人时要关闭紫外灯,以保护眼睛和皮肤,避免因不慎暴露而造成伤害。

5)生物安全柜内溢洒的处理程序

在生物安全柜内所进行的许多操作都可能产生喷溅或气溶胶,因此,在生物安全柜内工作时,应该始终采用规范的微生物操作技术。临床实验室中要张贴处理溢洒物的实验室操作规程,实验室的成员应阅读并理解这些规程。一旦在生物安全柜中发生生物危害物品溢洒,应在处理过程中尽量减少气溶胶的生成。所有接触溢洒物品的材料都要进行消毒和(或)高压灭菌。

具体操作程序如下。

①发生溢洒后,使生物安全柜保持开启状态并立即清理。

②处理溢洒物时不要将头伸入生物安全柜内,也不要将脸直接面对前操作口,而应处于前视面板的后方。选择消毒剂时需要考虑消毒剂对生物安全柜的腐蚀性。

③如果溢洒的量不足1mL时,可直接用消毒剂浸湿的纸巾(或其他材料)擦拭。

④如操作人员的手套和防护服已被污染,应在生物安全柜内对手套消毒灭菌后,脱掉手套;戴上新手套后脱掉被污染的防护服,用适当的消毒剂清洗暴露部位。操作人员穿好适当的防护服,戴上防护手套和眼罩,先用吸水纸巾吸收溢出物,再用浸有消毒液的毛巾来覆盖溢出物,作用一段时间,把气溶胶的产生控制在最小化。

⑤对于溢出中等或高风险的物质,在确认排水阀关闭后,用消毒灭菌剂浸泡工作台面和排水沟,让液体通过格栅流到集水槽上,收集废液后再集中清洗集水槽,当有危险等级为二级或三级的高风险溢出物,需由有资质的人员使用甲醛熏蒸法来消毒生物安全柜。

⑥覆盖溢出物的毛巾,所有柜内操作过的物品和被污染的实验室材料,都应使用可灭菌的废物处理带封装后移出生物安全柜,放入高压灭菌锅或其他灭菌装置处理,不适合高压灭菌的材料,应用消毒灭菌剂擦拭至少20min,彻底清除表面污染;破碎的玻璃或其他锐器要用镊子或钳子处理。

⑦用消毒剂擦拭或喷洒生物安全柜内壁、工作表面以及前视窗的内侧;作用一定时间后,用洁净水擦干净消毒剂。

⑧全部步骤结束后生物安全柜应继续运行2~3min,以清除工作区域内浮尘污染。再次使用生物安全柜前应至少运行15min再进行操作。

6)消毒和灭菌

在实验结束时,包括仪器设备在内的生物安全柜里的所有物品都应清除表面污染,并移出生物安全柜。在每次使用前后，要清除生物安全柜内表面的污染。工作台面和内壁要用消毒剂进行擦拭，所用的消毒剂要能够杀死生物安全柜里可能发现的任何微生物。在每天实验结束时，应擦拭生物安全柜的工作台面、四周以及玻璃的内外侧等部位来清除表面的污染。在对目标生物体有效时，可以采用漂白剂溶液或70%~75%乙醇溶液来消毒。在使用如漂白剂等腐蚀性消毒剂后，必须用无菌水再次进行擦拭。

（2）Ⅱ级生物安全柜操作程序

1）实验前的准备

①明确实验所有操作步骤，准备设备和实验材料，备好消毒剂和处理溢洒事件的物品。

②用消毒液彻底洗净手和手臂，穿长袖工作服和手套并戴防护目镜。

③尽量减少房间内人员走动，保证其正常气流。

④开始工作之前关闭工作台面下方的排污阀，防止污染物逸出。

⑤检查出风口是否有障碍物，确保通畅。

⑥关掉紫外灯，前窗开至适当高度，打开生物安全柜的荧光灯和风机。

⑦检查报警系统和气流指示器，确认生物安全柜处在"安全"状态。

⑧生物安全柜风机至少运行3~5min，以对生物安全柜内的空气进行净化。安全柜的工作台面、内壁和观察窗的内表面用消毒剂擦拭，再用无菌蒸馏水进行擦拭，以清除残余的消毒剂。

⑨放到生物安全柜内的容器和材料的表面应该用70%~75%的乙醇溶液擦拭，以减少从环境中带到生物安全柜内的杂菌。

⑩操作人员双臂以垂直方向缓慢伸入生物安全柜内，等待1min，使生物安全柜内气流稳定后再进行操作。

2）实验中的操作

①应避免使用明火，采用适当的灭菌措施或使用无菌的一次性接种环。

②实验人员按照清洁区—半污染区—污染区的顺序进行操作。

③应在距离玻璃悬窗和进气格栅10cm的工作区域内进行实验操作，动作要轻柔、舒缓、规范，尽量减少手臂在生物安全柜内频繁移动和反复进出。

④操作过程中防止手臂、纸或其他物品遮挡进气格栅，以防止实验室的空气未通过进气格栅的过滤就进入生物安全柜。

⑤如使用中有溢洒，执行"生物安全柜内溢洒处理程序"。

3）实验结束时的操作

①与污染物接触过的物品从生物安全柜中取出之前必须经表面去污处理。

②所有的托盘或容器从生物安全柜中取出前必须盖上盖。

③在生物安全柜处于正常运行状态下进行清洁消毒工作。

④在实验工作结束后，生物安全柜应继续运行3~5min，以清除工作区域中的污

染物。

⑤摘下橡胶手套，适当洗涤工作服，用杀菌液彻底清洁。

4）实验结束后的操作

①用消毒剂清洁所有内壁，并待其干燥。

②定期抬起工作面以清洁其下面的区域。

③关闭玻璃悬窗，使用紫外灯照射 30~60min。无智能启动功能的生物安全柜需要关闭荧光灯和风机，打开紫外灯。

④如实填写生物安全柜使用记录。

5）生物安全柜使用的注意事项

①操作人员上岗前应经过生物安全柜使用培训并获得相应资质，能熟练掌握生物安全柜的使用和局限的相关知识，熟悉生物安全柜管理体系。

②每次使用前，需要确保生物安全柜处于"安全"状态。当发生泄漏、破损或操作失误时，立即启动应急预案以保护操作人员和实验室的安全。

③生物安全柜的工作原理主要是在合理的气流模式下，使操作者和样本免受实验过程中产生的或空气中异源的生物气溶胶危害。高效空气过滤器是实现生物安全柜安全功能的核心，但高效空气过滤器会被生物安全柜中的腐蚀性化学品破坏，因此，在操作过程中，尽量避免这一类化学品的使用。高效空气过滤器到达使用年限或过滤器颗粒超载时，需要及时更换。

④生物安全柜中的器材和设备应减少至最少，因为放置器材和设备会对生物安全柜中气流产生影响，并由此降低生物安全柜的保护效率。需要根据实际情况选择合适的热源，因为生物安全柜中热源产生的热量会破坏气流并损坏过滤装置，造成高效空气过滤器的滤膜损坏。避免使用明火。离心机的运行过程产生的气流也会扰动柜内气流，因此要尽量将离心机放置在柜外，需要离心的物品用密封性较好的安全杯转移至柜外离心。

⑤紫外灯在生物安全柜中不是必需的附件，仅用于减少生物安全柜在不使用时的污染。因其穿透力有限，无法杀灭被灰尘或有机物保护的微生物，所以不能过于依赖紫外灯消毒，避免污染的方法仍是工作开始前和结束后对工作台面和所有内部暴露表面进行清洁消毒。

⑥生物安全柜操作时，玻璃挡板是有效的保护措施，任何情况下不能打开。因此，需要保持挡板的清洁以及合理调整光源来避免玻璃挡板对视线的影响。

3. Ⅲ级生物安全柜

与Ⅰ级生物安全柜和Ⅱ级生物安全柜的前窗操作口通过气幕保护不同，Ⅲ级生物安全柜没有开口，是完全密闭的、能够保持柜内负压的、级别最高的生物安全柜，它具有防止工作人员和环境暴露于危险性气溶胶的最高防护能力，需要时，通过设计还可以对实验室样品提供良好的保护。它适合操作具有最高危险级别的，需要四级生物安全水平(BSL4)防护的危险病原体。

除了Ⅲ级生物安全柜本身一些特殊的要求和具体操作以外，Ⅲ级生物安全柜在使用时，很多方面可以借鉴Ⅱ级生物安全柜的要求。

(1)Ⅲ级生物安全柜使用前准备

1)安装袖套

①取要安装的袖套，检查有无漏洞、破损，黏接处是否牢固。

②将袖套按左右手的顺序分别安装在生物安全柜的左右操作孔上，袖套的紧固圈套在袖套安装孔最里面的凹槽内，检查手指的方向是否正确，最后套上橡胶紧固圈(并非每次使用生物安全柜都需要安装袖套)。

2)生物安全柜的密封性能检查

①除了打开进气管和负压表管路上的阀门以外，关闭生物安全柜上其他所有阀门，并在进风过滤器的出风口加橡胶板密封。

②关闭气锁门和通道连接门。

③启动空气压缩机，缓慢向生物安全柜内充气，检查生物安全柜各处缝隙，如发现有明显的漏气或其他问题，及时停止充气，检查并排除漏气点。若无明显漏气，则充气至500Pa后暂停充气，检查袖套有无鼓包，压力表是否正常，有无明显可观察到的漏气，检查并排除漏气点。

④使压力维持在500Pa后，关闭进气阀门和压缩机，并记录关闭阀门时的时间和压力值。

⑤先粗略检查过滤器接头和袖套接口及整个袖套上有无较大的漏气，如有较大的漏气，可以从压力表上直接观察到，此时压力下降很快；也可以在袖套处听到漏气的声音或用手感觉到漏风。如发现漏气，排除故障，重新充气，再次进行检查。如不能维持压力，但没有发现漏气处，则再次充气，到500Pa时，调节进气阀门，维持此压力，采用皂泡法检查出泄漏处。在发现的泄漏处做好标记，注意要尽量找到所有的漏气点，然后排除这些漏气点。

⑥排除漏气点后，重新充气至500Pa，记录压力和时间，30min后观察压力下降情况，如果能保持在250Pa以上，即为合格；如果30min内压力下降至250Pa以下，需要再次检查漏气情况，直至合格。

(2)Ⅲ级生物安全柜操作规程

1)实验前准备

检漏合格后，可以打开生物安全柜门和气锁门，放入所需的实验器材和实验装置，连接好管路和信号接头及电源。实验开始前要尽量把各项工作准备好，一般不要在实验过程中传递物品。实验物品准备好后，按下列步骤操作：

①关闭生物安全柜门和气锁门，打开各管路阀门；

②打开生物安全柜通风机，调节生物安全柜的负压，使其维持在-120Pa；

③待整个系统准备完毕后,开始实验。

2)实验过程中的操作

①实验操作尽量避免使用锐器,以免划破袖套。

②操作动作要轻缓,袖套不要过快伸进深处,否则有可能造成生物安全柜内压力不稳定,甚至可能形成瞬时正压,导致出现气溶胶外漏风险。

③要经常观察负压表的指示情况,发现异常及时通知操作台控制人员。

④如果出现正压或袖套破裂等,不要惊慌,应缓慢摘下袖套,立即通知控制人员,报告事故情况,更换新的手套,并对房间进行消毒。

⑤若确认气溶胶泄漏,立即停止实验,继续维持生物安全柜内的通风,同时进行消毒处理,并报告、登记。

3)实验过程中的物品传递

实验过程中一般只允许向生物安全柜内传递物品,不允许由生物安全柜向外传递物品。如果在实验过程中传递物品,应遵守下列程序:

①打开生物安全柜气锁室抽气机及气锁室抽气阀门;

②抽气 2min 后,打开外气锁门;

③放入要传递的物品;

④关闭外气锁门;

⑤抽气 2min 后,关闭抽气阀门,打开内气锁门;

⑥传入物品后,关闭内气锁门,至少抽气 2min。

二、生物安全柜的日常维护

1. 维护要点

合理定期的维护对任何设备的正常工作都是至关重要的,生物安全柜也不例外。如果使用不当,生物安全柜的防护作用将大大降低。如果使用者只使用而不维护,则生物安全柜同样会产生不安全因素,失去其作为防护装备的保护屏障作用。

当生物安全柜安装、移动后、或每次检修后,包括每隔一定时间,都应由有资质的专业人员或者产品提供者按照生产商提供的说明,对每一台生物安全柜进行安装检验或维护检验的验证,以检查其是否符合相关标准或规范的性能要求,是否符合产品的设计要求。生物安全柜防护效果的评估应该包括:柜体密闭性,高效空气过滤器完整性;人员、产品和交叉污染保护;下降气流平均风速;流入气流平均风速;气流模式;负压(Ⅲ级生物安全柜)报警和互锁系统等。还可以选择进行噪声、照度、紫外线灯以及振动等现场测试。

生物安全柜的现场维护、定期检测工作应该由具有资质的专业人员负责。在使用生物安全柜过程中出现的任何故障都应及时报告,经维修并检验合格后方可继续使用。

生物安全柜的维护应遵循以下关键点：

（1）日常维护保养包括设备表面清洁、工作区域消毒等。

（2）周期性维护保养除进行日常保养内容外，还要检查生物安全柜外观结构有无变化，各部件有无异常或故障，各功能部件是否启闭灵活、工作正常。

（3）年度维护重点检查安装固定及部件连接的松紧度，照明灯、紫外消毒灯（若有）、风机、高效空气过滤器等部件是否需要更换。

（4）特殊维护保养包括溢洒的处理、更换高效空气过滤器等部件时的净化消毒处理等。

2. 维护项目

设备维护保养工作，依据工作量大小和技术难易程度，分为日维护、周维护、月维护和年维护。

（1）日维护

1）开始工作前

①检查生物安全柜的报警系统和气流流型。

②表面清洁消毒。对生物安全柜内部工作区域表面、侧壁、后壁进行表面清洁消毒。慎用含氯消毒剂，因为它可能对生物安全柜的不锈钢结构造成损坏；更不可以使用强酸、强碱性等具有腐蚀性的试剂清洁不锈钢表面，否则也会腐蚀不锈钢。

③清洁观察窗。必要时用清洁剂擦拭观察窗表面，以达到视觉清晰的效果。

2）工作结束后

①整理生物安全柜。在实验结束时，要将包括仪器设备在内的生物安全柜内的所有物品都用70%～75%乙醇溶液（其他消毒剂视用户使用材料和实验对象而定）进行表面清洁消毒，并移出生物安全柜。

②柜体表面清洁消毒。对生物安全柜内部工作区域表面、侧壁，后壁进行表面清洁消毒。对装有紫外线灯、备用插座及其他配件的生物安全柜，对紫外线灯、灯座、备用插座及其他配件的表面进行清洁消毒。

③清洁观察窗。用洁净剂擦拭观察窗表面，以达到视觉清晰的效果。

④检查生物安全柜的报警系统和气流流型。

⑤做好记录。

日维护项目由经过培训的生物安全柜使用人员负责进行。

（2）周维护

在进行日维护工作的基础上，每周的维护项目还应包括：

1）对排污槽进行清洁消毒处理。

2）用干净湿布对生物安全柜外部表面进行擦拭，尤其是生物安全柜的前面、顶部和底部。当污渍较严重时，可蘸一些温水或中性洗涤剂擦拭。若使用了中性洗涤剂，则还要用干净湿布擦干净。

3)检查生物安全柜进出口风阀的位置、真空接口阀门等的完好情况。

4)做好记录。

周维护项目由经过培训的使用人员负责进行。

(3)月维护

1)检查所有的维护配件的合理使用情况。

2)检查生物安全柜是否存在任何物理性异常或故障,检查各功能中相应的连锁或报警功能是否正常。

3)检查所有操作阀门(在配备时)是否运行良好。

4)检查预过滤器积尘情况和是否存在异物。

5)检查荧光灯、紫外线灯(如果有)、操作显示屏,确保能正常工作。

6)当不锈钢表面有难以去除的斑点时,可以使用乙酮擦拭。使用乙酮擦拭后,应立即用清水和中性洗涤剂冲洗不锈钢板,再用海绵进行擦拭。

7)做好记录。

设备月维护后要求达到:外观清洁、运转正常;防护安全、仪表准确。维护人员应将维护的主要内容、维护过程中发现排除的隐患和异常、试运转结果、运行性能等,以及存在的问题做好记录。月维护以经过培训的使用人员为主,厂家工程技术人员配合维护。

(4)年维护

年维护是以维持设备的技术状况为主的检修形式。年维护的工作量介于中修理和小修理之间,由厂家专业维修人员操作,主要针对设备易损零部件的磨损进行修复或更换。

1)检测前窗玻璃门驱动装置的松紧度。

2)检测高效空气过滤器荷载情况,确定是否更换过滤器部件。

3)检测紫外灯管照射强度,确定是否更换(紫外灯累计使用 1000h 更换)。

4)检测风机运行状况,用热球式风速计测量前窗操作口的进风风速和工作区的层流风速。如果风速偏离额定值,则应通知专业人员进行调整和校正。

5)做好记录。

年度维护检验应由有资质的专业人员进行。

3. 典型维护的操作

(1)高效空气过滤器

1)性能检测

用气溶胶发生法测定生物安全柜过滤器安装结构(包括下降气流高效空气过滤器、排气高效空气过滤器、过滤器外罩和框架)的完整性。可扫描检测过滤器在任一点的漏过率不超过 0.01%。

用热式风速仪和风速仪探针夹具测定生物安全柜内下降气流流速。生物安全柜下降气流平均流速应在 0.25~0.50m/s 之间。生物安全柜的下降气流平均流速应在标称值±0.015m/s 之间。均匀下降气流的生物安全柜，各测量点实测值与平均流速相差均应不超过±20%或±0.08m/s(取较大值)。非均匀下降气流生物安全柜，厂家应明确各均匀下降气流区的范围和气流流速，各区域实测的下降气流平均流速值应在其区域下降气流标称值±0.015m/s 之间，各测点实测值与其区域的平均流速相差应不超过±20%或±0.08m/s(取较大值)。

用风量计法直接读取前窗操作口流入气流流量，计算平均流入气流流速。生物安全柜的流入气流平均流速应在流入气流标称值±0.015m/s 之间。Ⅱ级 A1 型生物安全柜流入气流平均流速应不低于 0.40m/s，前窗操作口流入气流工作区每米宽度的流量应不低于 $0.07m^3/s$。Ⅱ级 A2，B1 和 B2 型生物安全柜流入气流平均流速应不低于 0.50m/s，工作区每米宽度的流量应不低于 $0.1m^3/s$。

当不符合以上任意一条时，需要对高效空气过滤器进行维修或更换。

2)高效空气过滤器更换操作规程

更换高效空气过滤器是一项技术性要求很高的操作，要求操作人员十分仔细，因此一般要求由专业人员来进行更换。生物安全柜的高效空气过滤器建议由培训合格、有资质的设备生产厂家的维护工程师来进行更换。更换高效空气过滤器后要由专业人员进行检测，必要时要对生物安全柜进行适当的调试和试运行。

高效空气过滤器上积灰过多时阻力增大，大到影响正常送风时，高效空气过滤器就该报废，为此宜为高效空气过滤器设置自动监测系统，保证高效空气过滤器失效之前报警，及时更换新的高效空气过滤器。需要注意的是，有的生物安全柜对高效空气过滤器的使用监控不是采用对高效空气过滤器压力进行监测的自动监测系统，而是采用生物安全柜使用计时系统。系统默认设备使用一定时间后需要更换高效空气过滤器了，就会发出报警信号。这样的生物安全柜在使用中必然存在这样的问题：由于使用环境洁净度的影响，在环境非常洁净的条件下，高效空气过滤器负载还没有达到需要更换的程度，由于设备使用时间已经超过系统默认时间，因此过早地发出更换高效空气过滤器的指令，会造成浪费；或者当使用环境中尘埃粒子过多，设备还没有达到系统默认时间时，高效空气过滤器就已经过度负载，并导致系统送风量改变，生物安全柜工作性能不再满足安全要求，但系统却没有报警。因此使用者要了解高效空气过滤器更换报警系统的工作原理，确保生物安全柜使用过程中系统性能正常。

为了减少更换高效空气过滤器的工作量，并降低使用成本，一方面要尽可能提高使用环境的洁净度，减少过滤截留的尘埃，从而延长高效空气过滤器的使用寿命；另一方面则要根据实际需要使用生物安全柜，有的实验室因为生物安全柜的排风使用房间的排风系统，因此在设计时将生物安全柜的开启与房间排风系统的开启实行联动，这样生物安全柜在不需要使用时也处于开启状态，就必然减少生物安全柜高效空气过滤器的实际使用时间，增加更换高效空气过滤器的频度。

更换送风高效空气过滤器、排风高效空气过滤器,可参照以下步骤进行。

①高效空气过滤器更换前,预先询问实验时操作的微生物种类,一定要对生物安全柜内表面及待更换的高效空气过滤器进行消毒处理。注意:

a)在拆箱、搬运及安装取用高效空气过滤器时,应特别注意保护滤纸完好无损,禁止用手触及滤纸,以免造成破损口;

b)安装前,将新的高效空气过滤器对着亮处,以肉眼查看高效空气过滤器是否因运输等原因而出现漏洞。如无法有效修复则不能使用。

②按照设备操作手册拆除面板、角板等部件。

③拆除高效空气过滤器盖板后,小心将高效空气过滤器从装置上拉出,取出旧的高效空气过滤器,立即装入预先准备好的塑料袋中并密封。拆下的高效空气过滤器须焚烧处理。

④检查高效空气过滤器的固定架和生物安全柜的框架是否有损坏。

⑤将新的高效空气过滤器小心推入生物安全柜的高效空气过滤器装置内装好,并重新装上高效空气过滤器盖板。

⑥重新装上面板、角板等部件。

⑦更换后,应用气溶胶光度计或粒子计数器进行高效空气过滤器完整性的扫描检测,尤其要在高效空气过滤器边框四周进行扫描检查。

⑧更换高效空气过滤器应请有相关工作经验的、经过专门培训的专业人员进行操作,并进行必要的消毒处理和准备相应的个体防护装备。更换过程中操作人员的动作要快而准确,不要随便将头和身体伸到柜内。

⑨更换高效空气过滤器后,或在生物安全柜移位后,应按 GB 41918—2022《生物安全柜》的要求对生物安全柜进行现场检测,并检查生物安全柜的启动、关闭对实验室房间压力的影响,若不正常需及时调整。

(2)紫外灯

1)检测与维护

使用紫外灯后,应该每天进行清洁,以除去可能影响其杀菌效果的灰尘和污垢。监测紫外线的强度,以确保有适当的光发射量。紫外线辐射在工作区内辐射强度不低于 $400mW/m^2$。根据监测结果及时更换紫外线灯。更换紫外线灯前,须彻底消毒紫外线灯管、灯座及周边区域。

2)更换紫外线灯

①关闭生物安全柜,拔下电源插头。

②拆除前操作玻璃窗等影响更换紫外线灯的部件(这一步操作,不同厂家、型号的生物安全柜可能不同)。

③用浸有适当消毒剂的消毒毛巾对生物安全柜的紫外线灯进行彻底的表面消毒。

④旋转灯管并将其从插座上直拉出来,拆下紫外线灯口。

⑤与拆除步骤相反，安装新紫外线灯。

(3)排风报警系统维护

部分生物安全柜的报警系统在出厂时设定为最低值，必须在使用前进行校准。不同生物安全柜由于设计不同，具体的校准步骤会有差异，需根据设备操作规程进行适当修改。

①设定排风阀，使排风量为生物安全柜的额定报警排风量。按照标准方法来测量风管中空气速度，并计算得到排风量。拧紧阀柄上的固定螺母将其锁定，并在阀门控制四分仪上标出其位置。

②必要时拆除面板等部件，使报警设定点调节器暴露出来。

③启动生物安全柜风机，顺时针慢慢旋转调节螺丝直至发出报警。此即为报警设定点。逆时针旋转调节螺丝可降低报警设定点。

④稍微打开阀门以确认报警系统是否工作，并按下报警系统开关至Reset(复位)位置。报警关闭，且生物安全柜运行良好时，将阀柄退回到设定点。如果在设定点处发出报警，则表明系统功能良好，如果没有，须重复步骤③和④直至达到良好操作状态。

⑤打开排风阀直至生物安全柜正常工作时的额定排风量，拧紧阀柄上的固定螺母将其锁定。

⑥设定好排风量后，测定向下气流速度和前窗操作口向内风速，以验证生物安全柜运行是否正常。

⑦装好拆除的面板等部件。

(4)电机/风机

1)检测与维护。用热球式风速计测量前窗操作口的进风风速和工作区的层流风速。电机/风机保证当生物安全柜在不调整风机的速度控制时可正常运行，如果风速偏离额定值，则应进行调整和校正。

2)更换电机/风机。不同生物安全柜由于设计不同具体的更换步骤会有差异，需根据设备操作规程进行适当调整。

①关闭生物安全柜，拔下电源插头。

②拆除影响更换电机/风机的面板等部件。

③拆除风机盖子。

④使用适合的扳手从框架上拆下接地线，并从生物安全柜架上拆下柔性风机风管。用小螺丝刀拆下固定在风机外壳上的生物安全柜导线。

⑤拆除风机支撑件，再拆除风机，并将组件拉出压力排风管。

⑥更换新的电机/风机组件，然后反向执行上述步骤，即e)—d)—c)—b)—a)。

⑦安装电机/风机盖板，并均匀地拧紧螺母直至密封良好。

⑧逆序安装拆除的面板等部件。

⑨插上生物安全柜的电源插头，使用前须再次确认电机/风机能正常工作。

三、生物安全柜的使用注意事项

1. 生物安全柜的安装问题

(1) 生物安全柜安装时有哪些要求？

1) 新购置的生物安全柜应具有合格的出厂检测报告，在安装搬运过程中严禁侧倒放置和拆卸，应搬入安装现场后再拆开包装。

2) 生物安全柜本身带有高效空气过滤器，需安装在相对洁净的环境中，安装位置应远离门、可开启的窗户、进风口、回风口或实验室内可能引起气流污染的设备等，以尽可能减少气流活动对操作口两股气流的干扰。如生物安全柜正上方有送风口势必造成操作口处下降气流流速增大，存在室内空气进入到生物安全柜柜体内的风险，造成实验样品被室内空气污染。如果生物安全柜正下方有回风口势必造成操作口处下降气流流速增大，存在柜体内空气流出柜体的风险，造成操作人员的感染。

3) 生物安全柜应该安装在远离人员活动、物品移动频繁，以及可能会扰乱室内气流的地方，以避免室内气流流动对生物安全柜工作区域风速的影响。

4) 生物安全柜安装完毕必须由设备供应商进行现场检测，检测合格后才可投入使用，以确保生物安全技术参数符合相关标准要求，保证其性能安全可靠。

(2) 核酸提取仪等大型设备可以放在生物安全柜内吗？

不可以。

核酸提取仪等大型设备由于体积较大，如果摆放进生物安全柜内部，会堵住回风口，破坏正常气流平衡状态，使有害气体冲出生物安全柜（如图5-8、图5-9所示）。

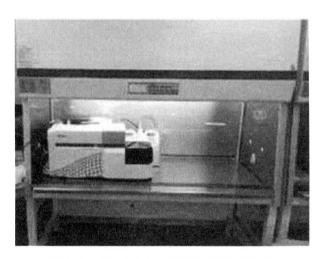

图5-8　生物安全柜内放置核酸提取仪场景

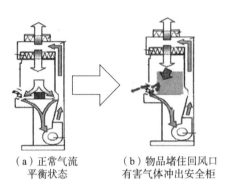

(a) 正常气流
平衡状态

(b) 物品堵住回风口
有害气体冲出安全柜

图 5-9　生物安全柜回风口被堵住场景

2. 生物安全柜操作问题

(1) 生物安全柜的玻璃门是不是一定要升降到标记线？

玻璃门必须要升降到标记线。如图 5-10 所示，标记线是气体"2"和"4"的平衡线，两股气体一同汇集到回风格栅中进入生物安全柜气体循环系统。

玻璃门太低容易造成进入生物安全柜室内的气体"2"减少；太高会使得混有样本危险因子的气体"4"冲出生物安全柜，造成人员感染。

即便是处理一些疑似高致病微生物（如新型冠状病毒 2019-nCoV）时，玻璃门也不可以低一点，必须要升降到标记线。

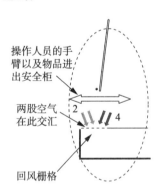

图 5-10　生物安全柜前窗操作口气流平衡示意图

(2) 操作丝状真菌时是否开启生物安全柜的风机？

操作丝状真菌时，必须开启生物安全柜的风机，不开风机就不能称之为生物安全柜，只能称之为"半封闭的柜体"。

生物安全柜在合格（人员保护、产品保护和交叉污染保护合格）的情况下，经高效过滤器过滤后的空气垂直向下送到工作区域，吹拂到实验样品后，混有丝状真菌孢子体的有害气体经操作口回风栅格和内侧栅格进入柜体循环。

其实，从生物安全柜的工作原理进行分析，在下降气流的作用下，样品之间不会形成交叉污染；在流入气流的作用下，样品也不会对操作人员带来危害。所以，开启风机是必要的，只要规范操作即可。

(3)生物安全柜开启风机后即可进行样本操作吗?

生物安全柜开启风机后不可以立即进行样本操作。

从开启风机到可以操作的这段时间称之为自净时间,即将生物安全柜内原有气体全部更换为经高效空气过滤器净化的洁净气体的时间,如图 5-11 所示。理论自净时间为:

$$理论自净时间 = \frac{腔体体积}{下降气流速度 \times 过滤器面积}$$

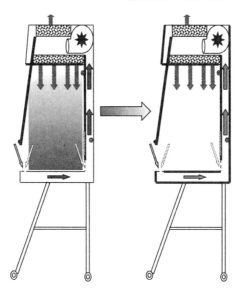

图 5-11　生物安全柜自净循环示意图

同理操作完毕后到关闭风机也涉及到自净时间,此自净时间为操作完毕到关闭风机的时间。自净时间不少于 15min。

3. 生物安全柜维护问题

(1)高效空气过滤器使用多长时间需要更换?

高效空气过滤器是生物安全柜的核心功能部件,其完好与否直接决定了防护效果。高效空气过滤器泄漏或是堵塞,都会影响外排风量及循环风量,进而引起下降气流、流入气流的变化。

第一种现象——堵(如图 5-12),表现为:

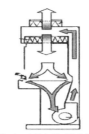 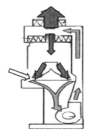

(a)正常气流模式侧面图　　(b)被堵塞时气流模式侧面图

图 5-12　高效空气过滤器被堵塞示意图

1）高效空气过滤器堵塞时，下降风量变小，外排风量变大；
2）下降风量减小，窗口进风量增大，可能污染样本。

第二种现象——漏（如图5-13），表现为：

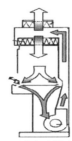 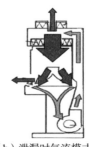

（a）正常气流模式侧面图　　（b）泄漏时气流模式侧面图

图5-13　高效空气过滤器泄漏示意图

1）风机送风量不变，下降气流流速增大，下降风量变大，外排风量减小；
2）循环风没有经过过滤，污染样本；
3）循环风下降速度快，可能吹出生物安全柜，感染操作者。

因为生物安全柜的使用频次、环境不同，高效空气过滤器的使用寿命、更换周期也不尽相同。在生物安全柜使用过程中，应及时关注高效空气过滤器的质量状况，尤其是留意报警提示。另外，可以根据下降气流进行初步判断，必要时可进行高效空气过滤器完整性检测。

生物安全柜出厂铭牌上有下降气流风速，该风速应在0.25~0.50m/s之间，如出厂铭牌上标注下降气流风速0.33m/s，该生物安全柜的下降气流流速范围应在(0.33±0.015)m/s，当不在该范围时，表明高效空气过滤器需要更换。

(2) 检测单位检出滤膜有问题了，由谁来更换滤膜呢？

生物安全柜的高效空气过滤器大小尺寸与风机功率相关，如果滤膜有问题了，必须更换与原安装尺寸规格相同的滤膜，可以由原厂家更换或授权服务商更换。

更换滤膜后需要重新验收。

第三节　Ⅱ级生物安全柜的计量校准

国家市场监督管理总局2020年1月发布的JJF 1815—2020《Ⅱ级生物安全柜校准规范》，规定了Ⅱ级生物安全柜的计量特性、校准条件、校准项目及校准方法，是开展Ⅱ级生物安全柜计量校准的基本依据。

一、Ⅱ级生物安全柜的计量特性

1. 下降气流流速

下降气流平均流速应在0.25~0.4m/s之间，各测量点实测值与平均流速（非均匀下降时为其区域平均流速)相差均应不超过±25%或±0.081m/s(取较大值)。

2. 流入气流流速

流入气流平均流速应满足：Ⅱ-A1 型，≥0.38m/s；Ⅱ-A2 型、Ⅱ-B1 型、Ⅱ-B2 型、Ⅱ-C1 型，≥0.51m/s。

3. 洁净度

当需要保护受试样本时，洁净级别应达到 ISO 5 级(当粒径大于或等于 0.5μm 时悬浮粒子最大浓度限值为 3520m^{-3})，即每个采样点测得的粒子浓度平均值和 95% 置信上限(UCL)均不超过 ISO 5 级的最大浓度限值。

4. 照度

平均背景照度不大于 160lx 时，生物安全柜平均照度应不小于 650lx，每个照度实测值应不小于 430lx。

5. 噪声

实际噪声应不大于 70dB。

6. 高效/超高效过滤器检漏

(1)光度法

可扫描检测过滤器在任何点的漏过率不超过 0.01%；不可扫描检测过滤器在任何点的漏过率不大于 0.005%。

(2)计数法

粒子数不超过 10/L(粒径≥0.5μm)；现场检测时，当大气环境尘埃浓度难以达到不小于 30000/L(粒径≥0.5μm)时，检测到的粒子数应不大于 3/L(粒径≥0.5μm)；对于在排风高效空气过滤器出风侧无法用扫描法检漏的安全柜，在高效空气过滤器出风面后的负压管道中检漏时检测到的粒子数应不大于 1/L(粒径≥0.5μm)。

二、校准设备及标准物质

1. Ⅱ级钢卷尺

Ⅱ级钢卷尺测量范围至少为 0~3000mm，分度值为 1mm，最大允许误差为 ±(0.3mm+2×10^{-4}L)，式中 L 是钢卷尺的长度，当长度不是米的整数倍时，取最接近的较大的整数倍。

2. 风量计

风量计由带有传感元件的捕获罩组成，用于测量气体的流量。风量计测量范围为 40~4000m³/h，最大允许误差为±(3%×读数+12m³/h)。

3. 风速仪

风速仪测量范围至少为 0~2m/s，最大允许误差为±0.015m/s 或示值的±3%(取较大值)。

4. 烟雾发生装置

烟雾发生装置包括烟雾发生器及烟雾剂,提供可视烟雾(包括水雾和油雾)。

5. 尘埃粒子计数器

尘埃粒子计数器测量的尘埃粒径范围至少为 0.3~10μm,计数最大允许误差为 ±20%FS。

6. 照度计

照度计测量范围至少为 0~1000lx,最大允许误差为 ±10%。

7. 声级计

声级计测量范围至少为 40~100dB,最大允许误差为 ±1dB,分辨力为 1dB,有 A 计权模式。

8. 高效空气过滤器检漏仪

高效空气过滤器检漏仪由气溶胶发生器和光度计组成。气溶胶发生器压力调至最小 140kPa,使用邻苯二甲酸二辛酯(DOP)或与之相当的液体发生气溶胶;气溶胶发生器喷嘴浸入液体的深度应不超过 25mm;气溶胶发生器的压力计量程为 0~550kPa,分辨力为 7kPa,最大允许误差为 ±7kPa,气溶胶发生器的压力计应经过计量校准。光度计为线性或对数刻度,可以将过滤器上游气流中浓度为 10μm/L DOP (或相当液体)多分散气溶胶微粒标示为 100%,能检测 0.001% 同一气溶胶微粒,并且经过计量校准。

9. 高效空气过滤器计数检漏仪

高效空气过滤器计数检漏仪由气溶胶发生器、颗粒稀释器及计数检漏仪(配有手持式扫描采样探头)三部分组成。气溶胶发生器产生冷态、多分散的气溶胶,[如癸二酸二(2-乙基己基)酯(DEHS)],气溶胶粒径在 0.3~0.5μm 范围内的集中度 ≥70%,气溶胶喷雾浓度为 2×10^9/L,经过计量校准。颗粒稀释器稀释倍率 ≥70,经过计量校准。计数检漏仪采样量 28.3L/min,检漏粒径通道包括 0.3μm、0.5μm、1μm、3μm、5μm、10μm,检漏粒径 ≥0.3μm,最大计数浓度 ≤1.5×10^4/L,扫描速度在 3~5cm/s,探头与过滤器出风面间距 2~3cm,经过计量校准。

10. 智能生物安全柜生物检测仪(微生物法)

智能生物安全柜生物检测仪(微生物法)由 1 路喷雾器、2 路狭缝采样器、6 路撞击采样器及 1 个干扰圆筒组成。撞击采样器的采样流量范围为 12.3~12.6L/min,最大允许误差为 ±2.5%,分辨力为 0.1L/min,可盛 20mL 无菌稀释液。狭缝采样器的采样流量为 28L/min,最大允许误差为 ±1.4L/min,分辨力为 0.1L/min。喷雾器能在 5min 内

释放出 $5×10^8 \sim 8×10^8$ CFU/mL 枯草芽孢杆菌芽孢计数标准物质（或黏质沙雷氏菌标准物质）；能释放出 94%±6% 的单细胞芽孢计数标准物质（或黏质沙雷氏菌标准物质）；气溶胶喷射速率为 0.5m/s，允许误差为 ±0.05m/s；可盛 55mL 的 $5×10^8 \sim 8×10^8$ CFU/mL 枯草芽孢杆菌芽孢计数标准物质（或黏质沙雷氏菌标准物质）菌液。干扰圆筒的外径为 63mm 两端封闭的不锈钢或铝质圆筒，长度要适合安全柜前后尺寸，圆筒用于模拟手臂对生物安全柜气流的干扰。

11. 生物安全柜质量检测仪（碘化钾法）

生物安全柜质量检测仪（碘化钾法）由气溶胶发生器、空气采样器、干扰圆筒、皮氏培养皿及过滤膜等组成。

1）气溶胶发生器：可以产生气溶胶，转速 28000r/min，最大允许误差为 ±500r/min，经过计量校准。

2）空气采样器：利用负压采集样品，前部入口的空气流量为 100L/min，经过计量校准。

3）干扰圆筒：直径 60~65mm，长度应超出生物安全柜工作面宽度 150mm。

4）皮氏培养皿：直径 55mm。

5）过滤膜：直径 25mm，孔径 3μm。

12. 微生物定量标准物质

枯草芽孢杆菌（ATCC9372 或 NCTC10073）芽孢计数标准物质[或黏质沙雷氏菌（ATCC8039）标准物质]，相对扩展不确定度（$k=2$）不大于 30%。

注：在进行微生物实验前，实验人员应佩戴生物防护口罩和穿戴生物防护服，并在实验结束后对实验场所进行严格消毒，确保环境和生物安全柜中目标菌株检测为 0。

13. φ90 培养皿

含营养琼脂培养基、胰蛋白胨大豆琼脂培养基或其他适合普通微生物生长的无抑制剂和添加剂的培养基。

14. 多分散气溶胶

DOP 或与之相当的液体即可以产生与 DOP 气溶胶颗粒尺寸分布相同气溶胶颗粒的液体，例如：聚 α-烯烃（PAO），癸二酸二（2-乙基己基）酯（DEHS）、聚乙二醇以及药物级的轻矿物油。

三、校准项目及校准方法

1. 外观检查

生物安全柜应正确安装，工作环境符合生物安全柜校准条件，结构完整，表面光洁，照明系统、风机及排风系统运转正常，无影响正常工作的缺陷和机械损伤。产品铭牌须清晰、完整、牢固，正确标示产品型号、出厂编号、生产厂家及标称气流流速等。

生物安全柜前窗开启高度超过或低于前窗操作口标称高度时，声音报警器应报警，联锁系统启动。当开启高度回到标称高度，报警声音和联锁系统应自动解除。

2. 下降气流流速

在生产厂商定义的工作区上方高于前窗操作口标称高度上沿100mm的水平面上确定测量点或区域位置，多点测量穿过该平面或各区域的下降气流流速。厂商的使用说明应包括下降气流网格或区域界限的位置以及各自测量点。使用不会使气流模式变形的夹具将风速仪探针准确定位在各测量点进行测量。

下降气流网格或区域应满足：测量点最少应有3排或由区域限定，测量点等距分布，形成的正方形格栅应满足(100~200)mm×(100~200)mm，如图5-14所示；对于标称宽度不小于0.9m的生物安全柜，每排或每区域最少应有7个测量点，每个测量点重复测量3次；对于标称宽度小于0.9m的生物安全柜，每排或每区域最少应有4个测量点，每个测量点重复测量3次；由测试点周长界定的面积应不小于平面总面积的30%；测试区域边界与生物安全柜的内壁及前窗操作口的距离为150mm；当生物安全柜的尺寸无法满足网格平面面积不小于30%的要求时，格栅间距应从距生物安全柜的内壁及前窗操作口150mm处开始算起；如果测试区域边界距生物安全柜的内壁及前窗操作口150mm，上述正方形格栅间距不满足不小于100mm的间隔要求时，每排或每区域最少应有4个等距离测量点，每个测量点重复测量3次；当生物安全柜倾斜的前窗具有不止一个标称高度时，可能存在的不同下降气流网格或区域都应满足上述要求。

记录所有测量点的测量值并按照公式(5-1)计算平均下降气流流速。下降气流流速的单点测量偏差按照公式(5-2)或者公式(5-3)进行计算。

$$\overline{\mathrm{DF}} = \frac{1}{3n} \sum_{i=1}^{n} \sum_{j=1}^{3} \mathrm{DF}_{ij} \tag{5-1}$$

$$\Delta \mathrm{DF}_i = \frac{1}{3} \sum_{j=1}^{3} \mathrm{DF}_{ij} - \overline{\mathrm{DF}} \tag{5-2}$$

$$\Delta \mathrm{DF}_{i\,\mathrm{rel}} = \frac{\frac{1}{3}\sum_{j=1}^{3} \mathrm{DF}_{ij} - \overline{\mathrm{DF}}}{\overline{\mathrm{DF}}} \times 100\% \tag{5-3}$$

式中：

$\overline{\mathrm{DF}}$——平均下降气流流速，m/s；

$\Delta \mathrm{DF}_i$——下降气流流速的单点测量偏差绝对值，m/s；

$\Delta \mathrm{DF}_{i\,\mathrm{rel}}$——下降气流流速的单点测量偏差相对值；

DF_{ij}——每个测量点单次测量的下降气流流速，m/s；

n——测量点数。

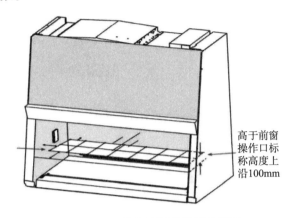

图5-14 下降气流流速测量示意图

3. 流入气流流速

流入气流流速测试用风量计法或风速仪法，优先采用风量计法。

(1)风量计法

生物安全柜前窗开启至标称高度，运行生物安全柜，把生物安全柜操作口左侧用挡板和密封条遮住，右侧安装风量计，风量计的风罩和生物安全柜柜体接触部位也用密封条做好密封，待示值稳定后读取风量计示值至少5次，得到左侧遮挡时的气流流量；取下风量罩，同样的操作方法可得到右侧遮挡时的气流流量，取左右分别遮挡时所有流入气流流量的平均值作为流入气流的平均流量。应注意：不要影响气流通过风量计入口；使用Ⅱ级钢卷尺测量前窗操作口的长度和高度；流入气流的平均流量除以前窗操作口面积，得到流入气流平均流速，流入气流平均流速按照公式(5-4)进行计算。

$$\overline{\mathrm{IF}} = \frac{1}{3600n/h} \sum_{i=1}^{2} \sum_{j=1}^{n} Q_{ij} \tag{5-4}$$

式中：

$\overline{\mathrm{IF}}$——平均流入气流流速，m/s；

Q_{ij}——每个测量位置单次测量的气体流量值，m³/h；

l——前窗操作口的长度，m；

h——前窗操作口的高度，m；

n——每个位置的测量次数，$n \geq 5$。

(2)风速仪法(备选)

通过用风速仪测量前窗操作口流入气流流速，计算流入气流流速的步骤为：如果生产厂商说明应关闭循环风机，则关闭生物安全柜的循环风机；生物安全柜前窗开启至标称高度；用风速仪在前窗操作口平面的两排测量点测量气流流速，如图5-15所示，第一排在前窗操作口上沿下约开启高度25%的位置，第二排在前窗操作口上沿下约开启高度75%的位置；测量点间隔约100mm，接近前窗操作口的侧边但距离不小于100mm，每个测量点重复测量3次；用所有测量值的平均值表示流入气流流速，平均流入气流流速公式(5-5)进行计算。

$$\overline{IF} = \frac{1}{3n}\sum_{i=1}^{n}\sum_{j=1}^{3} IF_{ij} \tag{5-5}$$

式中：

$\overline{IF}$——平均流入气流流速，m/s；

IF_{ij}——每个测量点单次测量的流入气流流速，m/s；

n——测量点的数量。

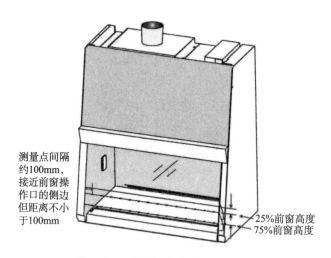

图 5-15　流入气流流速测量示意图

4. 气流模式

（1）下降气流测试

烟雾沿工作台面的中心线，在前窗操作口顶端以上100mm的高度从生物安全柜的一端到另一端，观察（目视或拍照录像）记录烟雾流动，生物安全柜工作区内的气流应向下，应不产生漩涡和向上气流且无死点。

（2）观察窗气流测试

烟雾在观察屏后25mm，在前窗操作口顶端以上150mm高度从生物安全柜的一端到另一端，观察（目视或拍照录像）记录烟雾流动，生物安全柜工作区内的气流应向下，应不产生漩涡和向上气流且无死点，柜中无气流逸出。

（3）前窗操作口边缘气流测试

烟雾在生物安全柜外大约38mm处沿着整个前窗操作口的周边经过，观察（目视或拍照录像）记录烟雾流动，生物安全柜前窗操作口的整个周边气流应向内，且流入气流应不进入工作区。

(4) 滑动窗密闭性测试

烟雾在前窗玻璃内距工作区顶部 50mm 处的生物安全柜两侧壁之间经过,观察(目视或拍照录像)记录烟雾流动,柜中无气流逸出。

5. 洁净度测试

生物安全柜开机工作 10min,洁净度的采样边界距离内表面或前窗 100mm,尘埃粒子计数器的采样口置于工作台面向上 200mm 高度位置,采样点按图 5-16 布置。每个采样点重复采样 3 次,最小采样量为 8.5L/次。按照公式(5-6)和公式(5-9)计算每个采样点粒子浓度平均值和总平均值的 95% 置信上限(UCL),计算结果作为洁净度测试结果。表 5-3 中给出了计算 95% 置信上限(UCL)所用的 t 分布值,也可以使用计算机自带统计程序给出的 t 分布值。

表 5-3 计算 95% 置信上限(UCL)所用的 t 分布值

采样点的数量 n	2	3	4	5	6	7-9
$t_{0.95}$	6.3	2.9	2.4	2.1	2.0	1.9

$$\overline{M}_i = \frac{1}{3} \sum_{j=1}^{3} M_{ij} \tag{5-6}$$

$$\overline{M} = \frac{1}{3n} \sum_{i=1}^{n} \sum_{j=1}^{3} M_{ij} \tag{5-7}$$

$$s = \sqrt{\frac{\sum_{i=1}^{n} (\overline{M}_i - \overline{M})^2}{n-1}} \tag{5-8}$$

$$95\% \, UCL = \overline{M} + t_{0.95} \frac{s}{\sqrt{n}} \tag{5-9}$$

式中:

$\overline{M}_i$——第 i 个采样点处的平均粒子浓度,m^{-3};

$\overline{M}$——所有采样点总平均粒子浓度,m^{-3};

s——采样点平均值的标准差,m^{-3};

$95\% \, UCL$——总平均值的 95% 置信上限(UCL),m^{-3};

$t_{0.95}$——$n-1$ 自由度时处在第 95% 分位上的 t 分布值;

M_{ij}——每个采样点单次采样的粒子浓度,m^{-3};

n——采样点数量。

6. 照度

在生物安全柜工作台面上,沿台面两内侧壁中心连线设置照度测量点,测量点之

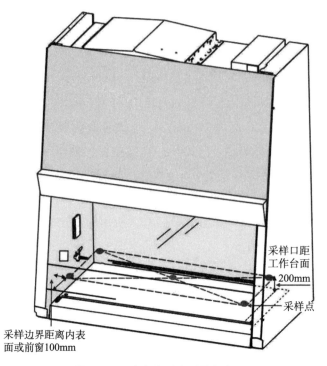

图 5-16　洁净度测试测量点布置

间的距离不超过 300mm，与侧壁最小距离为 150mm，如图 5-17 所示；关掉生物安全柜的照明灯，使用照度计从一侧起依次在各测量点测量背景照度，每个测量点重复测量 3 次；打开生物安全柜的照明灯，启动风机，依次在各测量点测量照度，每个测量点重复测量 3 次。开灯时的平均照度或平均背景照度按照公式（5-10）进行计算。

$$\overline{E} = \frac{1}{3n}\sum_{i=1}^{n}\sum_{j=1}^{3} E_{ij} \qquad (5\text{-}10)$$

式中：

$\overline{E}$——开灯时的平均照度（或平均背景照度），lx；

E_{ij}——开灯（关灯）时每个测量点单次测量的照度（背景照度），lx；

n——测量点的数量。

7. 噪声

将声级计设置为"A"计权模式，打开生物安全柜照明灯及风机，在正常工作状态下，在生物安全柜前面中心水平向外 300mm，且距工作台面 380mm 高度处测量噪声，重复测量 3 次，如图 5-18 所示。关闭生物安全柜照明灯及风机，如果有室外排风机，让其继续运行，在相同位置测量背景噪声，重复测量 3 次。背景噪声平均值按照公式（5-11）进行计算。当背景噪声平均值不大于 60dB 时，按照公式（5-12）计算实际噪声。当背景噪声平均值大于 60dB 时，实测值参照仪器操作手

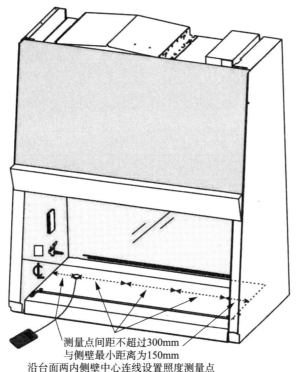

图 5-17　照度测量示意图

册提供的曲线或表进行修正，如不满足，应用校正曲线或表 5-4 进行修正，按照公式(5-13)进行计算。

$$\overline{N'} = \frac{1}{3}\sum_{i=1}^{3} N'_i \tag{5-11}$$

$$N = \frac{1}{3}\sum_{i=1}^{3} N_i \tag{5-12}$$

$$N' = \frac{1}{3}\sum_{i=1}^{3} N_i - \Delta N \tag{5-13}$$

式中：

$\overline{N'}$——背景噪声平均值，dB；

N'_i——背景噪声单次测量值，dB；

N——实际噪声，dB；

N'——修正后的实际噪声，dB；

N_i——总噪声单次测量值，dB；

ΔN——从测量总噪声中减去的值，dB。

表 5-4 噪声测量值修正表

测量总噪声与背景噪声的差值/dB	从测量总噪声中减去的值/dB
0~2	降低背景噪声,重新测试
3	3
4~5	2
6~10	1
>10	0

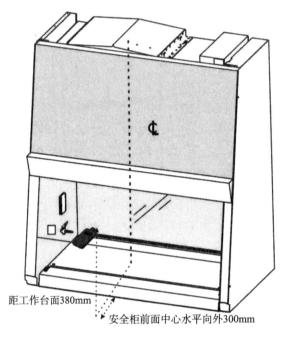

图 5-18 噪声测量示意图

8. 高效空气过滤器/超高效空气过滤器检漏

(1)光度法

1)可扫描检测的过滤器

运行生物安全柜,去掉过滤器的散流装置和保护盖,安放高效空气过滤器检漏仪的气溶胶发生器,将气溶胶(其光散射强度至少应等于 10μg/L DOP 产生的光散射强度)导入生物安全柜,产生均匀分布的高效空气过滤器/超高效空气过滤器上游气流。高效空气过滤器检漏仪的光度计探头在高效空气过滤器/超高效空气过滤器下游距过滤器表面不超过 25mm,以小于 50mm/s 的扫描速率移动,使探头扫描过滤器的整个下游一侧和每个组合过滤片的边缘,扫描路线的边缘应略微重叠。围绕整个过滤器外围,沿组合过滤片和框架的连接处以及围绕过滤器和其他部件之间的密封处要仔细检查。

2)不可扫描检测的过滤器

对于经管道排气的生物安全柜,在下游气流的管道上钻一个直径大约 10mm 的孔,将高效空气过滤器检漏仪带有硬管光度计的探针插入孔中进行检测。

(2)计数法

1)排风高效空气过滤器检漏

当排风高效空气过滤器采用普通安装方式时,应在下述检漏方法中任选一种。

①只开排风机,不开送风机,使生物安全柜吸入普通环境空气,含尘浓度不小于30000/L(粒径≥0.5μm)。用高效空气过滤器计数检漏仪的采样口在距排风高效空气过滤器出风面和边框缝隙20mm处,做扫描检漏,扫描移动速度5~20mm/s,扫描路线见图5-13。

当检测现场难以达到含尘浓度不小于30000/L(粒径≥0.5μm)时,可在含尘浓度不小于10000/L(粒径≥0.5μm)的条件下做扫描检漏,检测到的粒子数应不大于3/L。

②气溶胶发生器置于排风高效空气过滤器的上游,通过预留孔向远离高效空气过滤器的箱体内导入气溶胶,并在上游邻近高效空气过滤器处测量气溶胶浓度,测点最少为3点,分别为中心1点,距两边100mm处各1点。用高效空气过滤器计数检漏仪的采样口在距排风高效空气过滤器出风面20mm处,做扫描检漏,扫描移动速度5~20mm/s,扫描路线如图5-19所示。

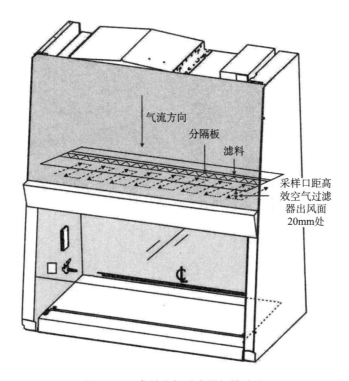

图5-19 高效空气过滤器扫描路线

如果检漏的过滤器为超高效空气过滤器,只适用方法②,上游浓度应达到不低于10000/L(粒径≥0.5μm)。

③对于在排风高效空气过滤器出风侧无法用扫描法检漏的生物安全柜,应在高效

空气过滤器出风面后的负压管道中检漏。在管道的适当位置打一直径不小于8mm的圆孔，只开排风机，不开送风机，使生物安全柜吸入普通环境空气，含尘浓度不低于30000/L（粒径≥0.5μm）。用高效空气过滤器计数检漏仪的采样口插入圆孔（注意：采样管穿过管道处应密封），检测到的粒子数应不大于1/L。

2）送风高效空气过滤器检漏

环境含尘浓度不小于30000/L（粒径≥0.5μm），在距送风面20mm处，作扫描检漏，扫描移动速度5~20mm/s，扫描路线如图5-13所示。

9. 人员、产品和交叉污染保护

在试验开始前生物安全柜启动并运行至少30min，并连续运行至所有测试完成。将生物安全柜气流流速设置为标称值，使其处于正常工作状态。

（1）人员保护

人员保护测试用微生物法或碘化钾法，仲裁时用微生物法。

1）微生物法

生物安全柜的气流流速设置为标称值。

将盛有55mL浓度为5×10^8~8×10^8CFU/mL枯草芽孢杆菌（ATCC9372或NCTC10073）芽孢计数标准物质[或黏质沙雷氏菌（ATCC8039）标准物质]菌液的喷雾器置于生物安全柜内，距左右两侧壁距离相等，喷雾器喷射轴在工作台面上方360mm处，喷嘴前端距前窗操作口内侧100mm，且正对前窗操作口。如图5-20所示。

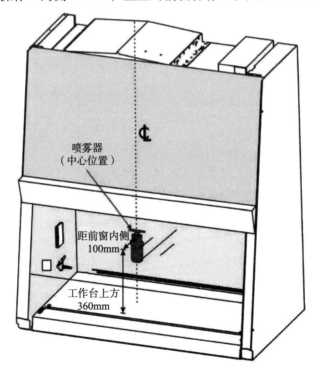

图5-20 微生物法人员保护试验喷雾器放置示意图

干扰圆筒置于生物安全柜中央，且中心轴在工作台面上方70mm，圆筒一端紧靠生物安全柜后壁，另一端应伸出生物安全柜前窗操作口至少150mm。被检生物安全柜前共放置6个左右对称的撞击采样器，分别盛有20mL的无菌稀释液，且采样口正对生物安全柜。其中圆筒周围设4个撞击采样器，它们的采样口前端距生物安全柜63mm。其中，两个撞击采样器的采样口轴线相距150mm，与圆筒上沿平齐；两个撞击采样器采样口轴线相距50mm，位于距圆筒下沿30mm的水平面上。另两个撞击采样器的采样口前端距生物安全柜50mm，采样口轴线相距300mm，采样口位于工作台面上360mm处的水平面上。如图5-21所示。

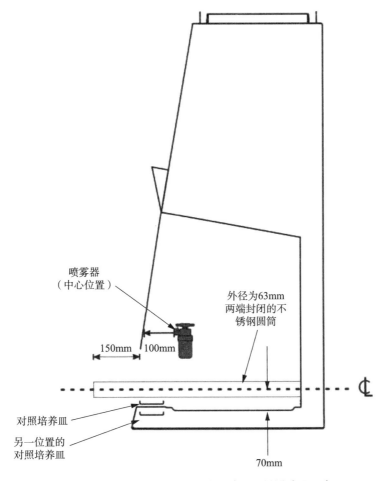

图5-21 微生物法人员保护试验圆筒和采样器放置示意图

设置两个狭缝采样器，其采样平面与生物安全柜工作台面平齐，采样口的垂直轴线在生物安全柜前方150mm处，两个狭缝采样器距离左右侧壁均为200mm。当生物安全柜标称宽度小于90cm时，设置两个狭缝采样器，其采样平面与生物安全柜工作台面平齐，采样口的垂直轴线在生物安全柜前方150mm处，两个狭缝采样器距离左右侧壁均为50mm。设置两个狭缝采样器，采样口位于工作台面上360mm处的水平面上，采样口的垂直轴线在生物安全柜前方 50mm 处，两个撞击采样器的采样口轴线相距 150mm。如图 5-22 所示。

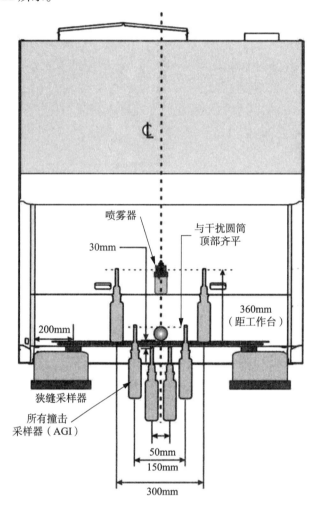

图 5-22 微生物法人员保护试验狭缝采样器设置示意图

取一个作为对照的培养皿放置在圆筒中心轴下方，且位于前窗进气格栅上方或下方 10mm 处，使其对进气气流干扰最小。

试验持续 30min，试验步骤和时间见表 5-5。

表 5-5 试验步骤和时间

时间/min	试验步骤
0	开启狭缝采样器
5	开启喷雾器
6	开启撞击采样器

表 5-5(续)

时间/min	试验步骤
11	停止撞击采样器
11.5	停止喷雾器
30	停止狭缝采样器

用一个直径为 47mm，孔径为 0.22μm 的滤膜过滤所有撞击采样器中的采样液体，于无菌条件下取出滤膜置于合适的培养基上。将有滤膜的培养皿、狭缝采样器培养皿和对照培养皿在 37℃（黏质沙雷氏菌为 30℃）下培养。当培养到 24~28h 时检查计数。如果呈阴性，继续培养至总培养时间达 44~48h 时检查计数。

对照培养皿应呈阳性[培养皿中枯草芽孢杆菌（或黏质沙雷氏菌）菌落数大于 300CFU 时，该培养皿呈"阳性"]，用 1×10^8 ~ 8×10^8 CFU/mL 枯草芽孢杆菌芽孢计数标准物质（或黏质沙雷氏菌标准物质）进行试验 5min 后，全部撞击采样器收集到的枯草芽孢杆菌（或黏质沙雷氏菌）菌落数应不超过 10CFU，全部狭缝式空气采样器的培养皿中枯草芽孢杆菌（或黏质沙雷氏菌）菌落数数量应在 30min 试验周期内不超过 5CFU。

试验重复进行 3 次，每次试验结果都应符合要求。

2）碘化钾法（备选）

在远离被测试生物安全柜的地方摆放两只皮氏培养皿。一只培养皿内装入半皿氯化钯溶液，另一只内装入半皿蒸馏水，将盖子盖回到培养皿上。准备两张滤纸，用于干燥过滤膜。

将干扰圆筒放在生物安全柜工作区域的侧壁之间的中部，一端伸入到生物安全柜内部，紧贴生物安全柜后壁，干扰圆筒下沿距生物安全柜工作台面 65~75mm；另一端伸出生物安全柜至少 150mm。

将 4 只空气采样器放到生物安全柜前方中间部位，使采样器的空气进气口距生物安全柜前部开口平面 150~160mm。两只采样器的进气口与干扰圆筒顶部水平，并在前部开口中线两侧各距中线 150mm；另外两只采样器的进气口与前窗底沿平齐，在前部开口中线两侧各相距中线 150mm。如图 5-23 所示。

对于 Ⅱ 级生物安全柜，使实验支架上的气溶胶发生器位于生物安全柜中间，涡流盘中心在干扰圆筒上方正对干扰圆筒的中心，涡流盘的前沿位于前部开口平面之后 100mm。调节发生器高度至涡流盘与前部开口顶沿水平。

在每只空气采样器上安装一块过滤膜，依照厂家说明书调节每只采样器的压差至可产生 100L/min 的吸入气流流量。

试验步骤如下。

①启动生物安全柜，使其运行至正常操作状态。

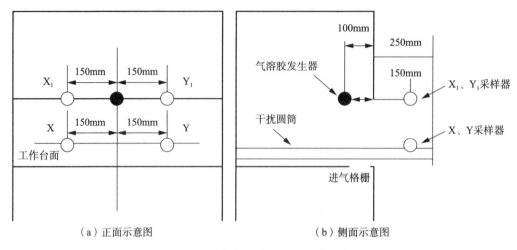

图 5-23 碘化钾法人员保护测试示意图

②使空气采样器吸气，启动涡流盘。等待 15s 后，使碘化钾进入涡流盘中部，允许 20mL 的碘化钾溶液气溶胶化。气溶胶化结束 15s 后空气采样器停止吸气。等到抽气泵完全停下来后，移去过滤膜。

③将从一只采样器上取下的过滤膜放到盛有氯化钯溶液的皮氏培养皿内，暴露在气流中的面朝上。对移去过滤膜的那只采样器进行标记。

④过滤膜将在 30~50s 内被氯化钯饱和，所有碘化钾微粒将变为棕色的可见斑点。将过滤膜放入蒸馏水内浸透 3~4s，然后将过滤膜放在清洁的滤纸上干燥。其他空气采样器上取下来的过滤膜也做相同处理。将盖子盖回培养皿。

为防污染，注意确保用于将过滤膜移至氯化钯溶液里的镊子不能再用于装载空气采样器。用于测试的碘化钾溶液易燃，并且易腐蚀未处理的钢，因此被测试的生物安全柜应当用湿布擦拭干净，涡流盘设备要格外小心地进行清洁。

⑤用一只 10 倍的放大镜检查每个过滤膜，对过滤膜上的棕色斑点进行计数。

如果斑点数量达到 50~100 个，则需要用一只带有格栅的放大镜，在一块圆形区域内对斑点进行计数，并乘以合适的放大倍数。

⑥重复试验 3 次，每次试验结果都应符合要求。

(2) 产品保护

产品保护测试用微生物法或碘化钾法，仲裁时用微生物法。

1) 微生物法

①生物安全柜的气流流速设置为其标称值。

②将盛有 55mL 浓度为 5×10^6~8×10^6CFU/mL 枯草芽孢杆菌芽孢计数标准物质（或黏质沙雷氏菌标准物质）菌液的喷雾器放在生物安全柜外，喷雾器喷射轴在生物安全柜中心并与前窗操作口上沿平齐，喷嘴前端距前窗操作口外侧 100mm，喷雾方向平行于工作台面，且正对前窗操作口。

③干扰圆筒置于生物安全柜中央,且中心轴在工作台面上方70mm,圆筒一端紧靠生物安全柜后壁,另一端应伸出生物安全柜前窗操作口至少150mm。如图5-24(a)所示。

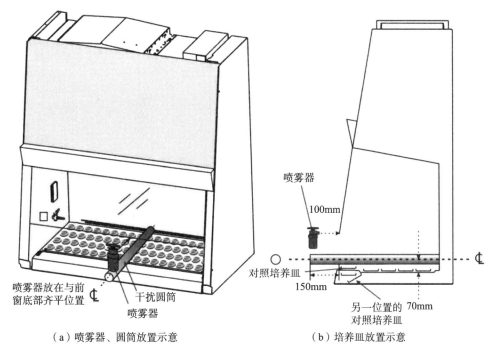

(a)喷雾器、圆筒放置示意　　　　(b)培养皿放置示意

图5-24　微生物法产品保护试验

④在工作台面上铺满敞开的琼脂培养皿,干扰圆筒下除支撑位置外也要铺满培养皿,但前窗进气格栅处除铺设一个培养皿作为对照外,不要铺设培养皿。如图5-18(b)所示。

⑤取一个作为对照的培养皿放置在圆筒中心轴下方,且位于前窗进气格栅上方或下方10mm处,使其对进气气流干扰最小。

⑥启动喷雾器,运行5min后关闭。喷雾器关闭5min后盖上琼脂培养皿的盖子。

⑦将工作台面上的培养皿和对照培养皿一起在37℃(黏质沙雷氏菌在30℃)下培养。当培养到24~28h时检查计数。如果呈阴性,继续培养至总培养时间达44~48h时检查计数。对照培养皿应呈阳性[培养皿中枯草芽孢杆菌(或黏质沙雷氏菌)菌落数大于300CFU时,该培养皿呈"阳性"],用1×10^6~8×10^6CFU/mL枯草芽孢杆菌芽孢计数标准物质(或黏质沙雷氏菌标准物质)进行测试5min后,培养皿上的枯草芽孢杆菌(或黏质沙雷氏菌)菌落数应不超过5CFU。

⑧测试重复进行3次,每次测试结果都应符合要求。

2)碘化钾法(备选)

把测试系统的螺纹杆装到伸缩管的顶部。将气雾发生器安装在螺纹杆上,圆盘面向生物安全柜开口一侧。调整气雾发生器的高度，使圆盘与生物安全柜开口的上边缘平行。移动主机，使圆盘边缘到防护玻璃边缘距离100mm，如图5-25所示。

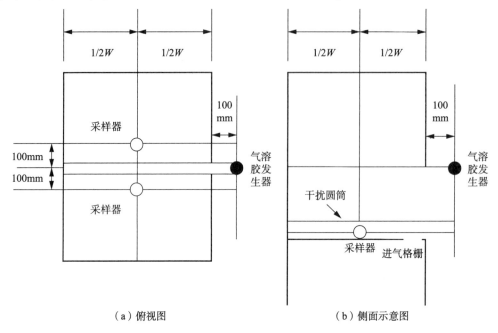

图5-25 碘化钾法产品保护测试示意图

正确安装每一个空气采样器，将软管连接到采样器，管的另一端安装在可伸缩管顶部"Y"形叉上。安装好过滤膜，调整桶形阀，再把X采样器和Y采样器放到生物安全柜的操作平台上的干扰圆筒两侧，采样口面向开口平面，采样口离生物安全柜的前后距离相等，采样口中心离干扰圆筒中心距离是100mm。按照人员防护测试方法继续进行测试。重复试验3次，每次试验结果都应符合要求。

（3）交叉污染防护

交叉污染防护测试用微生物法或碘化钾法，仲裁时用微生物法。

1）微生物法

生物安全柜的气流流速设置为其标称值。

将盛有55mL浓度为$5\times10^4 \sim 8\times10^4$CFU/mL枯草芽孢杆菌芽孢计数标准物质（或黏质沙雷氏菌标准物质）菌液的喷雾器置于生物安全柜内，紧靠左（右）侧壁中心，喷雾器喷射轴在工作台面上方76~130mm处，喷射方向平行于工作台面，正对对面侧壁。

喷雾器喷嘴下方放置两列对照培养皿，距喷嘴前端360mm处放置一列培养皿，在靠近上述培养皿外至少放置一列，如有空间应放置两列培养皿。如图5-26所示。

启动喷雾器5min后关闭，喷雾器关闭5min后，盖上培养皿的盖子。

将所有培养皿在37℃（黏质沙雷氏菌在30℃）下培养。当培养到24~28h时检查计

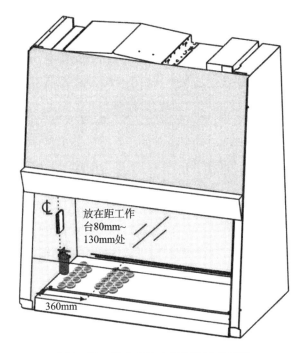

图 5-26 微生物法交叉污染防护试验

数。如果呈阴性,继续培养至总培养时间达 44~48h 时检查计数。将装有 1×10^4~8×10^4 CFU/mL 枯草芽孢杆菌芽孢计数标准物质(或黏质沙雷氏菌标准物质)试验 5min 后,有些距喷雾器喷口前端 360mm 范围内的培养皿检出枯草芽孢杆菌(或黏质沙雷氏菌),并用作阳性对照。距喷雾器喷口前端 360mm 外的培养皿中枯草芽孢杆菌(或黏质沙雷氏菌)菌落数应不超过 2CFU。

在生物安全柜的左侧和右侧分别重复试验 3 次,每次试验结果都应符合要求。

2)碘化钾法(备选)

把气雾发生器安放到生物安全柜的实验工作台上,圆盘的中心到生物安全柜后壁和到生物安全柜开口平面的距离相等。气雾发生器尽可能地靠近生物安全柜的左侧(或右侧)。调整气雾发生器的高度,使圆盘距离工作平面的距离为 100mm。确保每个空气采样器被正确地安装。将软管连接到采样器上,软管的另一端安装到可伸缩管顶的"Y"形叉上。要先装好过滤膜,调整好桶形阀,再把 X 和 Y 空气采样器放到生物安全柜的操作平台上。两采样器离前后壁的距离都是宽度的 1/3,要求与气雾发生器处在干扰圆筒的同侧,并且采样口要面向气雾发生器。距离气雾发生器接触侧面的距离是生物安全柜整个长度的 1/3,如图 5-27(a)所示。在这种条件下做完测试后,把气雾发生器和采样器移动到另一侧,再进行相同的测试,如图 5-27(b)所示。重复试验 3 次,每次试验结果都应符合要求。

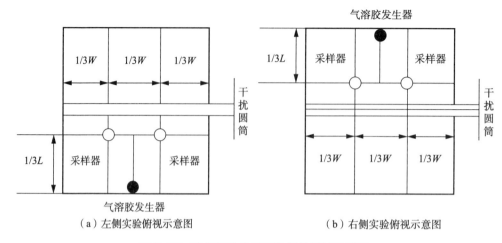

图 5-27　碘化钾法交叉污染保护测试示意图

四、生物安全柜的性能影响因素

1. 管理制度

如生物安全柜管理组织不健全，管理制度不到位，会造成大量感染的风险。生物安全柜作为实验室生物安全一级屏障中最关键的设备，其合理使用、维护、核查是必要的，如果没有完善的管理文件和操作规程，会直接导致生物安全柜在日常使用过程中无法发挥真正的防护效果。

2. 人员因素

生物安全柜使用单位可能已有现行有效的生物安全柜管理制度，但是操作人员未经培训、培训不到位或疲劳使用也会造成风险。除了生物安全柜本身的原因，操作人员的不当操作也会对产品及试验材料造成威胁。人的动作，包括手臂的伸入以及走动都可能对产品产生影响。此外不当地开关门窗、运输设备也会对生物安全柜内气流产生影响。

3. 安装因素

生物安全柜的安装条件对于生物安全柜的性能会产生直接影响。比如放置生物安全柜的房间必须要有足够的送风量，如果没有足够的补充送风，生物安全柜所在房间成为高负压状态，会导致生物安全柜无法正常工作。与生物安全柜相连的排风管道不适配也会直接导致生物安全柜内部的平衡遭到打破。

4. 定期检测和维护

生物安全柜经过长时间使用以后，无论是高效空气过滤器、风机系统、紫外消毒系统都会因长期使用而造成性能衰退。由于生物安全柜的内部屏障是靠各个部分协同工作，共同保持的，任何一个部分出现问题，都会直接导致整体平衡被打破。然而这些潜在的问题，是很难在日常使用中发现的。只有通过具有资质的专业人员和专业设备才能进行。如果生物安全柜长期使用而缺少必要的定期检测和维护，那么必然产生大量的风险，甚至产生严重的后果。

（撰稿人：隋志伟、崔宏恩、厉龙、王蒙、刘莉、刘骐鸣）

第六章 核酸检测辅助设备

第一节 洁净工作台

洁净工作台是一种可提供局部无尘洁净、局部无菌操作环境的箱式空气净化设备，可将工作区已被污染的空气通过专门的过滤通道人为地控制排放，避免对人和环境造成危害。洁净工作台在工作状态下可保持工作空间内的风速、空气洁净度、噪声、振动和照明等性能参数满足实验室的使用要求，广泛应用于光学、电子实验，无菌微生物检验，植物组培接种等需要局部洁净、无菌工作环境的生物制药、食品生产等科研和生产部门。

一、洁净工作台工作原理

洁净工作台空气通过风机吸入，经由静压箱通过高效过滤器过滤，过滤后的洁净空气以垂直或水平气流的状态送出，使洁净工作台操作区域持续在洁净空气的控制下，并达到100级洁净度，形成了无菌的高洁净工作环境。

洁净工作台主要由箱体、风机、初效过滤器、高效过滤器和电源等组成。洁净工作台按气流流型可分为垂直单向流和水平单向流；按操作方式可分为单面操作和双面操作。

二、洁净工作台的技术指标

依据 YY/T 1539—2017《医用洁净工作台》，洁净工作台的各项技术指标如下。

1. 高效过滤器完整性

高效过滤器安装位置应能确保对过滤器及其框架的连接处进行完整性检测。当工作区安装一个以上高效过滤器时，每个过滤器之间应设计导流或减少涡流的装置。洁净台工作区高效过滤器及其框架的连接处在任何点的漏过率应不超过0.01%。

2. 噪声

有效流速范围内，噪声应不超过65dB。

3. 照度

洁净台在生产厂商设置的有效流速范围内,平均照度应不小于300lx。

4. 振动

洁净台在生产厂商设置的有效流速范围内,频率10Hz至10kHz之间的净振动振幅应不超过5μm(rms,均方根)。

5. 沉降菌

正常运行洁净台30min,培养皿上的平均菌落数应不超过0.5CFU。

6. 气流流速

洁净台工作区平均气流流速应在0.20~0.50m/s范围内,最低平均气流流速应在生产厂商设置的最低气流流速的±0.02m/s之间;最高平均气流流速应在生产厂商设置的最高气流流速的±0.02m/s之间。各测量点实测值与平均流速相差均应不超过±20%或±0.08m/s(取较大值)。

7. 洁净度

洁净台工作区,尘埃粒子(粒径≥0.5μm)数应≤3520个/m^3;尘埃粒子(粒径≥5μm)数应≤29个/m^3。

8. 温升

洁净台照明灯和风机工作且持续运行4h以后,工作区中心的温度应不高于洁净台外环境温度+8℃。

三、洁净工作台检测设备

1. 气溶胶光度计

将过滤器上游气流中浓度为10μg/L的DOP(或相当液体)多分散气溶胶微粒标示为100%,气溶胶光度计能检验0.001%同一气溶胶微粒。

将气溶胶发生器压力调至最小(140kPa),使用DOP或与之相当的液体发生气溶胶,发生器喷嘴浸入液体的深度应不超过25mm。气溶胶发生器压力计最大量程为0~550kPa,分辨力和精确度不大于7kPa。

2. 声级计

测量范围为50~100dB,最大允许误差为±1dB,分辨率为1dB,有A计权模式。

3. 照度计

最大允许误差为±10%,应能满足1000lx以下照度的测量。

4. 振动仪

振幅最小可靠读数为2.5μm(rms)。

5. 培养皿

一般采用 φ90mm×15mm 规格的培养皿和大豆酪蛋白琼脂培养基（TSA）。其中，大豆酪蛋白琼脂培养基（TSA）配方为：酪蛋白胰酶消化物 15g，大豆粉木瓜蛋白酶消化物 5g，氯化钠 5g，琼脂 15g 和纯化水 1000mL。取上述成分（除琼脂）混合，微热溶解，调节 pH 使其灭菌后为 3±0.2，加入琼脂，加热融化后，分装、灭菌并冷却至约 60℃，在无菌操作要求下倾注约 20mL 至无菌平皿（φ90mm）中。加盖后在室温条件下放至凝固。

6. 干扰圆筒

采用外径 63mm 两端封闭的圆筒，用于模拟手臂对洁净台气流的干扰。干扰圆筒的长度由洁净台前后尺寸决定，材质为不锈钢或铝。

7. 温度补偿式风速仪

最大允许误差为±0.015m/s 或示值的±3%（取较大值），并经过计量校准。当检测点的气压和温度偏离风速仪上列出的标准状态时，应按风速仪生产厂商手册中的修正因子进行修正。

8. 尘埃粒子计数器

测量范围至少包含 0.3μm 或为 0.1~10μm，最大允许误差为±20%。

9. 倾角仪

最大允许误差为±0.1°。

四、洁净工作台检测方法

1. 高效过滤器完整性检测

（1）将洁净台的气流流速调节至生产厂商规定的有效流速最高值。

（2）去掉过滤器的散流装置和保护盖（如果有）。安放气溶胶发生器，将气溶胶导入洁净台，产生均匀分布的高效过滤器上游气流。生产厂商未规定气溶胶的导入位置时，导入气溶胶的方式应确保其在洁净台的气流中均匀分布。

（3）打开气溶胶光度计，按生产厂商使用说明进行调整。

（4）对含有气溶胶的高效过滤器上游气流进行检测，调整并使得该浓度气溶胶的光散射强度大于或等于由 10μg/L DOP 产生的光散射强度：

如果是线性刻度的光度计（0~100 分度），将读数调整为 100；

如果是对数刻度的光度计，将上游气流浓度的读数调整为一个分度对应浓度 $1×10^4$ 以上（利用仪器校准曲线）。

（5）光度计探头在过滤器下游距过滤器表面不超过 25mm，并以小于 50mm/s 的扫描速率移动，使探头扫描检测过滤器的整个下游一侧和每个组合过滤片的边缘，扫描路线的边缘应略微重叠。探头围绕整个过滤器外围、沿组合过滤片和框架的连接处，以及围绕过滤器和其他部件之间的密封处全面检查。

2. 噪声检测

(1)将声级计设置为 A 计权模式；

(2)打开洁净台的风机和照明灯，在洁净台前面中心水平向外 300mm、工作台面上方 380mm 处测量噪声。

3. 照度检测

(1)在工作台面上，沿工作台面两内侧壁中心连线设置照度测量点，测量点之间的距离不超过 300mm，与侧壁最小距离为 150mm。

(2)关掉洁净台的照明灯，从一侧起依次在测量点进行背景照度测量。平均背景照度应在 110lx±50lx。

(3)打开洁净台的照明灯，启动洁净台的风机，从一侧起依次在测量点进行洁净台的照度测量。

4. 振动检测

(1)用夹钳、螺钉、带有凡士林凝胶薄膜的磁铁或双面胶带将振动仪的传感元件固定到工作台面的几何中心；

(2)测定洁净台正常工作时的总振动振幅；

(3)关闭洁净台的风机，测定背景振动振幅；

(4)从总振动强度中减去背景振动振幅即为洁净台的净振动振幅。

5. 沉降菌检测

(1)将洁净台的气流流速设置为规定的最低值，带有玻璃窗的洁净台将玻璃窗开启到规定的最高值(双面操作的洁净台应将两面的玻璃窗都开启到生产厂商规定的最高值，无玻璃窗的洁净台可直接检测)；

(2)自净 30min 或按说明书要求的时间；

(3)在洁净台的工作区台面上排放敞开的培养皿，数量不少于 14 个；

(4)圆筒固定在洁净台工作台面上的中心区，从操作口伸出洁净台至少 150mm，圆筒的轴线高于工作台面 70mm；

(5)设置一组阳性及一组阴性对照培养皿；

(6)检测时间 30min 后盖上培养皿盖；

(7)重复试验 3 次；

(8)将培养皿在 30~35℃ 培养箱中培养，时间不少于 2d；

(9)将洁净台的气流流速设置为生产厂商规定的最高值，重复上述试验步骤。

6. 垂直气流流速检测

将洁净台的气流流速设置为生产厂商规定的最低值，按下列方式在低于散流装置

100mm 的水平面上确定测量点位置,多点测量穿过该平面的垂直气流流速:

(1)测量点等距分布,形成的方形栅格不大于 150mm×150mm,测量点最少应有 3 排,每排最少应有 7 个测量点;

(2)检测区域边界与洁净台的内壁及操作口的距离应为 100mm;

(3)用夹具将风速仪探针准确定位在各测量点进行测量,记录所有测量点的测量值并根据测量值计算出平均值;

(4)将洁净台的气流流速设置为生产厂商规定的最高值,重复上述试验步骤。

7. 水平气流流速检测

将洁净台的气流流速设置为生产厂商规定的最低值,按下列方式在散流装置前侧 100mm 的垂直面上确定测量点位置,多点测量穿过该平面的水平气流流速:

(1)测量点等距分布,形成的方形栅格不大于 150mm×150mm,测量点最少应有 3 排,每排最少应有 7 个测量点;

(2)检测区域边界与洁净台的内壁及操作口的距离应为 100mm;

(3)用夹具将风速仪探针准确定位在各测量点进行测量,记录所有测量点的测量值并根据测量值计算出平均值;

(4)将洁净台的气流流速设置为生产厂商规定的最高值,重复上述试验步骤。

8. 洁净度检测

(1)将洁净台的气流流速设置为生产厂商规定的最低值,并将玻璃窗开启到生产厂商规定的最高值(双面操作的洁净台应将两面的玻璃窗都开启到生产厂商规定的最高值,无玻璃窗操作口的洁净台可直接检测);

(2)玻璃窗下缘在工作台面向上 200mm 处,检测区域边界与洁净台的内壁及操作口的距离应为 100mm;

(3)除在检测区域四个角布置采样点外,还需在检测区域内沿中心线平均布点,检测区域内的采样点数目不得少于 5 个;

(4)每个采样点的采样次数不得少于 3 次,每次采样量应不小于 5.66L;

(5)粒子计数器的采样口应正对气流方向。

五、洁净工作台使用与维护

如前所述,洁净工作台是一种可提供局部无尘洁净、无菌的箱式空气净化设备,对影响其使用效果的因素有以下要求。

1. 室内环境

应放在干净、尘埃少的房间内,因为室内空气质量影响高效过滤网的性能和使用寿命。

2. 外界环境

测量时要避免外界风速、电磁场、振动等影响。

3. 气流循环

使用时工作台中不要摆放不必要的物品以免妨碍气流循环。

4. 风机预热

打开风机运行不少于 10min 后方可使用。如开启后直接使用，则操作台面达不到净化的要求。

第二节　医用离心机

医用离心机是利用旋转运动的离心力以及浮力密度的差异进行分离、浓缩和提纯生物样品中各成分的实验室设备。通常由转动装置、速度控制系统、离心室、离心转盘及底座等组成，广泛应用于医学、生物学和药理学等相关实验室和血站、体检中心、医院等医疗机构中。

一、医用离心机工作原理

离心机通过旋转运动使物质产生较大的离心力，由于不同颗粒的质量、密度、形状、大小不同，在同样的离心转速下沉降速度也就不同，由此可实现对物质的分离、制备、浓缩、提纯。

二、医用离心机的结构组成

离心机一般包含转头、驱动系统和防护系统等。冷冻离心机还有制冷系统，超速离心机还有真空系统。

1. 转头

(1)转头的类型

转头按结构和用途可分为固定角转头、水平转头、垂直转头、区带转头、连续流转头等。

(2)转头的材料

转头的材料一般包括铝合金、钛合金、碳纤维、聚丙烯等。

(3)离心管

离心管及其管帽用来承载样品，使用时放置于转头的腔内，是转头的重要附件。

2. 驱动系统

驱动系统是离心机的核心部分，由电机、控制电路、功率驱动、转速检测电路等组成。

电机是离心机的"心脏"。过去大多采用带碳刷的串激式直流电机,这种电机现已处于淘汰阶段。目前流行的是无刷变频调速电机。

3. 防护系统

离心机一般设有门锁防护、转头型号识别、不平衡检测、超速及超温等防护装置。

4. 制冷系统

转头高速运转时与空气摩擦生热,会导致转头膨胀并且影响样品活性,因此,一般高速和超速离心机会设计有制冷系统。制冷系统包括温度传感器、压缩机、温度控制电路等。也有个别型号的离心机通过合理设计风道对转头散热。

5. 真空系统

由于超速离心机的离心速度非常高,通过制冷系统还不足以抵消转头与空气摩擦产生的热量,因此设计了真空系统,以减少离心室内空气与转头的摩擦。60000r/min以下的超速离心机只需使用简单的机械油泵抽真空,这种泵的真空度可达13.3Pa;60000r/min以上的超速离心机需要机械油泵加扩散泵的真空系统,这种泵的真空度可达0.133Pa。

根据不同的标准,医用离心机可以分为不同的种类,一般有4种分法:按结构可以分为台式医用离心机和立式医用离心机(也称落地式医用离心机)等;按有无温度控制系统可以分为冷冻医用离心机(也称低温医用离心机)和常温医用离心机;按离心方法可以分为制备型医用离心机和分析型医用离心机;按速度可以分为低速医用离心机(<10000r/min)、高速医用离心机(10000~30000r/min)和超速医用离心机(>30000r/min)。

三、医用离心机的计量特性

依据JJF 2004—2022《医用离心机校准规范》,离心机主要计量特性如下。

1. 转速范围

在满载条件下,低速医用离心机的最低、最高转速示值相对误差应不超过±2.5%,满足条件的最低、最高转速确定的范围为该医用离心机的转速范围;高速医用离心机、超速医用离心机的最低、最高转速示值相对误差应不超过±1.0%,满足条件的最低、最高转速确定的范围为该医用离心机的转速范围。

2. 转速示值相对误差

在满载条件下,低速医用离心机的转速示值相对误差应不超过±2.5%;高速医用离心机、超速医用离心机的转速示值相对误差应不超过±1.0%。

3. 转速稳定度

医用离心机在满载和规定转速条件下,转速稳定度应不大于1.0%。

4. 升降速时间

医用离心机在满载条件下,从最低转速升到最高转速时间应不大于7min;从最高转速降到最低转速的时间应不大于10min。

不同速度、不同容量的医用离心机要求不一定相同,如果有特殊要求,则按照其要求执行。

5. 定时相对误差

医用离心机在空载条件下,定时相对误差应不大于±1%。

6. 噪声

医用离心机噪声(A计权)应不大于70dB。

7. 温度偏差

温度偏差应不大于±2℃。

8. 试液温升

医用离心机按照要求运行一定时间(如超速医用离心机运行10min,高速医用离心机运行15min,低速医用离心机运行20min)后,超速医用离心机、高速医用离心机的试液温升均应不超过12℃;低速医用离心机的试液温升应不超过10℃。

9. 升降温速率

在正常的实验室环境温度条件下,医用离心机的离心腔温度从室温(如25℃)降到4℃应不大于20min;离心腔温度从4℃升温到室温的时间应不大于15min。

四、医用离心机校准设备

医用离心机校准用标准装置及配套设备如表6-1所示。

表6-1 医用离心机校准用标准装置及推荐技术指标

序号	标准装置及配套设备		用途
1	转速测量仪 (具备同步计时功能)	转速测量范围:20~10000r/min 0.2级 计时最大允许误差:±0.5s	转速范围 转速示值相对误差 转速稳定度 升降速时间 定时相对误差
		转速测量范围:≥10000r/min 0.1级 计时最大允许误差:±0.1s	
2	声级计	2级	噪声
3	温度测量仪(具备同步计时功能)	温度测量最大允许误差:±0.5℃ 计时最大允许误差:±0.1s	温度偏差 升降温速率

五、医用离心机校准方法

1. 转速范围

(1)最低转速

在满载条件下,控制医用离心机以最低转速工作,当转速达到设定值后,记录转速测量仪的测量值,共记录 10 次,取其平均值作为该医用离心机的最低转速。

(2)最高转速

在满载条件下,控制医用离心机以最高转速工作,当转速达到设定值后,记录转速测量仪的测量值,共记录 10 次,取其平均值作为该医用离心机的最高转速。

2. 转速示值相对误差

在满载条件下,至少选取包括上限值和下限值在内的 5 个校准点,分别计算每个转速点的转速示值相对误差。按照选定的校准点分别控制医用离心机的转速,当转速达到设定值后,记录转速测量仪的测量值,共记录 10 次,计算相对误差。

3. 转速稳定度

在满载条件下,在医用离心机最高转速下进行校准。当转速达到设定校准点后,利用转速测量仪每隔 2min 测量并记录一次数据,共记录 10 组数据,计算稳定度。

4. 升降速时间

(1)升速时间

在满载条件下,设定医用离心机的最低、最高转速,并记录。控制医用离心机到最低转速并保持转速稳定。控制医用离心机从最低转速升到最高转速,用转速测量仪(具备同步计时功能)同步测量医用离心机从最低转速升至最高转速时所需的时间,此时间即为升速时间。

(2)降速时间

在满载条件下,设定医用离心机的最低、最高转速,并记录。控制医用离心机到最高转速并保持转速稳定。控制医用离心机从最高转速降到最低转速,用转速测量仪(具备同步计时功能)同步测量医用离心机从最高转速降至最低转速时所需的时间,此时间即为降速时间。

5. 定时相对误差

在空载条件下,按给定时间控制医用离心机工作,用转速测量仪(具备同步计时功能)同步记录实际运行时间。给定时间与实际运行时间之差除以给定时间即可得出定时相对误差。

6. 噪声

在满载条件下,设定医用离心机转速为最高转速,控制其正常工作,在距医用离心机盖板上面和侧面(包括前、后、左、右)各1m处,分别用声级计进行5次测量。分别计算上面和侧面各自5次测量结果的平均值,取其中最大值作为该医用离心机噪声。

7. 温度偏差

(1)选取不少于5个温度点,必须包含最低和最高温度点。

(2)将装有满载转头的医用离心机控制到最高转速工作。

(3)将医用离心腔温度按照选定的温度点分别设置,在每个设置条件下,当温度显示达到设定值后,记录医用离心机温度显示值和温度测量仪的测量值,每隔2min记录一组,共记录10组。

(4)控制医用离心机到下一个温度点,重复步骤(3)。

(5)重复步骤(4)直到设定温度点全部测量完成,停止医用离心机工作。计算每个设定温度点下温度测量仪的测量值的平均值,减去对应的医用离心机温度显示值的平均值,记为该温度点的温度偏差。取上述温度偏差中的最大值作为该医用离心机的温度偏差。

8. 试液温升

取与环境温度相同的试液(如水)放入医用离心机配套的离心管(瓶)内,用温度测量仪(具备同步计时功能)进行测量,记录当前温度值作为初始温度值。启动医用离心机以最高转速运行,到达规定运转时间后测量试液温度,该温度值与初始温度值之差,记为该医用离心机的试液温升。

9. 升降温速率

(1)降温速率

在满载条件下,设定医用离心机第一个温度点,启动并控制医用离心机到该温度点,当温度达到设定值时,用温度测量仪(具备同步计时功能)测量此时温度,记为T_{j1}。设定第二个温度点,启动并控制医用离心机工作,当温度达到设定值时,用温度测量仪(具备同步计时功能)同步记录医用离心机从第一个温度点降温到第二个温度点所需的时间(记为t_{j1})和此时的温度(记为T_{j2})。T_{j1}减去T_{j2}所得差值除以t_j即为降温速率。

(2)升温速率

在满载条件下,设定医用离心机第一个温度点,启动并控制医用离心机到该温度点,当温度达到设定值时,用温度测量仪(具备同步计时功能)测量此时温度,记为T_{s1}。设定第二个温度点,启动并控制医用离心机工作,当温度达到设定值时,用温度测量仪(具备同步计时功能)同步记录医用离心机从第一个温度点升温到第二个温度点所需的时间(记为t_s)和此时的温度(记为T_{s2})。T_{s2}减去T_{s1}所得差值除以t_s即为升温速率。

六、医用离心机的使用与维护

1. 水平的调节

(1)台式离心机使用时要放置在平稳、坚固的台面上。大部分台式离心机底座都装有橡胶吸脚，借助于仪器本身的重量，紧贴于台面，无须人工调水平。有些台式离心机的底部装有可调脚垫，安装时或移动位置后需要请专业人员调整水平度。

(2)立式的大容量低速离心机和高速冷冻离心机要安放在坚实的地面上，水平放置。若底部装有可调地脚，安装时一定要调好水平，并紧固好。

2. 转头的正确使用

(1)所有转头不能超过其最高转速使用，使用年头较长的转头要降级使用。

(2)每次离心完成后，必须将转头取出；否则，长时间放在轴上可能锈死导致转头取不出而造成离心机整机报废。

(3)使用前应检查转头是否有伤痕、腐蚀等，发现有疑问立即停止使用，并联系专业人员进行检测。

(4)安放转头时务必拧紧转头的压紧螺帽，以免高速旋转的转头飞出造成事故。拧紧螺帽时用力要适中，力度太大可能损坏螺纹，造成电机报废。为了保护锁紧转头的螺纹，要定期在螺纹上涂抹润滑脂防止生锈。

(5)转头在预冷时转头盖可摆放在离心机的平台上，或摆放在实验台上，千万不可不拧紧浮放在转头上，因为一旦误启动，转头盖就会飞出，造成事故。

(6)不得使用伪劣的离心管，不得使用老化、变形、有裂纹的离心管。

(7)转子不用时应从离心腔内取出，及时用中性洗涤液清洁擦干，防止化学腐蚀，存放在干燥通风处。不允许用非中性清洁剂擦洗转子，不允许用电热风吹(烘)干转子。转子中心孔内应涂少许润滑脂保护。

(8)转头放置要远离强磁体。很多进口品牌(例如 sigma)的离心机转头底部镶嵌有小磁铁，用来对转头型号进行编码，转动时转头底部的转头识别装置(霍尔传感器)感应出转头编码，从而识别转头型号。如果小磁铁被强磁体磁化导致极性顺序错乱，离心机就无法识别转头而产生报错信息，导致转头失效甚至报废。

3. 离心过程中的注意事项

(1)离心机在预冷状态时，离心机盖必须关闭。离心结束后，擦干腔内余水，离心机盖处于打开状态。

(2)离心机在运转时，不得移动离心机。

(3)转头使用时一定要确认设置的转头号正确无误。

(4)每次停机后再开机的时间间隔不得少于 5min，以免压缩机堵转而损坏。

(5)不得在离心机运转过程中或转子未停稳的情况下打开盖门，以免发生事故。

(6)冷冻离心后敞开离心机盖子，擦拭离心机内壁，防止水汽凝结成水引起生锈。

(7)离心中有液体溅出的，须立刻清理，防止腐蚀和生锈。

(8)仪器较长时间不使用或者维修时应将主电源插头取下。否则仪器会带电，特别是维修时易发生安全事故。

(9) 离心机的插座一定要与墙上供电插板接触良好,并且良好接地。

(10) 离心机周围要通风散热良好,与周围墙面保持足够距离。

(11) 离心机在关闭机盖时要轻压轻放,待内部电磁开关锁紧机盖,操作面板上显示机盖已盖好(通常开盖指示灯会亮,表明已盖好),此时才能开始离心。

(12) 离心结束时,如果定时未到,要先按"stop"使电机停下后,再开盖。最后关闭电源开关,不可在离心机转动时直接关闭电源。

(13) 离心机启动后,要等到转速升至所设置转速,并且运转平稳后人员方可离开。如果在升速时,机身震动厉害,或机器有报警声,或屏幕出现报错信息时,要及时按"stop"停机,按照说明书排除故障,必要时请专业人员检查维修。

(14) 分立元件控制离心机,其电机一般带碳刷,速度一般由一个调速旋钮(电位器)控制。升速时要慢慢将旋钮顺时针旋转将速度调至需要的转速,不要直接调至最高;否则,容易让电机猛然承受高压而导致碳刷打火。

第三节 高压蒸汽灭菌器

高压蒸汽灭菌器又称高压消毒锅,适用于耐高温、高湿的医用器械和物品的灭菌。高压蒸汽灭菌器是目前应用最广泛、灭菌效果最好的灭菌器具之一。

一、高压蒸汽灭菌器基本原理

灭菌是指用物理或化学的方法杀灭或清除传播媒介上所有微生物,使之达到无菌水平。最常用的灭菌方法是高压蒸汽灭菌法。高压蒸汽灭菌法能使细菌体内的蛋白质变性或凝固,杀灭所有细菌增殖体和芽孢,从而达到灭菌的目的。

高压蒸汽灭菌器利用加热产生蒸汽,随着蒸汽压力不断增加,温度随之升高,通常压力在 103.4kPa 时,器内温度可达 121.3℃,维持 15~30min,可杀灭包括芽孢在内的所有微生物。此法常用于一般培养基、生理盐水、手术器械及敷料等耐湿和耐高温物品的灭菌。

二、高压蒸汽灭菌器结构与分类

1. 结构

高压蒸汽灭菌器有各种形式及规格,通常包括主体、密封门、管路系统和控制系统四大部分。

(1) 主体

主体是一个密闭的耐高温和耐高压的双层金属圆筒,分别称为外锅和内锅,两层之间盛水。

①外锅

外锅供装水产生蒸汽之用。坚厚，其上方或前方有金属厚盖，盖有螺栓，借以紧闭盖门，使蒸汽不能外溢。加热后，灭菌器内蒸汽压力升高，温度也随之升高，压力越大，温度越高。

外锅壁上还装有排气阀、温度计、压力表及安全阀。排气阀用于排出空气；压力表、温度计用于显示锅内压力及温度；安全阀又称保险阀，利用可调弹簧控制活塞，超过定额压力即自行放汽减压，以保证灭菌工作中的安全。

②内锅

内锅为放置灭菌物的空间。

(2) 密封门

密封门主要由机械传动系统组成，安装有特殊加工的橡胶密封圈和安全连锁装置，以保证高压消毒器的正常开启、密封以及高温工作环境下的安全性和稳定性。

(3) 管路系统

管路系统分为蒸汽管路、水路和压缩空气管路。整个高压灭菌过程中气体液体在管路系统流通，完成预真空、加热加压、卸压干燥等一系列的灭菌步骤。

(4) 控制系统

控制系统具有条件控制、计时、计数和步进等控制功能，同时完成数学运算和数据处理，对整个灭菌过程进行监控。

2. 分类

高压蒸汽灭菌器可分为下排式和预真空式两大类。下排式高压蒸汽灭菌器又包括手提式和卧式两种。

(1) 下排气高压蒸汽灭菌器，下部有排气孔，灭菌时利用冷热空气的相对密度差异，借助容器上部的蒸汽压迫使冷空气自底部排气孔排出。灭菌所需的温度、压力和时间根据灭菌器类型、物品性质、包装大小而有所差别。当压力在 102.97~137.30kPa 时，温度可达 121~126℃，15~30min 可达到灭菌目的。

(2) 预真空压力蒸汽灭菌器，配有真空泵，在通入蒸汽前先将内部抽成真空，形成负压，以利蒸汽穿透。在压力 105.95kPa 时，温度达 132℃，4~5min 即可灭菌。

三、高压蒸汽灭菌器检测设备

高压蒸汽灭菌器的检测方式一般分为生物检测、物理检测和化学检测等，不同的检测方式对应不同的检测设备(或标准物质)。

1. 生物指示剂

生物指示剂利用耐热的非致病性细菌芽孢做指示菌来测定热力灭菌的效果。菌种采用 USP(美国药典)31 版和 ISO 11138 指定的嗜热脂肪芽孢杆菌(ATCC7953)，该菌芽孢对热的抗力较强，其热死亡时间与病原微生物中抗力最强的肉毒杆菌芽孢类似。

2. 物理检测设备

物理检测设备一般是利用安装在灭菌器里面或独立的温度压力记录装置，通过物理方式分别记录灭菌过程中灭菌容器内的温度和压力数值来保证灭菌效果。市场上目前已经可以购置到各种无线式的温度压力装置，这类装置可在灭菌器工作过程中实时记录并传递温度压力数值，进而绘制温度压力曲线，分析灭菌效果。

温度、压力记录器性能要求如下：

（1）材质

记录器需具备耐高温、耐湿、耐压和耐化学品腐蚀等特点，其整体具有全密封防水性能，外壳和探针的材料可选用不锈钢和 PEEK（聚醚醚酮）等机械性能优异的材料。记录器中的电池需耐高温和高压，可多次反复使用，至少有 0.5 年的使用寿命。

（2）计量性能

记录器的温度测量范围为 0~150℃，温度测量最大允许误差为 ±0.1℃，温度显示分辨力优于 0.1℃，校准结果修正后的扩展不确定度（$k=2$）优于 0.15℃，校准周期的稳定度优于 0.15℃；压力测量范围为 0~0.4MPa，最大允许误差为 ±6kPa；时间记录间隔应不长于 15s。

3. 化学检测设备

利用化学指示剂在一定的温度与作用时间条件下受热变色或变形的特点，以判断是否达到灭菌所需参数要求。常用的有以下几种。

（1）自制测温管

将某些化学药物的晶体密封于小玻璃管内制成，常用试剂有苯甲酸等。灭菌时，当温度上升至药物的熔点，管内晶体即熔化。温度降低后，该晶体再凝固，但其外形仍能与未熔化过的晶体相区别。此法只能反映灭菌容器的温度，不能指示持续时间是否达标，主要用于对各物品包装的中心情况进行监测。

（2）化学指示胶带或化学指示卡

化学指示胶带上印有斜向白色指示线条图案，是一种贴在待灭菌的无菌包外的特制变色胶纸，其粘贴面可牢固地封闭敷料包、金属盒或玻璃物品，在 121℃经 20min 后胶带变色。同样，化学指示卡在经过一定温度和时间后，化学指示条变色。

四、高压蒸汽灭菌器的性能指标

高压蒸汽灭菌器的检测主要是针对腔内物品灭菌效果的检测，有生物学检测、化学检测和物理检测等三种方式。高压蒸汽灭菌设备灭菌效果的生物检测和化学检测依据 GB/T 15981—2021《消毒器械灭菌效果评价方法》；物理检测依据 JJF 1308—2011《医用热力灭菌设备温度计校准规范》、YY 1007—2010《立式蒸汽灭菌器》和 GB 8599—

2008《大型蒸汽灭菌器技术要求　自动控制型》。高压蒸汽灭菌器的物理检测项目主要包括压力、温度和维持时间。

1. 热分布检测

热分布检测是检查灭菌器灭菌性能的一项重要试验。通过热分布试验可得知灭菌器中各个不同位置的温差情况。检测时，将温度记录器均匀放置在蒸汽压力灭菌设备内。固定的位置至少包含以下3处：灭菌设备内可能的最高温度点（如蒸汽入口点）、最低温度点（冷凝水排放口）及温度记录控制探头附近。锅内需要检测几个点则相应摆放几个记录器。记录器放妥后，按照所要求的灭菌程序进行灭菌。灭菌程序结束，取出数据记录器与电脑相连接，读取各测温点在整个灭菌过程中每个时间点的温度情况和压力情况。

2. 热穿透检测

对灭菌包中的实际灭菌温度进行检测。将温度数据记录器放在灭菌包裹内（也可将探针插入待灭菌物品的内腔）。记录器放妥后，按照所要求的灭菌程序进行灭菌。灭菌结束后，取出数据记录器，连接电脑读取数据。获知的数据即为待灭菌物品实际的灭菌温度。

3. 压力和灭菌时间检测

压力记录器放于灭菌器内任何位置，记录器放妥后，按照所要求的灭菌程序进行灭菌。灭菌结束后，取出数据记录器，连接电脑读取数据。获知的数据即实际压力。灭菌时间的检测应使用标准表在灭菌过程中进行检测（要求不严格时可参考温度、压力记录器中的时间）。

五、高压蒸汽灭菌器检测方法

1. 生物学检测

（1）将两个嗜热脂肪杆菌芽孢菌片分别放于灭菌小纸袋内，置于标准试验包中心部位。

（2）灭菌器柜室内的上、中层中央和排气口处各放置一个标准试验包（由3件平纹长袖手术衣，4块小手术巾，2块中手术巾，1块大手术巾，30块10cm×10cm、8层纱布敷料包裹成25cm×30cm×30cm大小）。手提高压蒸汽灭菌器用通气储物盒（22cm×13cm×6cm）代替标准试验包，盒内盛满中试管，指示菌片放于中心部位两只灭菌试管内（试管口用灭菌牛皮纸包封），将盒平放于手提蒸汽灭菌器底部。

（3）经一个周期灭菌后，在无菌条件下，取出标准试验包或通气储物盒中的指示菌片，投入溴甲酚紫葡萄糖蛋白胨水培养基中，56℃培养48h，观察培养基颜色变化。

（4）每个指示菌片接种的培养基全部不变色，判定为灭菌合格。指示菌片之一接种的培养基由紫色变为黄色时，判定为灭菌不合格。

2. 化学检测

（1）物品包可用外化学指示胶带作为物品是否经过灭菌的处理标志。在物品包内中心部位可用化学指示剂作为物品是否灭菌的参考标志。

（2）将物品包放置于灭菌器内，经过一个周期灭菌后，化学指示剂的颜色变为与灭菌合格标准色相同或熔化时作为灭菌合格的参考标准。

3. 物理检测

物理检测验证，将温度记录仪放入灭菌器，根据灭菌器舱室大小决定温度检测点数量，布点以能够详细地描述整个舱室内的温度分布情况为原则（以容积不超过60L的高压蒸汽灭菌器为例，每层设定三个点，各层间按对角线布点；将一个压力测定仪放入灭菌器底部中心位置）。布置好记录点后，开始灭菌程序。建议每种灭菌程序进行3次重复性实验。

（1）灭菌器温度示值最大允许误差为±0.5℃（JJF 1308—2011 推荐）；

（2）整个灭菌循环中，灭菌温度范围的实测值不低于设定值，且在灭菌保持时间内，实际灭菌温度不高于程序设定温度3℃，灭菌室内任意2点差值不得超过2℃，每个测量点温度波动应控制在±1℃以内；

（3）实测压力范围应与实测温度范围相对应；

（4）灭菌时间实测值不低于设定值，且不超过设定值的10%。

六、高压蒸汽灭菌器的使用与维护

1. 高压蒸汽灭菌器使用注意事项

（1）灭菌包不宜过大过紧（体积不应大于30cm×30cm×30cm），灭菌器内物品的放置总量不应超过灭菌器柜室容积的85%。各包之间留有空隙，以便于蒸汽流通、渗入包裹中央及排汽时蒸汽迅速排出，保持物品干燥。

（2）盛装物品的容器应有孔；若无孔，应将容器盖打开。

（3）布类物品放在金属、搪瓷类物品之上。

（4）被灭菌物品干燥后才能取出备用。

（5）灭菌锅密闭前，应将冷空气充分排空；否则，即使压力表已指到103.43kPa，而锅内温度还只有100℃，这样芽孢不能被杀死，会造成灭菌不彻底。

（6）随时观察压力及温度情况。

（7）注意安全操作。每次灭菌前，应检查灭菌器是否处于良好的工作状态。

（8）降压一般通过自行冷却。如果时间来不及，可以稍开排汽阀降压，但排汽阀不能开得太大，排汽不能过急，否则灭菌器内骤然降压，灭菌物内的液体会突然沸腾，将棉塞冲湿，甚至外流。另外，降压时压力表上读数虽已降至"0"时，灭菌物内温度有时还会在100℃以上，如果开锅太快还有沸腾的可能，所以最好在降压后再稍停一会，灭菌物温度下降后再出锅较妥当。灭菌物灭菌后仍处于高温时，容器内呈真空状，降温过程中外部空气要重新进入容器，这称为"回气"。降温过快，回气就急，如棉塞不严密，空气中杂菌就会重新进入灭菌物导致污染，这往往造成高压蒸汽灭菌的失败。因此降压开盖取物不宜过急。

2. 高压蒸汽灭菌器日常维护

灭菌器箱体：用水和中性洗涤剂浸透软布，拧干后擦拭表面（勿使用稀释剂和挥发油），再用清水冲洗后打开排水阀排掉水。

排气贮存桶：中性洗涤剂和热水混合装入桶中，反复摇动振荡，干净后用清水冲洗。

盖子衬垫和开口：用浸透水的软布十分仔细地擦拭脏物和黏附的灰尘。

电源开关检查：每月进行一次漏电保护功能检查，接通电源后用细棒按下电源开关的红色检测按钮，此时若电源开关自动关断，则其安全装置处于正常状态。

第四节　移液器

移液器是由德国生理化学研究所的科学家 Schnitger 于 1956 年发明的。1958 年德国 Eppendorf 公司开始生产按钮式移液器，成为世界上第一家生产移液器的公司。称液器发展到今天，不但加样量更为精确，而且品种也多种多样，如微量分配器、多通道移液器等，适用于临床常规化学实验室使用。

一、移液器工作原理

移液器是活塞通过弹簧的伸缩运动来实现吸液和放液。在活塞的推动下，排出部分空气，利用大气压吸入液体，再由活塞推动空气排出液体。因此，使用移液器时，配合弹簧的伸缩特性来操作，可以很好地控制移液的速度和力度。

1. 正向移液

设定量程，将移液器排放按钮按至第一停点，然后平稳松开按钮，液体吸入吸头内。放液时，吸头紧贴容器壁，先将排放按钮按至第一停点，略作停顿后，再按至第二停点。

2. 反向移液

将按钮按至第二停点，将吸头浸入液面，使控制钮缓慢滑回原位松开按钮吸样。放液时，吸头紧贴容器壁，先将排放钮按至第一停点，剩余体积的液体废弃或还回原容器，释放至第一停点，松开按钮。

3. 反复移液

将按钮压至第二停点，将吸头浸入液面，使控制钮缓慢滑回原位，松开按钮吸样。放液时，吸头紧贴容器壁，先将排放按钮按至第一停点，重复图 6-1 中的"3""4"步骤，剩余体积的液体废弃或还回原容器，释放时至第一停点即可，松开按钮。

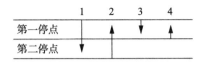

图 6-1 反复移液示意图

4. 全血移液

将按钮压至第一停点，将吸头浸入液面，使控制钮缓慢滑回原位，松开按钮吸样。排液时，吸头紧贴容器壁，先将按钮进到第一停点，然后放液，重复 3~4 次，直至液体放干净为止，最后按下按钮至第二停点把吸头内壁纸的液体彻底排尽，松开按钮。

二、移液器的结构分类

移液器一般包括控制按钮（不同厂家设计不同，通常也通过此按钮进行吸液体积调节）、吸头推卸按钮、体积显示窗、套筒、弹性吸嘴和吸头。移液器分为如下几类。

1. 空气垫（又称活塞冲程式）移液器

活塞冲程式移液器可很方便地用于固定或可调体积液体的加样，加样体积的范围在 0.1μL~10mL 之间。移液器中的空气垫的作用是将吸于塑料吸头内的液体样本与移液器内的活塞分隔开来，空气垫通过移液器活塞的弹簧样运动而移动，进而带动吸头中的液体，移动体积和移液吸头中高度的增加决定了加样中空气垫的膨胀程度。因此，活塞移动的体积必须比所希望吸取的体积要大（约 2%~4%），温度、气压和空气湿度的影响必须通过对空气垫移液器进行结构上的改良而降低，使得在正常情况下不至于影响加样的准确度。一次性吸头是该加样系统的一个重要组成部分，其形状、材料特性及与移液器的吻合程度均对加样的准确度有很大的影响。

2. 活塞正移动移液器

活塞正移动移液器与空气垫移液器受物理因素的影响不同，在空气垫移液器难以应用的情况下，活塞正移动移液器可以应用，如用于具有高蒸汽压、高黏稠度或密度大于 $2.0g/cm^3$ 液体的加样；又如在临床聚合酶链反应（PCR）测定中，为防止气溶胶的产生，最好使用活塞正移动加样器。活塞正移动加样器的吸头与空气垫加样器吸头有所不同，其内含一个可与移液器活塞耦合的活塞，这种吸头一般由生产厂家配套生产，不能使用通用的或其他厂家的吸头。

3. 多通道移液器、电子移液器和分配器

多通道移液器通常为 8 通道或 12 通道，与 96 孔微孔板一致。多通道移液器的使用不但可减少实验操作人员的加样操作次数，而且可提高加样的精密度。电子移液器和分配器为半自动加样系统，其最大的优点是其具有很高的加样重复性，应用范围广。

三、移液器的计量特性

移液器的计量检定依据 JJG 646—2006《移液器》进行。

主要有容量最大允许误差和测量重复性两个计量特性。移液器在标准温度20℃时,其容量最大允许误差和测量重复性应符合表6-2的要求。除此以外,移液器密合性要求在0.04MPa的压力下,5s内不得有漏气现象。

表6-2 移液器容量最大允许误差和测量重复性

标称容量/μL	检定点/μL	容量最大允许误差/%	测量重复性/%, ≤	标称容量/μL	检定点/μL	容量最大允许误差/%	测量重复性/%, ≤
1	0.1	±20.0	10.0	100	10	±8.0	4.0
1	0.5	±20.0	10.0	100	50	±3.0	1.5
1	1	±12.0	6.0	100	100	±2.0	1.0
2	0.2	±20.0	10.0	200	20	±4.0	2.0
2	1	±12.0	6.0	200	100	±2.0	1.0
2	2	±12.0	6.0	200	200	±1.5	1.0
5	0.5	±20.0	10.0	250	25	±4.0	2.0
5	1	±12.0	6.0	250	125	±2.0	2.0
5	5	±8.0	4.0	250	250	±1.5	1.0
10	1	±12.0	6.0	300	50	±3.0	1.5
10	5	±8.0	4.0	300	150	±2.0	1.0
10	10	±8.0	4.0	300	300	±1.5	1.0
20	2	±12.0	6.0	1000	100	±2.0	1.0
20	10	±8.0	4.0	1000	500	±1.0	0.5
20	20	±4.0	2.0	1000	1000	±1.0	0.5
25	2	±12.0	6.0	2500	250	±1.5	1.0
25	10	±8.0	4.0	2500	1250	±1.0	0.5
25	25	±4.0	2.0	2500	2500	±0.5	0.2
40	5	±8.0	4.0	5000	500	±1.0	0.5
40	20	±4.0	2.0	5000	2500	±0.5	0.2
40	40	±3.0	1.5	5000	5000	±0.6	0.2
50	5	±8.0	4.0	10000	1000	±1.0	0.5
50	25	±4.0	2.0	10000	5000	±0.6	0.2
50	50	±3.0	1.5	10000	10000	±0.6	0.2

四、移液器校准设备

主要校准设备见表6-3。

表6-3 移液器校准设备

设备类型	仪器名称	测量范围	技术要求
主要设备	电子天平	30g	分度值0.001mg
	电子天平	40g/210g	分度值0.01mg/0.1mg
	真空表	0~0.1MPa	分辨力0.01MPa
	温度计	0~30℃	分度值0.1℃
	秒表	—	分辨力0.1s
辅助设备	抽气辅助设备	100mL	—
	试剂广口瓶	500mL	—
	读数放大镜	1×10倍	
	检定架、带盖称量杯等		

五、移液器校准方法

1. 外观检查

用目测、触摸或用放大镜观察被检移液器,外观应符合要求。

2. 密合性检验

(1)用一只装满清水的透明广口试剂瓶,瓶塞上分别有三个孔,将真空表、检测玻璃管及抽气设备(可选玻璃注射器)分别安装在瓶塞上。

(2)将已安装吸液嘴的待检移液器连接在浸入液体5cm的检测玻璃管的上端,启动抽气设备,使真空表指针指示在0.04MPa,达到平衡后,持续5s,此时检测玻璃管下端不得有气泡产生。

3. 容量检定

采用称量法对移液器进行检定。

(1)检定前的准备

所选用的涡流吸液嘴应与被检移液器的吸引杆配套。在移液器的吸引杆的下端,轻轻转动吸液嘴,保证移液器的每支吸液嘴均应在检定前安装牢固。

(2)检定步骤

1)将带盖的称量杯放入电子天平中,待天平显示稳定后,按下清零键使电子天平归零。

2)将移液器的容量调至被检点。

3)垂直握住移液器,将按钮揿到检定位置,此时将吸液嘴浸入装有蒸馏水的容器内,并保持在液面下2~3mm处,缓慢放松按钮,等待1~2s后离开液面,擦干吸液嘴外的液体(此时不能碰到流液口,以免将吸液嘴内液体带走)。

4)从电子天平中取出称量杯,将吸液嘴流液口靠在称量杯内壁并与其成45℃,缓慢地把按钮揿到第一停止点,等待1~2s,再将按钮完全揿下,然后将吸液嘴沿着称量杯的内壁向上移开。

5)将称量杯放入天平秤盘上,记录此时天平显示出的数值,同时测量并记录此时容器内蒸馏水的温度。

6)重复6次执行1)~5)步骤,其每次测量误差不得超过表6-2规定。

六、移液器的使用与维护

1. 移液器的使用方法

(1)易挥发的液体:在移液前需要润洗2~3次,在吸液完成后尽快排液,尽量减少液体挥发的损失,为了避免损坏活塞,推荐使用带滤芯的吸头。

(2)高黏度样品:采用反向移液的模式进行移液,同时在吸液和排液时均需要3~5s的停留时间。

(3)精细微量的样品:采用反向移液的模式进行移液,为了减少样品损失,推荐使用低吸附吸头。

(4)高密度/低密度样品:移液器的精度数值都是基于转移纯水,在移液前需要先明确样品的密度,然后把量程调节成待转移体积与密度的乘积。

(5)高温/低温样品:在移液前绝不可润洗吸头,为避免温度的影响,每次移液均需更换吸头,在吸液完成后尽快排液。

(6)高传染样品:采用带滤芯吸头,避免因移液管嘴被污染而导致移液过程中的交叉污染。

2. 移液器操作的注意事项

(1)吸头

选择合适的吸头对于最终移液的准确性影响很大,对于盒装吸头,在轻轻向下压的同时左右晃动移液器1~2s即可;如果是散装的吸头,在用手把吸头往移液器方向轻轻按压的同时稍稍转动吸头1~2s即可。

(2)量程

一般来说,移液器的可用量程范围是移液器标称示值区间上限值的10%~100%,对特定的一支移液器,其移液的精度随移液量的减小而降低。一般最佳的工作范围是移液器标称示值区间上限值的30%~100%。在调节量程的过程中,遵守"从大到小"的原则。具体来说，当从大量程调至小量程时，直接调节到位即可；当把小量程调为大量程时，需先超过所需量程1/3或1/2圈，然后再回调到所需的量程。这样做是为了消除移液器本身的机械误差。

（3）吸液

在正式移液前，先用吸头吸取待转移的液体，然后再把它作为废液排掉，以减少吸头内壁吸附力对准确度的影响，润洗次数以2~3次为宜。在移液的过程中须保持移液器处于竖直状态，最大倾角不超过20°（一般有倾角会导致实际吸液量偏大）。在吸液的过程中，须慢慢降低拇指的下压力，使液体在吸头内均匀且缓慢地上升，对于大量程（mL级）和黏度较高的样品，在松开拇指后，将吸头在液体内停留3~5s才能移出。

在移液器使用完毕后，须将移液器调至最大量程，让弹簧恢复原形以延长移液器的使用寿命，最后将移液器竖直放置在移液器架上，以防吸头内的液体污染移液器内部导致弹簧生锈。

3. 移液器常见错误操作

错误操作一：装配吸头时用移液器反复撞击吸头，以上紧。正确操作应为：插入吸头，左右轻转旋转上紧吸头。

错误操作二：吸头与移液器不匹配，影响气密性。正确操作应为：选用与移液器匹配并有质量保证的吸头。

错误操作三：吸液时，移液器倾斜吸液。正确操作应为：垂直吸液。

错误操作四：吸头内含有未打出的液体时，将移液器平置于桌面。正确操作应为：将移液器垂直挂在移液器支架上。

错误操作五：用大量程的移液器移取小体积的液体。正确操作应为：根据移液体积选取保证在移液器所提供的量程范围之内符合准确度或精确度的要求。

错误操作六：吸取具有强挥发性的液体。正确操作应为：如果一定要移取强挥发性的液体，建议使用外置活塞式移液器，并且应该在移液结束后立刻拆开移液器，让蒸气挥发。

错误操作七：吸液速度和放液速度过快。正确操作应为：慢吸慢放。

4. 移液器日常维护方法

（1）外部清洁

由于移液器的外壳都有一定的抗腐蚀性，所以常见的有机溶剂（如乙醇）和清洁剂（如洗洁灵）都可以使用。但一定要注意两点：其一，务必用纸或布蘸取有机溶剂或清洁剂（后面全部统称为清洁剂）来擦拭，绝不可以直接用清洁剂直接擦拭，以防清洁剂通过移液器上的缝隙进入移液器的内部；其二，在用清洁剂擦拭完毕后，再用纸或布蘸水去除清洁剂的残留。

(2) 内部清洁

1) 拆卸吸头推出器

不同品牌的移液器拆卸吸头推出器的方法有所不同,主要有以下几种:其一,直接用力拔下来,如 EPPENDORF 和 GILSON 等;其二,用专用工具(供应商在包装内应有提供),如 Finnpipette、BIOHIT 和大龙等;其三,要先拧下固定螺丝,如立洋(NICHIRYO);其四,吸头推出器和套柄是一体的,按套柄的拆卸办法,如 BRAND;其六,直接拧下来,如 BIOHIT(m-line)。

2) 拆卸套柄

一般都是逆时针方向拧下来(EPPENDORF 等品牌的套柄不容易拧下来,可以借助其提供的辅助工具)。

3) 取出活塞

活塞的清洁方法与外部清洁相同,但要注意两点:其一,清洁剂应用酒精或中性清洁剂;其二,用的纸或布要质地柔软且不会掉屑。另外大多数移液器的活塞上都有密封圈和"O"形环,这些配件都很小,在清洁时一般不需要取下,如果取下千万不要弄丢了,并且在装的时候要注意安装的顺序。

4) 清洁套柄内部

可以用水冲洗,但需要用电吹风吹干并自然冷却。如果堵塞了,可以用细长金属工具疏通,但注意不要划伤套柄内表面。

5) 维护活塞

在清洁完毕且表面干燥后,在活塞表面均匀涂抹润滑剂;有的品牌(如 EPPENDORF)在包装盒内会提供一小支润滑剂;如果没有,建议用硅脂,但不要用凡士林。

6) 把活塞放入套柄中后装上套柄和吸头推出器。

(3) 定期进行漏液排查

吸液后,垂直放置 15s,观察吸头内月牙形液面是否下降,如果液面下降,首先检查吸头是否有问题,如有问题要更换吸头。更换吸头后,液面仍下降说明活塞组件有问题,此时需要找专业维修人员修理。

第五节 低温冷藏箱

一、低温冷藏箱基本原理

低温冷藏箱是以高效绝热材料为保温箱体,以水等相变贮能材料(PCM)为蓄冷剂(通常装在冰盒中),通过相变转换释冷以保持箱内长时间处于较低温度的保温装置。

二、低温冷藏箱构成和分类

1. 低温冷藏箱的构成

各种冷藏箱的基本结构大体相同,一般由保温箱体、蓄冷剂和监测箱内温度的数字温度计/温度记录仪组成。不同规格、不同温度型号的冷藏箱的差异主要体现为其箱体材料、蓄冷剂种类、温度监测方式、几何尺寸和机械性能等不同。

(1)箱体材料

冷藏箱外层通常采用聚丙烯硬制塑料(按制作工艺通常分为吹塑、滚塑和注塑),保温层采用聚氨酯发泡(PU发泡)、内层通常采用ABS食品接触用塑料。

保温层除了使用发泡聚氨酯[导热系数一般不大于$0.024W/(m·K)$]、聚苯乙烯泡沫板(EPS)和挤塑聚苯乙烯泡沫板[XPS板,导热系数一般不大于$0.028W/(m·K)$]外,近年来又开始使用真空绝热板或真空绝热板与聚氨酯发泡(或XPS板)复合形成的复合板作为保温层。真空绝热板的芯材为超细无机纤维,并在其中添加高效气体吸附剂,其外侧为复合铝膜,以维持板内长期高真空度,是一种新型的高性能保温材料,其导热系数要比非真空同类材质低一个数量级。

(2)蓄冷剂种类

冷藏箱通常使用潜热值在200kJ/kg以上的相变蓄冷剂,蓄冷剂一般装在冰盒中,冰盒容积一般在250mL~4L范围内。目前,市场上相变蓄冷剂相变温度(熔点)大多在$-55 \sim 58℃$范围内,医用冷藏箱所用蓄冷剂的熔点一般在$-20 \sim 6℃$范围内,水(熔点0℃,潜热值为$334kJ·kg^{-1}$)是最常用的蓄冷剂。此外,还有正十四烷(熔点5.5℃,潜热值为$226.8kJ·kg^{-1}$)和聚乙烯醇-硼砂等蓄冷剂。

(3)温度监测方式

医用冷藏箱的温度监测设备主要有以下几种:a)数字温度计,在箱体外部显示箱内温度;b)温度记录仪,对箱内冷链情况进行全程监测,可连接电脑导出数据(部分有本地显示,在箱体外部显示箱内温度);c)GPRS无线温度记录仪,对冷藏箱内的温度、湿度进行实时监测,通过GPRS网络将采集数据传输到电脑;d)RFID温度标签,通过GPRS无线传输实时监控数据,系统支持多个RFID温度标签同时监测。

2. 低温冷藏箱的分类

低温冷藏箱种类繁多:按用途不同,可分为GSP验证冷藏保温箱、生物安全运输箱、医药防冻冷链包装箱等;根据所转运的物品不同,有药品冷藏箱、疫苗冷藏箱、血液冷藏箱、采样冷藏箱等;根据机械性能和认证方式不同,可分为普通医用冷藏箱、生物安全运输冷藏箱和空投医用冷藏箱等;根据保温效果不同,可分为普通冷藏箱和超长保温冷藏箱等。

三、低温冷藏箱的计量特性

参照 JJF 1676—2017《无源医用冷藏箱温度参数校准规范》，低温冷藏箱主要计量特性如下：

(1) 温度示值误差：不超过±1℃（或满足产品技术说明书要求）。

(2) 空载保温时间常数：不小于 60min。

四、低温冷藏箱校准用测量设备

校准用测量设备见表 6-4。

表 6-4　低温冷藏箱校准用测量设备

序号	设备名称	技术要求	用途	备注
1	温度数据采集仪	测量范围：-30~50℃；分辨力：优于 0.1℃；测量误差：最大允许误差的绝对值应不大于被校准冷藏箱温度示值的最大允许误差绝对值的 1/3；最小记录间隔：不大于 60s；质量≤100g	温度数据采集	也可以选用满足技术要求且不破坏冷藏箱保温性能的其他测量设备
2	恒温试验箱	温度范围：-30~50℃；温度波动度：≤±0.5℃/30min；温度均匀性：≤2℃；工作空间容积：不小于被校冷藏箱体积的 5 倍；温度稳定时工作区域风速：≤1.7mm/s	提供温度场	应具备操作孔

五、低温冷藏箱校准方法

1. 温度示值误差的校准

在冷藏箱工作温度范围内选择三个校准点，至少包括室温范围内的一个校准点、冷藏箱工作温区上、下限点（也可根据客户的要求选择相应的温度校准点）。从低温向高温依次进行温度示值误差校准。

(1) 将冷藏箱敞口放置于恒温试验箱中，启动温度数据采集仪和冷藏箱配置的温度记录仪的温度采集记录功能。

(2) 将恒温试验箱温度设置在校准温度点，关闭恒温试验箱箱门。当恒温试验箱达到被校温度,并进入稳定状态 10min 后,启动秒表计时功能。记录秒表示值,开始检测。对于本地显示冷藏箱,每 1min 记录一次冷藏箱温度示值,共记录 10 组温度数据。对于记录式冷藏箱,可等待 10min 后,即完成该温度点的校准。

(3)按照温度校准点的顺序,重复 2)的步骤继续校准下一个温度点,直至完成全部温度点的校准。

2. 空载保温时间常数的校准

一般情况下,选定($t-30℃$)作为空载保温时间常数校准的起始温度(t 为环境温度)。将恒温试验箱温度设置在起始温度上,关闭恒温试验箱箱门。当恒温试验箱达到被校温度,并进入稳定状态 100min 后,测量并记录冷藏箱的内部温度。

(1)打开恒温试验箱,取出冷藏箱,快速放置在实验室的工作台上,立即启动秒表(或再次记录秒表示值)。

(2)当温度数据采集仪实时传输或冷藏箱显示温度高于计算出的目标温度估计值 1.5℃ 以上时,打开冷藏箱,取出温度数据采集仪。

(3)冷藏箱移出恒温试验箱后用温度计监测实验室环境温度,温度计放置在距离冷藏箱 1m 左右处,监测频率不低于 1 次/10min,环境温度变化应不超过 1℃。

(撰稿人:韩若斯、程环、帅万钧、王亚林、田林怀、李开元)

第七章 核酸检测实验室的室内质量控制

第一节 概述

室内质量控制（internal quality control，IQC）是指检验人员按照一定的频度测定稳定样品中的特定组分，并采用一系列方法进行分析，按照统计学规律推断和评价本批次测量结果的可靠程度，以此判断检验报告是否可发出，及时发现并排除质量环节中的不满意因素。室内质量控制是对实验室测定的即时性评价，目的是监测实验室测定的精密度（重复性、再现性和期间精密度），提高常规检测结果一致性（质量的持续改进），决定当批测定的有效性和报告可否发出。

一、实验室质量管理体系

1. 实验室质量管理的重要性

实验室需最大程度保证检测结果的准确性、实验的可靠性、报告的及时性，满足临床、公共卫生机构的需求。

检测过程中始终存在不准确性，如何最大限度降低不准确性是实验室面临的挑战。实验室出具的检测结果被广泛应用于临床、公共卫生机构，治疗效果依赖于检测和报告的准确性。如果实验室提供的检测结果不准确，可能会导致正确的诊断延迟、额外和不必要的诊断检测、不必要的治疗等后果，这些后果会在一定程度上增加时间和人工成本，也会给患者带来不良的结果。

为最大限度确保检测结果的准确性和可靠性，实验室需以最佳方式实施所有相关的检测过程和程序，实验室相关的检测活动繁多，参与人员众多，复杂程度较高，所以实验室必须设置合理的方式进行实验活动。质量管理体系对实现实验室的良好运行非常重要。

2. 质量管理体系概述

质量管理体系定义为"在质量方面指挥和控制组织的管理体系"，可以理解为在质量方面的管理和控制组织的协调活动。在质量管理体系中，实验室运行的各个方面，如组织结构、过程、程序，都需要得到有效管理以确保检测质量。

只有正确执行实验室运行中的每个程序和过程才能确保检测结果的准确性和可靠性。实验室运行中的任何程序或过程错误都有可能导致不良结果，为了保证检测结果的质量，检测的所有阶段都需要有相应的方法用于排查检测活动各阶段中可能存在的问题。

检测工作所有阶段的操作流程即工作流程，包括从患者选择检测项目、样本采集、样本运输、实验室检验和分析、报告生成、报告发布等的全部阶段。工作流程的概念是实验室质量管理体系的关键，是建立质量活动必须考虑的内容。例如，不正确的样本采集或不正确的样本运输会导致样本损坏，就不能得到真实的检测结果。

二、组织

1. 质量手册

质量手册是描述组织质量管理体系的文件，是质量过程的关键，是质量管理体系的指南。作为一份满足质量体系要求的框架文件，质量手册要清楚地传达信息，应清楚地列出质量方针和目标，描述实验室其他文件的结构。编制质量手册是实验室管理层的职责，质量手册传达了实验室管理层对质量和质量管理体系的承诺。质量手册是整个质量管理体系的框架，所以需保证始终是正确的和最新的，实验室需要建立相应的过程确保这一要求得到满足。

质量手册的编制必须得到实验室领导和质量管理者的批准，批准形式以签名和签署的日期的体现在手册中；需要建立手册更新系统，规定更新的频率，手册变更内容也需形成记录；更改质量手册须得到批准，批准通过手册中有更改权限的人员签名和日期来体现；应对实验室所有人员提供质量手册的使用培训，实验室人员必须始终遵守质量手册中规定的内容。

2. 组织结构

在质量管理模式中，组织是质量体系的基本要素，是实验室管理和配合实验室相关活动的支持性结构，成功的质量管理体系至少需要以下要素。

（1）领导力

实验室领导者实施质量体系管理，领导者需要进行团队建设，有良好的沟通技巧和合理利用资源的能力。

（2）组织结构

以组织结构图的形式展示实验室组织结构，使大家明确各自的职责分配。

（3）规划

对实验室的活动和时间进行规划，对活动任务进行分配，对人力资源的可用性和人力资源的使用、工作流程管理等方面进行规划。

（4）实施

实验室质量管理体系要求管理人员能够依据法规和制度的规定解决项目实施过程中出现的问题，并在约定的时间内按时完成实验室活动。

（5）监控

需要对实验室落实的质量管理体系的运行情况进行监控，确保体系在满足标准要求的情况下正常运行，监控对质量管理体系的持续改进非常重要。

在设计质量管理体系的组织结构时，应至少考虑以下要素：

（1）资源分配应确保有足够的人员和设施；

（2）工作流程是从样本采集到结果报告的过程，实验室的组织结构应该能够满足在保证样本顺利检测的同时，尽量避免差错产生，设计最佳工作程序；

（3）必须有完整、准确的组织结构图，明确各岗位的职责，避免不必要的问题；

（4）质量管理体系必须有专门的质量管理者，应按照质量管理体系的要求赋予质量管理者相应的责任和权力，包括负责监督实验室的质量管理体系的各方面，定期审查，组织内审，配合外审，调查在审核中发现的问题并组织改进。

三、人员

实验室最重要的资源是富有能力和活力的员工。质量管理体系中应当包含许多人员管理和监督的内容，这提示我们对员工管理的重要性。管理者需制定实验室岗位所需人员的资质要求，包括：教育、技能、知识、经验，还有信息技术、生物安全等方面的专业知识技能要求。

培训与能力评估密切相关，如能力评估结果显示该员工的知识和技能有待提高，此时就需要对员工进行相关内容的培训，培训后重新进行能力评估，直至员工的能力与岗位的要求相匹配。

四、实验室设施与安全

核酸检测实验室是通过分子生物学技术在生物体外对特定的核酸片段进行复制，通过对核酸基因进行追踪，掌握患者体内的病原体种类、含量，进行结果判定，为临床治疗提供检验依据。在设计实验室工作流程时，应确保患者和患者样本流通的通道是不同的。只有经过授权的人员才能进入实验区进行试验操作，可通过标识、工作人员身份识别等方式来进行授权核验。

五、实验室设备

实验室选择合适的仪器需要考虑以下内容：什么流程需要使用该设备？设备的性能能否满足检测的需求？设备对实验室有什么要求？设备需要配套使用的试剂或者耗

材是否容易获得且便于储存？设备的操作是否方便？购买后是否有安装培训？是否会有其他的生物安全相关风险？确认好这些因素可对设备进行筛选采购，筛选过程中还需确认实验室的水、电、空间等是否可以满足设备的需求，确认无误后可以对设备进行安装。

六、实验室物料

1. 采购

实验室应仔细核查试剂、物料、耗材供应商和制造商的资质。购买前应先确定对需要采购物品的要求，同时还要考虑质量、供应商可靠性和成本因素，以此对供应商进行选择；确认供应商后，在购买过程中，应仔细检查合同内容，确保购买的商品符合实验室的要求，合同内容是否能保障供应商保证物品的可靠供应和运输，出现质量问题双方的协调处理方式；购买后对供应商的评价也很重要，需要确认供应商是否按照约定交付了符合规定的物品，评价供应商在整体采购过程的配合程度。

2. 接收、储存

应建立物品接收流程，便于工作人员清楚在接收物品时需要做些什么。所有的试剂、物料、耗材在接收时都应该进行检查，必要时需要对性能进行确认，确保接收的物品与采购合同相一致，且质量完好。对接收的物品需要进行登记，详细记录物品的名称、型号、规格、储存条件、签收日期、使用有效期等信息。登记后按照物品的储存条件和使用的实验室区域进行存放，存放时应注意物品摆放整齐，以防止物品移动或掉落，存放物品的货架应足够坚固，防倾倒；不同种物品之间应有明显的界限隔离，避免物品混淆；对于同种物品，应将近效期的放在前面便于拿取，远效期的放在近效期的后面，即最先使用最早过期的物品。物品进行使用后也需要对使用情况进行登记。实验室应建立试剂和关键耗材（如离心管、带滤芯的吸头）的验收程序，相应程序中应有明确的判断符合性的方法和质量标准。

3. 性能验证

通过实验才能判断试剂的核酸提取效率和核酸扩增效率、试剂的批间差异、关键耗材的抑制物等。

试剂性能验证应能反映该批试剂的核酸提取效率和核酸扩增效率。一般情况下，临床实验室在新批号试剂或关键耗材使用前，应验证试剂批间差异和耗材的抑制物，特殊情况下，如实验室怀疑提取试剂有质量问题，可采用凝胶电泳试验比较核酸提取物与核酸标准物确认核酸片段提取的完整性，用260nm紫外波长测定确认核酸提取的产率，以260nm/280nm比值确认核酸提取的纯度。

用于定性检验的试剂，可选择阴性和弱阳性的样品进行试剂批号验证。

对关键耗材应进行核酸扩增抑制物验收。

七、样本管理

样本管理是过程控制的一部分，也是实验室质量管理体系的重要组成部分。实验室工作质量首先取决于样本的质量，实验室应主动采取措施，确保接收到的样本既符合质量要求，也能保证检测结果的准确性。样本的正确管理对确保检测结果的准确性和可靠性非常重要，直接对实验室诊断结果产生影响。而实验室检测结果又会影响后续的治疗方案，对患者的疗效产生影响，所以提供合格的样本对患者的治疗效果非常重要。实验室应建立样本管理制度，对样本的采集、处理、储存和处置做出明确的规定，并将样本管理制度纳入实验室质量手册，以确保所有样本得到妥善管理，样本采集人员可以获得正确的样本信息。实验室人员应熟悉手册内容，在所有样本收集和使用区域均应可以获得该手册，以便可以随时查看。手册是实验室非常重要的文件，应保持持续更新，也是实验室质量手册的参考依据。

八、流程管理

从接收样本、试剂准备、加样、核酸提取、扩增到结果分析及判定均需严格执行标准操作规程。

九、审核

审核即为了获取证据，以确定满足所用标准的程度，对相关内容所采取的系统的、独立的、文件化的客观评价的过程。审核是对质量管理体系进行系统性的检查，以此证明实验室满足法规的认可和顾客的要求。通过评估或审核，实验室可以了解自身运行与标准要求相比较的好坏程度，如果发现与标准要求差距较大或有不符合之处，则提示实验室的质量管理体系程序需要进行修订，以便提升实验室整体运行水平。审核应该包括对整个实验室所有工作流程中全部步骤的评价，以通过审核发现整个过程中的问题。在审核的过程中，通常需要查看并收集过程操作、员工能力、设备相关信息、样本处理信息、质量控制和结果验证、记录和报告的过程等信息，将这些信息与实验室内部的制度、外部的标准进行对比，以识别偏离质量管理体系的事件和实验室中存在的问题。

审核活动的意义在于能发现检验前、检验中、检验后各阶段中的不足之处。通过内部审核、外部审核、室间质量评价对实验室的运行能力进行评价，并判断实验室质量管理体系的有效性。

第二节 质量管理体系

医学实验室为人们提供医学检验服务，检验结果与服务对象的健康状态评估、疾病预防、诊断、治疗、预后紧密相关，甚至起着决定性作用，因此，医学实验室的检验服务必须有高水平的质量保障。然而医学实验室检验涉及检验前、检验中、检验后多个复杂过程，往往有多人或多个团队参与其中，尽管很多检验项目已经实现了自动化检测，但工作人员技术操作、标本状态和标本质量、设备好坏、试剂优劣、温度、湿度等因素均可对检验结果产生影响或干扰，为了控制这些影响因素和干扰因素以获得可靠和可依赖的实验室检验结果，必须建立全面质量管理体系并将其融入医学实验室日常工作。我国卫生行政部门颁布的《医疗机构临床实验室管理办法》和《医学检验实验室管理规范（试行）》明确要求我国所有临床实验室必须遵守相关技术规范和标准，建立和实施全面的医学检验质量管理体系，持续改进检验质量。

一、医学实验室质量管理体系的建立

建立文件化的实验室全面质量管理体系并融入实际工作中是医学实验室规范化管理的基本要求，目前符合国际规范又能兼容我国临床实验室相关法规、技术标准的医学实验室质量管理体系仍然是 GB/T 22576.1—2018/ISO 15189：2012《医学实验室　质量和能力的要求　第1部分：通用要求》。医学实验室质量管理体系的建立，应基于对实验室现状的认真调查和仔细分析。通过分析，系统地梳理实验室管理和技术中存在的问题和不足。

实验室质量管理体系是文件化的管理体系，实验室的政策、过程、计划、程序和标准操作规程均应形成文件。文件是实验室全体人员行动的依据，执行文件者容易得到并能充分理解所用文件，实验室管理层应确保这些文件易于理解和执行，文件要传达到相关人员。

1. **医学实验室质量管理体系构建的原则**

医学实验室质量管理体系是一个复杂的系统，涉及检验工作的各个环节，需要遵循一定的原则来建立。质量管理体系构建原则主要包括以下几方面：

——以服务对象为中心原则；

——全员参与原则；

——全程控制原则；

——持续改进原则；

——质量和效益统一原则。

2. 质量管理体系文件的编写原则

质量管理体系文件的编写应遵循以下几项原则。

（1）系统性

质量管理体系文件应能体现实验室质量管理体系的系统性特征，应是全面的。各类文件之间的关系是协调的，任何片面的、相矛盾的规定都不应出现在质量管理体系文件中。

（2）法规性

质量管理体系文件经实验室主任批准后，对所有人员都是必须执行的具有法规性质的文件，任何人在质量活动中都必须严格遵守。

（3）增值性

质量管理体系文件的建立应能达到促进质量管理的目的，而不是夸夸其谈的装饰品。

（4）见证性

编制好的质量管理体系文件应能起到为实验室质量管理体系运行有效性提供客观证据的作用。

（5）适应性

由质量管理体系决定质量管理体系文件，而不是由文件决定质量管理体系。质量管理体系如果发生变化，体系文件应及时作出相应的修订以适应体系工作。

二、质量管理体系文件的管理和控制

质量管理体系相当于实验室质量管理方面的规范，既要保持其有效性和唯一性，又要方便根据具体情况变化做出修改和完善。一个完善的质量管理体系应该将任何可能影响质量（还包括安全）的实验室管理、程序流程、操作等文件化和规范化，不经过一定程序不可随意更改。不允许不同版本或内容不同的文件同时有效，因为这样会造成质量管理和技术操作中的混乱。为了使质量管理体系文件满足上述要求，就应严格做好质量管理体系文件的文件控制，具体有以下要求。

1. 质量管理体系文件的唯一识别

实验室质量管理体系文件可依据标题、版本号、修订号、页码、总页数、颁布日期、实施日期和授权发布等信息，按科室规定的文件编码规则进行唯一性编号，予以识别、防止误用。

2. 规范文件格式

实验室质量管理体系文件的标题和落款均可以表格形式表达。标题的内容包括部门、主题、唯一编号、页码、版次、修订号和颁布日期；落款的内容包括编写者、审核者、批准者的姓名和日期。统一文本和图表的字体、序号和段落要求，规定页眉页脚和页面设置的要求。

3. 受控管理

实验室文档管理员负责每年颁布一次有效文件清单（或文件目录），各部门对照整理，确保在使用地点只有适用文件的现行授权版本。受控文件自实施之日起应加盖"受控"名章、标注受控编号，非受控文件加盖"非受控"名章。新的文件颁布实施前，原文件现行有效；新文件颁布实施后，原文件同时废止。所有废止文件由专业组、职能组上交文档管理员，加盖"作废"名章，标注日期后存档，废止的受控文件正本至少保存2年。科室人员均应履行质量管理体系文件的保密原则，不得将文件外泄和借阅他人。

4. 文件评审

结合实验室相关的法规、标准和认可准则，定期评审（每12个月至少1次）质量管理体系文件，及时修改、更新内容，以确保其持续适用。

5. 文件修改

所有文件的修改、删除或新增必须按照科室制定的文件修改流程，履行申请、审核和批准程序后方可执行，修订后的文件在规定期限内发布。当文件修改内容少于20字时，可以用手写方式在原文处进行修改，并在修改之处清晰标记、签名并标注修改日期。

6. 文件分类

质量管理体系文件分为外源性文件和内部文件两部分。外源性文件主要指各种法规、标准、准则和提供检验程序的教科书等；内部文件也称为受控文件，包括质量手册（第一级，纲领性文件）、程序文件（第二级，支持性文件）、标准操作规程（第三级，实施性文件）、记录（第四级，证据性文件），以及规章制度和安全文件等。明确文件的组成结构，实现分级管理。

三、质量管理体系的实施与运行

对质量管理体系文件多次修改完善后，应及时针对质量管理体系文件组织学习培训，然后初步实施运行，通过实施和运行往往能发现新的需要修改和完善之处。

1. 质量管理体系文件宣贯

（1）内部培训

对实验室全体工作人员进行质量管理体系文件所有相关内容的培训。让每个工作人员对质量管理体系的概念、目的、方法、所依据的原理和标准都有充分的认识，进而认识到实验室的质量管理现状与先进的管理模式之间的差距，认识到建立质量管理体系对于质量管理工作的意义。文件培训到位了，认识才能统一，所有人员的行动才能逐渐符合体系建设的要求。

(2)外部培训

质量管理体系覆盖了检验的全过程,实验室前端的流程和质量是检验结果准确性的最重要环节,检验结果对临床的指导意义和诊断价值是检验医学的核心价值所在,因此检验人员要足够重视检验前和检验后过程。以质量保证为前提,以满足临床需要为基础,实验室应定期对医护人员进行标本采集运送、新项目宣传、检验项目的影响因素和应用等方面的培训。

2. 质量管理体系实施过程中的文件管理

质量管理体系的文件管理必须制定明确的、文件化的管理程序,以对构成质量管理体系文件的所有文件和信息(来自内部或外部的)进行控制。

3. 质量管理体系实施运行的管理

实验室法律地位、组织结构明确,人员、环境、设备、设施等各项资源配置合理,根据实验室实际情况编写质量管理体系文件,经过培训考核后,实验室的所有检验活动按质量管理体系文件要求进行,质量管理体系可进入实施运行阶段。质量管理体系运行的核心是要素管理。要对管理要求和技术要求共 25 个要素进行全面管理,各职能组分别对应岗位职责对其中 15 个管理要素和 10 个技术要素的具体要求进行管理,确保各要素的要求得到全面贯彻。

(1)组织和管理

实验室主任授权质量负责人、技术负责人分别对管理要素、技术要素的管理负责,相关职能组分别受其领导管理。各部门严格按照质量管理体系文件进行要素管理。实验室质量管理体系运行的难点在流程管理。程序文件所规定的工作流程必须得到严格执行才能保证质量管理体系运行的符合性和有效性,否则质量管理体系文件的执行就不能得到保证。各职能组为质量管理体系运行的枢纽,管理层成员密切联系着决策层、专业组和专业技术人员,起到上传下达的纽带作用。质量负责人和技术负责人作为流程管理的审核者,负责质量管理体系流程管理的组织实施,及时纠正出现的任何偏离,确保质量管理体系工作流程符合文件要求。

(2)人员管理

人员的素质、水平是实验室管理体系中至关重要的一个要素。配备足够数量的人员,确保各类人员的能力和资格,并进行适时的培训和考核,对专门人员进行授权,保留关键岗位人员的工作描述,建立和维持技术人员技术档案是确保检验工作质量的关键条件。实验室应对每个岗位的岗位资质做出明确的规定,这样岗位考核有了依据,培训也有针对性。实验室应文件化每个岗位的岗前培训内容,保证人员经培训后具备与工作要求相当的能力后方可上岗。对特殊岗位(如 HIV、PCR)必须经过专业培训,经考核合格后方可从事相关工作。

(3)检验过程管理

实验室应建立内部质量控制体系，监控"整个检验过程"并排除质量管理各环节的所有阶段中导致不符合、不满意的原因，以达到满足组织自身和其服务对象的质量要求，保证检验结果达到预期的质量标准。该控制体系应为工作人员提供清晰易懂的信息，任何人能根据此信息做出技术和医疗决定以消除在检验前、中、后等检验过程中出现的错误。

4. 质量管理体系运行的监督检查

实验室应设置专人分别对质量、技术工作和环境设施工作进行重点督导检查，督促、协助质量负责人和技术负责人推进质量管理体系运行。同时质量负责人、技术负责人及各职能组共同负责工作监督检查，采取定期、不定期相结合的方式对各专业组和专业技术人员履行岗位职责、执行质量管理体系文件规定的情况进行检查。利用内部质量审核进行覆盖全要素、全流程、各部门的审核检查，评估质量管理体系文件的符合性、质量管理体系运行的有效性，就发现的不符合提出整改建议，监督责任部门按计划实施纠正并评估整改效果。实验室要求各职能组在日常工作中重点对人员、检测设备、样品、方法、设施与环境、检测记录等内容进行重点监督检查，检查时要严格执行确定的检查内容，依据管理流程图逐条进行，避免漏项。检查采取定期例行检查和不定期抽查相结合的方式进行，职能组人员和专业组相关人员参加检查，在检查的同时强化相关文件的规定以及流程管理的要求。督导负责人及质量、技术负责人不定期参加职能组的监督检查工作，同时独立进行不定期的抽查以辅助监督检查工作以保证监督检查不留死角、不漏项，确保通过监督检查促进质量管理体系工作顺利推进。

四、质量管理体系的持续改进

按相关标准建立质量管理体系是医学实验室提高管理水平的有效途径，但仅仅建立是不够的，还要保证有效运行，并得到持续改进。医学实验室只有进行持续改进，才能不断满足服务对象的要求。持续的质量改进可以提高医学实验室的质量和能力，可使质量管理体系更为完善，运行更加有效。持续改进是医学实验室质量管理体系的内在要求，也是医学实验室可持续发展的根本保障。实验室按照质量管理体系的要求对质量管理体系的现状进行分析、评审、评价，通过以下步骤实现质量管理体系的持续改进。

1. 收集外部信息，识别需要改进的领域

通过"外部服务和供应管理程"“咨询服务管理程序”“投诉管理程序”等与外部交流的程序，规范和加强医学实验室与服务用户（患者、临床医生、护士）、供应商等的交流，收集其对实验室的意见与建议，提高服务质量。收集的外部信息可包括但不限于：检测项目的应用范围是否合适、是否出现新的局限性、检验申请单格式是否需要变动、样品采集方式是否合适、样品运送中存在的问题、结果报告方式和检验报告周期是否合适、检验结果参考范围是否合适、检测方法的干扰因素、检验过程的安全性等。也可以从供应商那里获取新产品、新技术的信息，以及仪器、试剂使用的经验和技术支持等。

2. 内部评审，识别需改进的项目

通过启动"内部审核管理程序"，进行质量管理体系的内部审核，识别并改进相应的项目。通过启动"管理评审程序"，由实验室管理层就质量方针和目标，对质量管理体系的现状和适应性进行全面的检查和正式的评价，提高实验室质量管理体系及全部医疗服务的水平。通过检验程序的评审，对实验室技术工作进行全面的评审，包括各个检验项目执行的全过程。评审内容要广泛、全面，包括上次检验程序评审的执行情况，检验程序的一般性情况，检验前程序、检验中程序、检验后程序的执行情况等。

3. 确定改进目标，寻找解决方法

针对已识别的领域和项目，确定改进目标并努力寻找实现改进目标的解决方法。在采取改进措施前，由责任部门制定相应的计划和方案；由质量组评价这些解决方法并做出选择；由各检验室及相关工作人员实施选定的解决方法；质量管理体系改进措施的实施、验证等过程由各专业组长记录，质量监督员监督，相关文件每年上交文档管理员归档保存。

第三节 分析前质量控制

2019年末武汉突发不明原因肺炎，通过病毒分离培养和核酸鉴定技术首次明确了新型冠状病毒。以核酸为靶标的实时荧光定量聚合酶链反应（real-time polymerase chain reaction，RT-PCR）精准诊断技术因其高灵敏度和特异性的优势，在阳性个体早发现、阻断传播链、制定防控措施，以及对于动态检测病毒感染程度和治疗效果等方面起到了关键作用。理论上采用PCR技术进行核酸检测是能最早确诊新型冠状病毒感染的方法，但是如何保证核酸检测结果的准确性和及时性对疫情防控意义重大，因此核酸检测过程中分析前、分析中和分析后的质量保证和质量控制至关重要。

分析前质量控制主要包括标本采样、运输、存储及预处理等。

一、影响因素

采用核酸扩增检测方法对鼻拭子、口咽拭子、痰和其他下呼吸道分泌物、粪便等标本检测新型冠状病毒核酸时，会受到病程、标本采集、检测过程、检测试剂等因素的影响，例如：病例处于排毒早期或末期导致其呼吸道样本中病毒载量过低，样本采集不规范而未采集到有效样本，样本未在4℃保存、运输，实验室未及时检测，灭活方式不当等，导致检测结果呈现假阴性。

要想尽可能避免临床医生所关注的临床层面上的"假阴性"，首先要解决的是"被感染者的细胞中有一定量的病毒、采集标本时采集到含有病毒的细胞"这两个环节的问题，也就是要解决俗话所说的"巧妇难为无米之炊"的问题。

1. 被感染者的细胞中有达到所用试剂盒可检出量的病毒

患者受到病毒感染后，病毒通过鼻腔和口腔进入到咽喉部，再到气管和支气管，进而到达肺泡，感染者会经历潜伏期、轻度症状、再到严重症状的过程。不同病程阶段以及机体不同部位（鼻咽部、口咽部、气管、支气管、肠道、尿路和血液循环等）存在的病毒量有所不同，是因为这些部位细胞中病毒受体占比不同所致。有研究表明，患者感染后，在出现疾病症状前，在上呼吸道细胞中即可存在高浓度的病毒，出现症状后，反而是降低了很多。发现下呼吸道标本如痰的病毒浓度远高于鼻咽部（5倍以上），鼻咽部又高于口咽部（5倍左右），鼻咽部样本的阳性检出率是口咽部的两倍左右；也有接近1/3的患者的粪便标本中可检出病毒，而血液和尿液中极少能检出。总之，从临床的实际角度看，可按下述次序选择病毒核酸检测样本，即深咳痰、鼻咽部、口咽部和粪便等。因为操作的方便性和患者的接受程度，目前临床最常用的标本是口咽部拭子，其次是鼻咽部拭子，而在某些患者中，口咽部或鼻咽部细胞中病毒量较少或极低，如果只取口咽部或鼻咽部标本检测，病毒核酸就检测不到。尽管肺泡灌洗液更容易检出核酸，由于其操作的复杂性，难以作为常规采样方法。此外，患者通常为干咳，痰标本也较难得到。因此，一个特定的疑似感染的患者，不同的病期，不同的身体部位病毒的浓度会有差异，如咽部没有，却可能粪便中有，如能同时或在疾病过程中的不同时间采取上述多种标本进行检测，会有助于避免"假阴性"的出现。

2. 标本采集时要采集到含有病毒的细胞

理论上说，目前的注册试剂都包含检测人细胞或外源性的序列"内参"。如果是人源性的内参（如含有一个单链RNA分子的RNase P），则其可以监测是否采集到足够量的细胞。但是，采集部位不当（如采集口咽拭子时采集深度不够，采集鼻咽拭子没有采到鼻腔深处）、采集痰时并没得到真正的痰等，都可能使采集到的细胞绝大部分都是不含病毒的细胞，即可能造成"假阴性"。通过加强对标本采集人员的培训，可以在很大程度上解决该问题。

二、采样因素的影响及控制

1. 采集对象

新型冠状病毒肺炎病例、可疑感染人员和其他需要进行检测的人员，以及可能被污染的环境或物品等。

2. 采集标本种类

每个病例必须采集呼吸道标本(上呼吸道标本或下呼吸道标本),重症病例优先采集下呼吸道标本;根据临床需要可留取便标本、全血标本、血清标本和尿标本。物品和环境标本根据监测需求采集。标本种类如下。

(1)上呼吸道标本

包括鼻咽拭子、口咽拭子等。

(2)下呼吸道标本

包括深咳痰液、肺泡灌洗液、支气管灌洗液、呼吸道吸取物等。

(3)便标本/肛拭子

留取粪便标本约10g(花生大小),如果不便于留取便标本,可采集肛拭子。

(4)血液标本

抗凝血,采集量 5mL,建议使用含有 EDTA 抗凝剂的真空采血管采集血液。

(5)血清标本

尽量采集急性期、恢复期双份血清。血清应当尽早(最好在发病后 7 天内)采集,第二份血清应当在发病后第 3~4 周采集。采集量 5mL,建议使用无抗凝剂的真空采血管。血清标本主要用于抗体的测定,不进行核酸检测。

(6)尿标本

留取中段晨尿,采集量 2~3mL。

(7)物体表面标本

包括在进口冷链食品或进口货物的内外包装表面,以及运输储藏工具等可能被污染的部位进行涂抹采集的标本。

(8)污水标本

根据海运口岸大型进口冷冻物品加工处理场所排水系统分布情况,重点选取污水排水口、内部管网汇集处、污水井、污水流向的下游或与市政管网的连接处等关键位置对未经消杀处理的污水进行采样。

(9)其他

已有唾液等标本用于新型冠状病毒检测的报告。

3. 采样人员基本要求

从事标本采集的技术人员应当经过生物安全和实验室检测技术培训,熟练掌握标本采集方法和操作流程,考核合格后方可上岗。采样时,应做好标本信息记录,严格遵守操作流程,确保标本质量符合要求、标本及相关信息可追溯。

4. 标本采集基本要求

(1)住院病例的标本由所在医院的医护人员采集,密切接触者标本由当地指定的疾控机构、医疗机构负责采集。采集标本时,要根据不同采集对象设置不同的采样区域,发热患者前往发热门诊就诊和采样。

（2）确诊病例、无症状感染者、入境人员、密切接触者和密接的密接在住院、隔离观察或健康监测期间应"单采单检"，即单独采集个体的标本，单管进行核酸检测，不得进行混采混检。

（3）根据临床及实验室检测工作的需要，可在住院、隔离期间多次采样，可同时采集呼吸道、血液、便等多种标本。采样人员应严格遵循采样规范，保证所采集标本质量符合要求，同时应详细记录受检者信息，可利用条形码扫描等信息化手段采集相关信息。

（4）人群筛查应根据核酸提取、检测所用试剂的要求确定采样管，用于病毒分离的标本应放置于不含有病毒灭活剂的采样管。

（5）物品和环境监测应根据监测目的和防控需求确定采样物品、位置与数量，采样时应严格遵循采样规范。

5. 标本采集和处理

（1）鼻咽拭子

采样人员一手轻扶被采集人员的头部，一手执拭子，拭子贴鼻孔进入，沿下鼻道的底部向后缓缓深入，由于鼻道呈弧形，不可用力过猛，以免发生外伤出血。待拭子顶端到达鼻咽腔后壁时，轻轻旋转一周（如遇反射性咳嗽，应停留片刻），然后缓缓取出拭子，将拭子头浸入含 2~3mL 病毒保存液（也可使用等渗盐溶液、组织培养液或磷酸盐缓冲液）的管中，尾部弃去，旋紧管盖。

（2）口咽拭子

被采集人员头部微仰，嘴张大，露出两侧扁桃体，采样人员将拭子越过舌根，在被采集者两侧扁桃体稍微用力来回擦拭至少 3 次，然后再在咽后壁上下擦拭至少 3 次，将拭子头浸入含 2~3mL 病毒保存液（也可使用等渗盐溶液、组织培养液或磷酸盐缓冲液）的管中，尾部弃去，旋紧管盖。口咽拭子也可与鼻咽拭子放置于同一管中。

（3）鼻咽抽取物或呼吸道抽取物

用与负压泵相连的收集器从鼻咽部抽取黏液或从气管抽取呼吸道分泌物。将收集器头部插入鼻腔或气管，接通负压，旋转收集器头部并缓慢退出，收集抽取的黏液，并用 3mL 采样液冲洗收集器一次（亦可用小儿导尿管接在 50mL 注射器上来替代收集器）。

（4）深咳痰液

要求病人深咳后，将咳出的痰液收集于含 3mL 采样液的采样管中。如果痰液未收集于采样液中，可在检测前加入 2~3mL 采样液，或加入与痰液等体积的痰液消化液。痰液消化液储存液成分为：二硫苏糖醇 0.1g、氯化钠 0.78g、氯化磷 0.02g、磷酸氢二钠 0.112g、磷酸二氢钾 0.02g、水 7.5mL（pH 为 7.4±0.2）。使用时将储存液用去离子水稀释至 50mL，与痰液等体积混合使用，或者参照试剂说明进行使用，也可采用与痰液等体积的含 1g/L 蛋白酶 K 的磷酸盐缓冲液将痰液化。

(5)支气管灌洗液

将收集器头部从鼻孔或气管插口处插入气管(约 30cm 深处),注入 5mL 生理盐水,接通负压,旋转收集器头部并缓慢退出,收集抽取的黏液,并用采样液冲洗收集器一次,也可用小儿导尿管接在 50mL 注射器上来替代收集。

(6)肺泡灌洗液

局部麻醉后将纤维支气管镜通过口或鼻经过咽部插入右肺中叶或左肺舌段的支气管,将其顶端切入支气管分支开口,经气管活检孔缓缓加入灭菌生理盐水,每次 30～50mL,总量 100～250mL,不应超过 300mL。

(7)粪便标本

取 1mL 标本处理液,挑取黄豆粒大小的粪便标本加至管中,轻轻吹吸 3～5 次,室温静置 10min,以 8000r/min 离心 5min,吸取上清液进行检测。粪便标本处理液可自行配制,配方为:Tris 1.211g、氯化钠 8.5g、无水氯化钙(或含结晶水的氯化钙)用浓盐酸调节 pH 为 7.5,以去离子水补充至 1000mL,取出 1.1g 无水氯化钙。也可使用 HANK'S 液或其他等渗盐溶液、组织培养液或磷酸盐缓冲液溶解便标本制备便悬液。如患者出现腹泻症状,则留取粪便标本 3～5mL,轻轻吹打混匀后,以 8000r/min 离心 5min,吸取上清液备用。

(8)肛拭子

用消毒棉拭子轻轻插入肛门 3～5cm,再轻轻旋转拔出,立即放入含有 3～5mL 病毒保存液的 15mL 外螺旋盖采样管中,弃去尾部,旋紧管盖。

(9)血液标本

建议使用含有 EDTA 抗凝剂的真空采血管采集血液标本 5mL,根据所选用核酸提取试剂的类型确定以全血或血浆进行核酸提取。如需分离血浆,将全血以 1500～2000r/min 离心 10min,收集上清液于无菌螺口塑料管中。

(10)血清标本

用真空负压采血管采集血液标本 5mL,室温静置 30min,以 1500～2000r/min 离心 10min,收集血清于无菌螺口塑料管中。

(11)物体表面标本

参考 WS/T 776—2021《农贸(集贸)市场新型冠状病毒环境监测技术规范》推荐的方法,采样拭子充分浸润病毒保存液后在表面重复涂抹,将拭子放回采样管浸润,取出后再次涂抹采样,重复 3 次以上。对表面较大的物体进行多点分布式采样。

(12)污水标本

采集污水的水体标本时,参考 WS/T 799—2022《污水中新型冠状病毒富集浓缩和核酸检测方法标准》,用无菌聚乙烯瓶采集污水样本,采样体积为 300mL。可根据现场条件和检测需求确定水样采集方式,如瞬时水样(采样点位某一时间随机采集的样本)

或混合水样(同一采样点位不同时间所采集的瞬时水样混合后的样本)。如农贸(集贸)市场内排水沟内无法采集足够体积水样,可采集污水的拭子标本,参考 WS/T 776—2021《农贸(集贸)市场新型冠状病毒环境监测技术规范》推荐的方法,用拭子浸入吸附污水,将拭子放回采样管浸润,取出后再次浸入污水,重复 3 次以上,对每个污水采样位置应进行多点分布式采样。

(13)其他材料

如唾液等标本,依据检测需求采集。

三、标本的运输、存储及预处理

1. 标本包装

标本采集后应在生物安全二级实验室生物安全柜内分装。

(1)所有标本应当放在大小合适的带螺旋盖(内有垫圈)、耐冷冻的标本采集管里,拧紧。容器外注明标本编号、种类、姓名及采样日期。

(2)将密闭后的标本装入密封袋,每袋限一份标本。标本包装要符合国际民航组织文件 Doc9284《危险品航空安全运输技术细则》的要求。

(3)涉及外部标本运输的,应根据标本类型,按照 A 类或 B 类感染性物质进行三层包装。

2. 标本保存

用于病毒分离和核酸检测的标本应当尽快进行检测,可在 24h 内检测的标本置于 4℃(2~8℃)保存;24h 内无法检测的标本应置于-70℃或以下保存(无-70℃保存条件,则于-20℃冰箱暂存)。血清标本可在 4℃存放 3d,-20℃以下可长期保存。境外高风险区域人群以及新型冠状病毒肺炎患者的密切接触者等人员的核酸检测标本,检测后应当在-20℃保存 7d。其他一般人群筛查标本,则可在 4℃保存 24h。应当设立专库或专柜单独保存标本。

3. 标本送检

标本采集后应当尽快送往实验室,标本采集后室温(25℃)放置不宜超过 4h。如果需要长途运输,应采用干冰保藏,难以获取干冰时,可使用冰袋、冰排等低温运输。

(1)送检标本

各省(自治区、直辖市)发现的本土疫情中首发或早期病例、与早期病例有流行病学关联的关键病例、感染来源不明的本土病例、境外输入病例、入境物品及相关环境阳性标本等所有原始标本应平行采集至少 2 份,一份送各省级疾控机构进行检测,另一份送中国疾控中心病毒病所进行检测、复核,同时附标本送检单。各省分离到的新的代表性毒株,应及时送中国疾控中心病毒病所复核、保藏。

（2）标本及毒株运输

1）国内运输

新型冠状病毒毒株或其他潜在感染性生物材料分类属 A 类，对应的联合国编号为 UN2814，包装应符合国际民航组织文件 Doc9284《危险品安全航空运输技术细则》的 PI620 分类包装要求；环境标本属于 B 类，对应的联合国编号为 UN3373，包装应符合国际民航组织文件 Doc9284《危险品安全航空运输技术细则》的 PI650 分类包装要求；通过其他交通工具运输的可参照以上标准包装。新型冠状病毒毒株或其他潜在感染性材料运输应按照《可感染人类的高致病性病原微生物菌（毒）种或标本运输管理规定》（原卫生部令第 45 号）办理准运证书。

2）国际运输

国际运输的新型冠状病毒标本或毒株，应当规范包装，按照《出入境特殊物品卫生检疫管理规定》办理相关手续，并满足相关国家和国际相关要求。

3）标本和毒株的接收及管理

通过航空运输运送的标本抵达目的地机场后，由专业运输车辆运送至接收单位，通过陆路运输运送的标本由专业车辆进行运送，运送人员和接收人员应对标本进行双签收。

新型冠状病毒标本及毒株应由专人管理，准确记录标本及毒株的来源、种类、数量，编号登记，采取有效措施确保毒株和标本的安全，严防发生误用、恶意使用、被盗、被抢、丢失、泄漏等事件。

各省级卫生健康行政部门要根据疫情防控需要和实验室生物安全有关要求，及时研判提出新型冠状病毒实验室检测生物标本处置意见。对确需保存的，应当尽快指定具备保存条件的机构按照相对集中原则进行保存，或送至国家级菌（毒）种保藏中心保藏；对无须保存的，由相关机构按照生物安全有关要求及时处理。

第四节　分析中质量控制

分析中质量控制主要包括：人员资质和培训、标本管理、实验室标准操作程序、检测系统的性能验证、试剂准备、核酸提取和扩增、结果分析和审核、室内质控、室间质量评价、假阳性和假阴性结果的处理等。

一、人员资质要求和培训要求

核酸检测人员必须具备相应的资质。根据《医疗机构新型冠状病毒核酸检测工作手册（试行　第二版）》要求，实验室检测技术人员应当具备相关专业的大专以上学历或具有中级以上专业技术职务任职资格，并有 2 年以上的实验室工作经历和基因检验相关培训合格证书。实验室配备的工作人员应当与所开展检测项目及标本量相适宜,以保证及时、熟练地进行实验和报告结果,保证结果的准确性。

人员系统培训、规范操作是核酸检测全流程顺利运行和获得准确、及时的检测结果的重要前提。通过外部培训获得 PCR 上岗证是进行核酸检测的先决条件,而完整、充分的岗前内部培训是每一位核酸检测人员能够保质保量完成核酸检测任务的必要条件。操作人员必须接受实验室生物安全培训且考核通过后才能从事该项工作。实验室应制定涵盖检测前、中、后各环节的全流程的操作手册。核酸检测人员必须参加全流程的内部质量安全培训,包括应对大规模核酸检测的标准化操作流程的培训,经考核合格后方可授权进行核酸检测工作。

人员内部培训内容可以包括但不限于:新型冠状病毒相关的理论、样本接收和管理、检验全流程操作、检验结果判读、室内质控失控后的预防和处理措施、生物安全、意外事件/事故处理等。培训形式可以多样化,包括理论考核、实验操作,模拟演练等。培训记录可以通过考试试卷、照片、录像等形式来体现。

在大规模筛查过程中,虽然核酸检测工作量巨大,但是检验结果质量和报告发放时限对疫情防控至关重要。因此,大规模筛查实验室应进行人员配置优化和合理分工,既要保证检验质量和时效,又要缓解实验室人员紧张。可通过合理的分组、岗位职责细化来提高工作效率,分时段进入实验室,保证技术人员的休息时间。如:由辅助人员负责标本前处理(包括:标本的签收、拆袋、录入信息系统、振荡排序和处理实验垃圾等辅助工作),由具备 PCR 和检验资质的专业技术人员进行加样、核酸提取、上机扩增和结果分析等工作。

二、分析中的标本管理

分析前标本采集、运输、保存等标本管理是保证检测质量的前提。按照《医疗机构新型冠状病毒核酸检测工作手册(试行 第二版)》要求,规范采集和包装标本应低温保存运送至实验室,应当尽快进行检测;含胍盐保存液采样管采集的标本可根据采样管说明书要求的保存条件及时间要求进行运送和保存。24h 内无法检测的标本则应置于 $-70℃$ 或以下保存(如无 $-70℃$ 保存条件,则于 $-20℃$ 冰箱暂存)。境外高风险区域人群以及新型冠状病毒肺炎患者的密接者和密接者的密接者等集中隔离人员的核酸检测标本,检测后,应当在 $-20℃$ 保存 7d。其他一般人群筛查标本,则可在 $-4℃$ 保存 24h。应当设立专库或专柜单独保存标本。标本运送期间避免反复冻融。

分析中的标本管理更是核酸检测结果准确、及时的质量保证基础。这个环节的管理不当可能会造成标本张冠李戴、后期检测结果的假阴性或假阳性、阳性样本无法溯源、生物安全泄漏等多个问题。因此,分析中的标本管理既要符合核酸检测技术要求,又要符合生物安全要求。

标本在运输至实验室之后、进行检测之前,应该在生物安全柜内拆除外包装,核对标本数量，同时查验有无标本溢洒、标识不清、空管等不合格标本。如有不合格标本应进行记录、立即予以处置并及时反馈给标本采集部门。符合接收条件的标本进行扫码登记，按照标准操作程序（standard operating procedure，SOP）SOP 文件对标本进行唯一标识和编号，避免编号混淆造成的检验结果错乱。对于大规模筛查检测实验室，有条件时可以在扫码登记时将标本的核酸提取顺序、扩增排列顺序同时扫描进入对应的信息和结果报告系统，以便于后期对整个检验流程的记录和标本结果的溯源。扫码后的待检标本放于明确标识的待检测标本区域。

检测时应首先按照 SOP 对生物安全柜进行消杀，然后再把新型冠状病毒标本放在生物安全柜中进行开盖加样操作，不得在样本制备区的普通实验台上直接开盖加样。加样时应该按照扫描登记时排好的加样顺序登记表进行逐一开盖加样。加样完成后的标本盖回盖子，加标记后放置于检测后标本暂存区。可采用贴"验后标签"或"不同颜色标签"等方式标记检测后标本。待整个实验结束结果审核发放后，按照 SOP 将完成检测的标本存入相应的标本保存冰箱，按照规定时限对检验后标本进行消杀和处理。

标本管理的质量控制中应注意：扫描登记后的待检测标本和加样检测后的标本必须严格分区放置，以免标本混乱造成重复检测或者漏检；每批实验完成后，应核对原始接收记录中标本数量和已完成检验的标本数量是否一致，以避免漏检；针对一些人员信息需要保密的特殊群体标本的检测时，其扫描和编号规则可能不同于普通筛查人员标本，应针对此类特殊标本制定专门的编号、信息录入和结果发放 SOP，对人员进行培训，以免在大规模筛查检测过程中发生漏检。

三、实验室标准操作程序

实验室的质量管理体系文件是实验室所有技术和管理程序以文件化的形式列出，文件必须与实际工作相符，从而能最有效、最切合实际地指导实验室工作。质量管理体系文件主要由质量手册、质量体系程序文件和标准操作程序（SOP）、记录表格等组成，其中 SOP 是进行实验操作要参照的详尽、具体的文件，是分析中质量控制的关键指导文件。

进行新型冠状病毒核酸检测的 SOP 文件内容包括责任、完成活动及验证的方法和有关记录等。上述标准操作程序应对全体实验室技术人员进行全流程培训。检验实验室内各区应存放与各区操作相对应的纸质版或电子版操作程序，便于操作人员现场查看。

新型冠状病毒核酸检测 SOP 应当依据试剂盒说明书、仪器设备使用说明书等结合实验室的实际操作情况进行编写，应"写你所做"，具有实际可操作性。应明确实验室每个岗位的人员在相应的检验活动中的职责和具体的实验活动，包括责任人、在哪里、什么时间、为什么做、做什么、怎么做。工作活动的交叉部分也应明确描述相关职责。文字编写应准确、精练和通顺，注意逻辑性和活动顺序。编写格式应考虑文件的修改、改版和使用。完全照抄照搬他人 SOP 将导致文件和实际操作严重脱节，无法起到 SOP 的指导作用。

规范的标准操作程序应要求全员培训并通过考核，严格遵照执行，应"做你所写"。例如实验室的阳性和可疑阳性标本复检标准操作程序文件写得非常规范，但如果未对人员进行严格培训，实际操作时技术人员未严格按照标准操作程序对可疑样本进行规范复检，将可能导致假阳性或假阴性的结果。

分析中质量控制涉及的具体 SOP 包括但不限于：仪器设备的标准操作程序、试剂配制标准操作程序、核酸提取扩增和结果分析报告标准操作程序、检测系统性能验证标准操作程序、室内质量控制标准操作程序、参加室间质量评价标准操作程序、阳性和可疑阳性标本的复检标准操作程序等。

四、检测系统的性能验证

ISO 15189：2012：《医学实验室　质量和能力的要求》和《新型冠状病毒肺炎防控方案(第九版)》的附件12《新冠病毒标本采集和检测技术指南》均要求，实验室应对检测系统(包括核酸提取试剂、核酸提取仪、核酸扩增试剂和扩增仪)进行必要的性能验证，以确定检验程序的性能特征是否符合厂商声明。新型冠状病毒核酸检测的性能验证指标包括但不限于精密度(至少要有重复性)和最低检测限。

根据 CNAS-CL02-A009：2018《医学实验室质量和能力认可准则在分子诊断领域的应用说明》和 CNAS-GL039：2019《分子诊断检验程序性能验证指南》，对于配套检测系统的新型冠状病毒核酸 PCR 检测的符合率、最低检出限和精密度可进行如下验证：

1. 符合率

可选取阴性样本 5 份和弱阳性样本 10 份，按照患者样本检测程序，采用参比方法和候选方法平行检测。计算候选方法与参比方法检测结果的阴性符合率和阳性符合率。汇总填表，计算符合率。

判断标准：符合率应能达到厂商在试剂盒或检测系统说明书中声明的性能标准。

2. 最低检出限

使用定值标准物质的样本梯度稀释至厂家声明的检出限浓度，可重复测定 5 次或在不同批内对该浓度样本进行 20 次重复测定(如测定 5 天，每天测定 4 份样本)。稀释液可根据情况选用厂家提供的稀释液或生理盐水。

判断标准：如果是 5 次重复检测，必须 100% 检出靶核酸；如果是 20 次检测，必须检出至少 18 次靶核酸。

3. 精密度

(1) 批内精密度。取 2 份标本，1 份阴性和 1 份弱阳性，两份标本各重复检测 20 次，记录阳性标本 Ct 值并计算其变异系数(CV)，应符合厂商试剂盒说明书中声明的标准。

（2）批间精密度。取2份标本，1份阴性和1份弱阳性，两份标本每天各重复检测4次，连续检测5天，共计20次，记录阳性标本的Ct值并计算其CV，应符合厂商试剂盒说明书中声明的标准。

对多套检测系统进行性能验证时如何选择最好的方案，既能保证检测质量、提高临床工作效率，又能降低消耗？对于M台核酸提取仪和N台荧光定量PCR分析仪组成的多套检测系统的性能验证，可以有三种方案。方案一：将1台核酸提取仪和1台荧光定量PCR分析仪绑定在一起作为一套系统，进行性能验证；方案二：按照排列组合的原理，将M台核酸提取仪和N台荧光定量PCR分析仪的$M \times N$种组合形式均做一次性能验证；方案三：①在1台核酸提取仪上提取核酸后，分别在N台荧光定量PCR分析仪上扩增检测，主要验证N台荧光定量PCR分析仪的方法符合率、精密度和检出限；②分别在M台核酸提取仪上提取核酸后，均在同一台荧光定量PCR分析仪上扩增检测，主要验证M台核酸提取仪的方法符合率、精密度和检出限。三种验证方案各有优缺点，其中方案三能够达到对($M \times N$)套组合检测系统的验证效果，保证了新型冠状病毒核酸检测的质量，试剂消耗和时间成本适中，可以有效、经济、快速地评估主要性能参数是否符合厂商的声明。

五、试剂准备

依据《新型冠状病毒肺炎防控方案（第九版）》的附件12《新冠病毒标本采集和检测技术指南》，应当选择国家药品监督管理部门批准的试剂，宜选择与扩增试剂配套的核酸提取试剂和标本采样管，不建议免提取核酸直接进行核酸扩增反应。建议选用高灵敏度的试剂（如检出限≤500copy/mL）。

1. 不同内标的核酸检测试剂

内标为同一反应体系中与靶序列共同检测的一段非靶序列分子，用于监控检测流程。内标有两种形式，一种是内源性内标，通常为个体间序列保守且在组织与细胞中表达相对稳定的管家基因；另一种是在检测过程中人工添加的外源性内标，如人工合成非靶序列或人工合成的假病毒。

内源性内标具有监控采样、运输、核酸提取与扩增全流程优势，缺点是人体细胞或组织与病毒颗粒存在一定的基因提取效率差异，且无法用于环境样本的全流程监控。内源性内标针对单采样本，如隔离点、封控区的重点人群采样，才能体现出全流程监控的优势。在大规模检测的混采标本中，内源性内标虽然不能有效监控采样过程但可节省添加内标的实验环节，可减少实验室工作量。

外源性内标无法监控采样与运输过程，但可监控每个样本提取与扩增情况。在每份样品中加入等量的外源性内标进行提取与扩增，因内标添加量稳定，扩增曲线趋于一致，因此可用于环境样本的检测。

内源性内标和外源性内标各有优劣，在检测中可根据实验室的不同需求与应用场景灵活选择，综合应用。

2. 试剂配制

实时荧光 PCR 法的扩增试剂配制应在试剂准备区进行。该区用于分装、储存试剂、制备扩增反应混合液，以及储存和准备实验耗材。该区应配备冰箱或冰柜、离心机、试验台、涡旋振荡器、微量加样器等。为防止污染，该区宜保持正压状态。试剂盒中所带的阳性对照应直接放在标本制备区开启使用，不得在试剂准备区开启。

试剂配制前应充分溶解、混匀和离心。在超净台中进行试剂的吸取、混合和分装，应按照 SOP 文件规定的吸样量，采用加样器吸取各种扩增试剂，加样吸头必须保持洁净。采用手工分装试剂时应注意八联排加样器或连续加样器的每孔加样量要保证一致。采用自动分杯设备分装试剂时，应采用无核酸酶的容器进行试剂混合，充分混匀后再进行自动分装。过程中应注意防止核酸的污染，配制好的扩增试剂应密封，根据距离扩增的时间长短安排冷藏或冻存保存。应标记试剂配制时间并尽快使用，以免配制时间过长或保存不当会导致扩增酶降解，从而造成假阴性结果。应标记试剂品牌，避免初筛试剂和复检试剂混用导致扩增失败。

六、核酸提取

核酸提取前应首先对生物安全柜进行清洁消毒。使用含胍盐等灭活型采样液的标本无须进行灭活处理，可直接进行核酸提取。而使用非灭活型采样液的标本，可按照核酸提取试剂盒的说明，取适量标本加至核酸提取裂解液中充分混匀作用一定的时间以有效灭活病毒。不推荐采用 56℃孵育 30min 的处理方式灭活病毒。

对于 5 混 1、10 混 1 或 20 混 1 的标本在核酸提取前应使用适宜的振荡器进行震荡混匀，以最大程度避免混匀不充分造成的假阴性结果。标本混匀稍作静置后，应在生物安全柜中进行开盖，按照之前先排好的核酸提取顺序进行核酸提取，"三阴一弱阳"质控品随机排列在标本间。使用长度适宜的无 RNA 酶带滤芯吸头加样，动作轻柔，尽量避免气溶胶造成标本间污染。避免移液器头部被污染。实验过程中如手套被污染，应立即更换。采用自动核酸提取仪提取核酸时，应注意提取板的放置方向和顺序，避免放反方向导致标本错误。核酸提取完成后，立即将提取物进行封盖处理。

在生物安全柜内将适量提取好的核酸尽快加至 PCR 扩增反应体系中，用八连排盖子盖好或用封板膜封好。将加好样的扩增板传递到扩增和产物分析区进行上机扩增。

完成每批实验后应及时对生物安全柜、加样器、核酸提取仪和环境等进行消杀，避免样本间污染和阳性质控品造成核酸污染。

七、核酸扩增、结果分析和审核

1. 核酸扩增

加好扩增体系的扩增板传递至扩增区后，应再次严格检查盖子或封板膜的密封性，避免密封不严造成扩增不成功和核酸污染。将扩增体系放入荧光定量 PCR 分析仪，按照试剂盒说明书设置扩增程序，启动扩增程序。扩增完成后反应管不可开盖，直接放于垃圾袋中，封好袋口，按一般医疗废物转移出实验室处理。禁止在 PCR 实验室内对新型冠状病毒核酸阳性质控品及 PCR 扩增产物进行高压蒸汽灭菌。

扩增时应注意：上机时的 8 联排或 96 孔板的摆放方向一定与原始排板记录保持一致，避免放反造成结果错误；扩增记录应包含扩增板号、样本编号、扩增试剂品牌和批号、提取试剂和批号、提取仪品牌和编号、操作人和时间等重要信息；扩增板号应是唯一编号，避免重复编号造成错误结果。

2. 结果分析和审核

结果分析和审核的人员应具备丰富基因扩增工作经验，必要时针对有疑问的结果可以组织实验室专家团队集体分析判读。扩增程序运行结束后，应按照 SOP 对结果进行分析判读。首先查看室内质控品是否在控，内标基因是否正常扩增，上述各项均在控后，再按照结果判读标准进行结果分析、审核和记录。对于阴性的结果可以直接记录并发放。对于初筛阳性和可疑阳性标本应详细记录，并及时按照复检流程采用第二种试剂进行复检，复检记录应清晰完整，完成复检结果分析后及时发放结果。

3. 初筛阳性和可疑阳性的复检

大规模人群筛查时，一旦出现阳性结果，应对阳性标本采用另外一到两种更为灵敏的核酸检测试剂对原始标本进行复核检测，复核阳性方可报出。

复检时应注意：使用常规扩增试剂检测单采或混采标本，若靶基因有扩增曲线时，需对原标本管重新提取核酸进行复核检测；实验室应选择用于常规检测以外的 1~2 种不同品牌的高灵敏扩增试剂作为复检试剂；复检前应首先对所用仪器设备进行清洁；为防止阳性标本间的交叉污染，不建议使用该初筛阳性标本初筛时所用的同一台生物安全柜、提取仪和扩增仪进行复检操作，同时有多个标本待复检时应尽量分散放置在提取板和 PCR 扩增板上；如怀疑原标本管被核酸污染，必要时可对受检者重新采样。

八、室内质量控制

实验室通过室内质量控制来监控实验室常规工作的精密度，以及监测实验室常规工作中批内、批间样本检测的一致性，保证日常检测工作的连续性和稳定性，是分析中质量控制的重要组成部分。

1. 质控品的要求

室内质量控制是监测实验室日常检验结果精密度的重要手段。实验室可按照《国家卫生健康委办公厅关于医疗机构开展新冠病毒核酸检测有关要求的通知》（国卫办医函〔2020〕53号）要求规范开展室内质控。每批检测至少有1份弱阳性质控品（浓度通常为检出限的1.5~3倍）和3份阴性质控品。质控品应随机放在临床标本中，参与从提取到扩增的全过程。实验室也可同时使用试剂盒内的阴性和阳性对照来监测扩增过程、使用第三方质控品来监测核酸提取和扩增过程。如实验室需自制弱阳性质控品，应在单独的生物安全柜中操作，避免造成污染。

室内质控品和试剂盒中的阳性对照应存放于标本制备区。质控品不宜反复冻融，应按需要量分装后放入-20℃冷冻保存，使用时再解冻，确保质控品的稳定性。

2. 质控规则

实验室应建立明确的质控规则。室内质控检测结果在控，才能出具检验报告。试剂盒内阴性和阳性对照检测的靶标基因（如 $ORF1ab$、N 和内参）Ct值满足试剂盒说明书质控标准，同时外部室内质控品结果符合预期，则判为在控。如阳性或弱阳性质控品检测结果为阴性、阴性质控品检测结果为阳性，则判为失控。

3. 失控处理

出现失控应及时进行失控原因分析，并采取相应的纠正/预防措施。应对该批检测的全过程进行迅速仔细的回顾，分析有无特殊情况发生，评估失控对患者标本检测结果的影响，必要时对标本重新采样和检测，并详细记录相关信息并保存记录。

如果发生阴性质控品检测为阳性的失控，应从阳性质控品或阳性标本操作处理不当、实验室环境、试剂等方面进行失控原因分析。例如：人为因素错将阳性质控品当成阴性质控品，阴性质控品被阳性质控品污染，实验室发生阳性核酸污染等。如果发现实验室核酸污染应立即采取有效措施清除核酸污染，并加强实验室环境核酸污染监测。

如果发生阳性质控品检测为阴性的失控，应从人员操作、仪器、试剂、质控品等方面进行原因分析，及时采取相应的纠正/预防措施。例如：人为因素造成加错或漏加质控品，质控品储存条件不当或反复冻融次数过多导致降解，电压波动导致扩增仪运行不稳，扩增时扩增板放错方向，移液器未定期校准导致加样量误差，试剂质量差等。

出现失控时应通过回顾性分析查找失控原因并纠正失控，应采取预防措施。及时分析失控原因对实验室内质量改进工作具有重要意义。如果引起失控的人为因素占较大比例，应加强操作人员的专业培训与考核工作，要求操作人员熟练掌握实验操作、质量控制等一系列程序，具备生物安全防护意识及防污染意识，严格按照实验室操作规范进行操作与记录。试剂质量和质控品的质量也是影响核酸检测质量的重要因素，应严格按照试剂说明书使用和贮存。实验室设备应按期进行维护、校准和性能验证，做好设备使用及检查记录,保证设备处于良好运行状态。

九、室间质量评价

室间质量评价(external quality assessment,EQA)作为一种保证实验室检测质量的工具,通过衡量实验室间检测结果的差异,评价实验室之间结果的可比性和一致性。室间质量评价是临床实验室质量管理体系重要的组成部分,是实验室检测中质量控制的重要保障。

新型冠状病毒核酸实验室应常态化参加国家级或省级临床检验中心组织的室间质评。对检测量大以及承担重点人群筛查等任务的实验室,可适当增加室间质评频率。不按要求参加室间质评的,或室间质评结果不合格的,应通报批评并上报国家卫生健康委,待室间质评通过后方可开展核酸检测。室间质评结果为"不可接受"时,实验室应对相应结果进行分析,查找原因并采取必要的纠正措施。实验室应保存室间质评相关记录。

实验室应建立室间质评标准操作程序文件,并培训技术人员按照 SOP 操作室间质评样本的检测。结果回报时应注意质评样本顺序、上报规则和上报时限规定,避免误报或延误。

第五节 分析后质量控制

一、分析后质量控制

根据《临床基因检验诊断报告模式专家共识》及我国临床实践现状,核酸检测结果应包括定性结果[(阳性/阴性)或(检出/未检出)]、方法学、检出限及必要的临床建议。

如检测结果为阴性,检测机构告知被检测人员或单位检测结果,并出具检测报告。检测报告应统一备注:"检测结果仅适用于此次采集标本。单次核酸检测阴性不能完全排除新型冠状病毒感染"。如检测结果为阳性,检测机构应立即报告所在地区疾病预防控制中心,将阳性标本送至疾病预防控制中心复核。

二、核酸检测结果解读存在的问题与对策

1. 核酸检测与复检

如果遇到以下情况建议进行复检:

(1)样本经 PCR 扩增后,目的基因 C_t 值大于试剂说明书阈值,但原始峰图有信号;

(2) 扩增结果为阳性，但原始峰图并非典型的"S"形曲线；

(3) 双靶标试剂检测结果不一致；

(4) 双份试剂检测结果不一致；

(5) 检测结果与临床症状、影像学表现不一致。

2. 流行病学结合临床分析原则

虽然核酸检测是 SARS-CoV-2 病原学诊断的金标准，但仍存在一定的局限性。当临床高度怀疑 SARS-CoV-2 感染而核酸检测阴性时，需结合患者肺部 CT、SARS-CoV-2 特异性抗体、血常规等其他检测结果进行综合判断。

三、核酸检测结果假阴性、假阳性分析

1. 假阳性问题

核酸检测阳性结果被视为新型冠状病毒感染诊断的金标准，阳性结果的报告直接决定相关疫情的后续处理，假阳性情况则会造成人员恐慌以及流行病学调查和防控措施过度等问题。

(1) 阴性标本被检验出阳性结果，可能的原因是发生了实验室污染。

常见的污染途径包括：标本间的交叉污染、PCR 试剂污染、阳性质控品污染和 PCR 产物污染等。

标本间交叉污染可能原因为：1) 采集容器的密封不严造成阳性标本泄漏；2) 操作标本不当污染手套导致标本间污染；3) 加样时未使用带滤芯吸头导致污染；4) 带滤芯吸头长度不够造成移液器污染导致标本间污染等。

PCR 试剂污染的可能原因为：1) 试剂配制过程中的吸头、容器、移液器等被阳性对照污染；2) 从样本制备区退回的试剂板架被阳性标本污染后未经过严格的去污染消杀等。

阳性质控品污染的可能原因为：1) 加样操作时加样器被阳性质控品污染；2) 阳性质控品在生物安全柜中发生溢洒或污染手套造成环境污染等。

PCR 产物污染的可能原因为：1) 扩增过程中或结束后，PCR 管盖未盖严或崩开导致阳性扩增产物泄漏，形成气溶胶污染；2) 对 PCR 产物进行高压蒸汽灭菌造成气溶胶污染等。灭活疫苗接种后处理不当也会造成环境中核酸污染。

(2) 假阳性核酸污染的类型可以通过结合去除反转录步骤以及使用 DNase 两种处理方式比较前后结果的变化来鉴别核酸污染类型。

1) 去除反转录步骤结果无变化，DNase 处理后结果阴性，可鉴定为 DNA 类型污染；2) 去除反转录步骤结果阴性，DNase 处理后无变化，可鉴定为 RNA 类型污染；3) 去除反转录步骤结果阴性，DNase 处理后 Ct 值增高或结果为阴性，可鉴定为 RNA 类型污染（模板被 DNase 稀释所致）；4) 单独通过去除反转录步骤、DNase 处理步骤后结果为阳

性，说明存在 DNA 和 RNA 两种类型共同污染通过 DNase 清除 DNA 质粒型阳性质控品，可用于验证 DNA 型污染；去除反转录步骤对 RNA 型假病毒质控品的靶基因扩增有明显的影响，而对 DNA 型没有作用，可用于验证 RNA 型污染。

查到污染来源后应尽快采取措施清除核酸污染，并加强实验室环境核酸污染监测。同时，应采取积极有效的防污染预防措施防止同样的问题再次发生。

2. 针对假阳性问题的预防措施

为了预防假阳性问题的发生，应在以下方面注意：

（1）PCR 实验室必须进行严格独立地功能分区（试剂准备区、标本处理区、扩增和产物分析区），应保持人流、物流的单向流通，不得跨区操作。

（2）使用不同的生物安全柜操作阳性质控品和原始样本；

（3）使用不同的加样器分别进行阳性质控品和样本的加样；

（4）生物安全柜、加样器等在使用前、后应擦拭和紫外消杀足够时间；

（5）一旦感觉手套有被污染的可能要及时更换；

（6）不在试剂准备区打开阳性质控品或阳性对照；

（7）试剂准备区的试剂架进入该区前应严格进行去除核酸处理；

（8）上机检测前加样板上机前应盖严管盖或封口膜；

（9）扩增结束后严禁打开管盖，严禁对 PCR 产物进行高压蒸汽灭菌。

3. 假阴性问题

核酸检测的假阴性指的是采集的标本中有足量病毒却未被检出，即阳性标本的检测结果为阴性。假阴性造成阳性标本漏报，对疫情防控危害巨大。因此应该采取有效措施避免假阴性的发生。

假阴性发生的可能影响因素包括：标本采集不规范导致有效标本不足，实验前未对标本进行重复振荡使病毒充分释放，病毒采样管和提取试剂不匹配，标本运输中保存温度过高或时间过长，提取或扩增试剂问题，人员结果判读失误。

针对上述核酸检测假阴性各个环节的影响因素，可采取以下的改进措施：针对采样人员加强正确采集标本的培训，采用与提取试剂匹配的病毒采样管，严格要求标本运输温度和时限，规范实验技术人员的操作，加强人员培训以进行正确的结果判读。

新型冠状病毒核酸检测是落实"四早"的重要举措。由于检测过程易受到诸多因素的影响，检测过程中任何不当处理都会影响检验结果的准确性和报告时限。为了保证结果的准确性和时效性，在检测过程中必须规范核酸检测流程，加强分析前、分析中和分析后各个环节的质量控制。在新型冠状病毒核酸检测过程中，从实验室人员培训和配置，标本管理，SOP，检测系统性能验证，试剂配制，核酸提取、扩增和分析，室内质控，室间质量评价，预防假阳性和假阴性措施等方面做好质量管理，才能保证新型冠状病毒核酸检测结果准确、及时，为疫情防控提供可靠的保证。

第六节 人员培训、考核与评估

人员培训、考核与评估是核酸检测实验室质量保证的重要组成部分。目的是进一步规范核酸检测实验室技术人员技术操作，保证实验室检测质量，提高检测效率，满足核酸检测需求。

ISO 15189：2012《医学实验室　质量和能力的要求》和《医疗机构新冠病毒核酸检测工作手册（试行　第二版）》中均对核酸检测人员进行了规定，技术负责人要求具有副高级及以上职称、5年分子诊断工作经验，专业组长需中级及以上职称、3年分子诊断工作经验，授权签字人需中级及以上职称、3年分子诊断工作经验。要求实验室检测技术人员应当具备相关专业的大专以上学历或具有中级及以上专业技术职务任职资格，并有2年以上的实验室工作经历和基因检验相关培训合格证书。了解各种分子技术的样本收集、处理、操作流程、基本原理、结果判读、临床意义等，清楚每个项目质量保证的关键环节，以保证及时、熟练地进行实验和报告结果，保证结果的准确性。

一、人员培训

对核酸检测技术人员的培训内容包括但不限于：

1. **专业及质量管理知识**

（1）核酸的生物化学基础；

（2）新型冠状病毒的病原学、基因组、传播途径、临床症状等；

（3）新型冠状病毒核酸检测方法；

（4）核酸扩增检测实验室建设及质量管理体系建立；

（5）新型冠状病毒核酸检测标本采集（采集时间及标本类型）、运送和保存及其影响检测的关键环节；

（6）仪器设备的正确操作、维护和校准；

（7）试剂方法的性能验证、检测方法及合格的判断标准；

（8）室内质量控制方法、失控原因分析及质量改进措施；

（9）室间质量评价/能力验证的失控原因分析及质量改进措施；

（10）核酸扩增检测结果的分析、报告及解释；

（11）人员培训及能力评估。

2. **生物安全相关知识**

（1）生物安全实验室的分级及其建设要求；

（2）生物安全柜的分级及功能；

（3）新型冠状病毒核酸扩增检测实验室的生物安全及其风险评估；

(4)个体生物安全防护用品的使用。

3. 实验操作

(1)熟悉核酸检测试剂准备的流程及相关仪器设备(如离心机、纯水仪等)的使用;

(2)熟悉核酸提取过程及相应仪器设备(如离心机、核酸提取仪、生物安全柜等)的正确使用及维护;

(3)熟悉实时荧光 PCR 分析仪的操作、扩增编程、结果分析(如阈值线设置、Ct 值确定、结果判断等)、结果报告以及在何种情况下需复检的规则及原因;

(4)质控结果的判断。

4. 培训的形式

对于核酸检测技术人员培训形式可包括多种。

(1)上级部门组织的培训

1)病原体的基本知识;

2)核酸检测基本原理;

3)核酸检测结果判断;

4)实验室质量管理。

(2)医院层面组织的培训

1)病原体的基本知识介绍;

2)生物安全培训及三级防护的穿戴和脱下顺序;

3)核酸检测结果的临床报告及解读;

4)实验室质量管理。

(3)科室层面的培训

1)标本接收流程;

2)标本溢洒、灭活处理流程;

3)标本提取扩增流程;

4)对防护服穿脱要求百分百合格;

5)实验室垃圾的处理流程;

6)实验室核酸污染的处理流程。

(4)分子诊断组内讨论

1)遇特殊标本处理方式及流程;

2)标本处理过程中遇到了问题,随时进行讨论,并分析总结原因(如质控失控、结果出现假阳性等情况)。

(5)社会学术组织培训

1)建设在线学术创新平台,促进学术交流;

2)与同行、专家的学习与交流;

3)本专业领域的最新进展。

二、考核与评估

医学实验室人员的考核评估应按照 GB/T 22576.1—2018/ISO 15189：2012《医学实验室　质量和能力的要求　第1部分：通用要求》进行。

1. 评估内容

（1）直接观察常规工作过程和程序，包括：检验前标本质量的判断、检验中质量控制的执行与失控处理、检验后报告的发放和标本的处理等，同时，还应包括所有适用的安全操作；

（2）直接观察设备维护和功能检查，包括：基本维护、校准、故障处理、试剂耗材的装载等；

（3）监控检验结果的记录和报告过程，如质控记录等；

（4）核查工作记录，如人员培训考核记录等；

（5）评估解决问题的技能，如仪器报警处理、质控失控处理、结果出现假阳性时的处理等；

（6）检验特定样品的能力，如采用已检验的样品、实验室间比对的物质；

（7）可专门设计对专业判断能力的评估并与目的相适应，如临床诊断的符合性，咨询服务的有效性等；

（8）员工表现的评估，包括医风医德、组织纪律、执行上级主管布置的任务情况、工作态度及责任心、对待患者和医护人员的态度等；

2. 评估方式

对各岗位、各级别员工分别进行评估，评估者和被评估者分别为：主任对技术主管、质量主管、组长，质量主管对质量监督员，组长对本组内组员。

3. 考核

（1）每位核酸检测人员，正式进入工作前，都必须完成核酸检测相关知识学习、核酸检测操作的培训、生物安全的培训等一系列培训，并通过相关理论考核；

（2）正式进行核酸检测前，都必须由组长（或组长委托人）及生物安全员对整个新型冠状病毒标本处理流程进行实操考核，如操作中有任何不当，重新进行核酸检测操作、生物安全等相关培训并考核，通过后方能上岗；

（3）利用室间质量评价核酸检测标本，对操作人员进行人员间比对（如扩增产物定量结果的比对），比对不合格者，重新进行培训并考核，通过后才能上岗；

（4）每月由组长对组内所有成员进行考核，由主任对组长进行考核，包括管理、考勤、操作、与患者和医护人员沟通等。

第七节　核酸检测实验室质量风险评估

一、质量风险评估的过程

风险评估被认为是风险管理过程的关键环节。根据 GB/T 24353《风险管理　指南》，风险识别、风险分析和风险评价是风险评估的三个主要环节。

风险识别是通过识别风险源或风险点（包括潜在的）、事件发生及其诱因和可能的后果严重性、影响程度等，产生一个综合的风险因素列表或信息表。因此，如何全面识别风险源是该环节中最重要的一步。在识别风险的过程中，既要考虑其中蕴含的可能性或机会，也要全面考虑相关事件带来的可能损失或危害。

风险分析是根据识别的风险（点）类型、捕获的风险信息、风险评估结果的预期目的（用途），对识别出的风险等级或危害程度进行定性和定量的分析，为制定风险评价和风险控制方案提供指导。风险分析要综合考虑引发风险的原因和风险源（点）、不同风险及其风险源（点）的相互关联、影响后果和可能性的因子、风险事件的正/负面的后果及其出现的可能性，以及风险的其他相关特性，还要考量现行的控制措施及其产生的效果和控制效率。

风险评价是在各种风险的分析结果之间进行比较，或者将风险分析的结果与规范的风险准则进行对比，明确风险等级或程度，便于迅速做出风险控制的有效决策。如若是新识别的风险项，则应当首先考虑制定对应的风险准则，以便有效地评价该风险的等级。根据 GB/T 19489—2008《实验室　生物安全通用要求》，在进行实验室质量风险管理时，应首先对实验室的所有相关活动进行分组分类，分析每个活动的过程和关联因素，识别相关风险点，确保实验室可能涉及的所有危险因素得到有效识别。

风险评估过程则是对其固有风险进行分级的过程，针对不同级别或等级的风险，选择相应控制措施，并评估控制措施的有效性和适配性。最后，对风险实施生物因素及非生物因素风险控制后，测定其残余风险，如果残余风险在可接受范围，只需要对其进一步监控；如果残余风险超过可接受范围，可优化控制措施，优化控制措施时应优先考虑如何清除危险源，从根本上消除隐患，其次考虑减少风险发生概率，降低潜在伤害发生的可能性或严重程度，最后考虑采用个体防护手段，保障人员安全。

二、核酸检测实验室的质量风险评估

核酸检测实验室质量风险评估需要由实验室主要负责人计划及组织各区域负责人及具有丰富工作经验的专业人士，系统深入地了解实验室工作流程中的每一个环节或流程，并根据目前实验室的运行状况，针对分析前、中、后的工作流程及实验室的质量管理活动进行质量风险评估。依据质量管理六要素(人、机、料、法、环、测),质量风险评估内容涉及实验室人员管理、消防安全、自然灾害、化学危险品、实验室生物安全、易燃易爆品、用电安全、实验室分析阶段(前、中、后)质量安全、实验设备和信息系统安全等多个层面,负责人需要对存在风险的环节进行识别分析,同时对其相关的质量和技术风险以及严重程度(等级)进行系统评估,并明确针对性的风险控制措施,最后综合风险评估结果,输出质量风险评估报告。

1. 风险识别

核酸检测实验室按照检测流程一般分为样本保藏及预处理室、配液室、样本处理室、扩增室、扩增产物分析室、试剂和耗材储存室、缓冲区和废弃物处理区,每个室(区)都有相关的风险点需要进行识别分析。由于各个室(区)的风险点存在交叉或类似,因此可以根据质量管理六要素将风险点归为6大类,见图7-1。

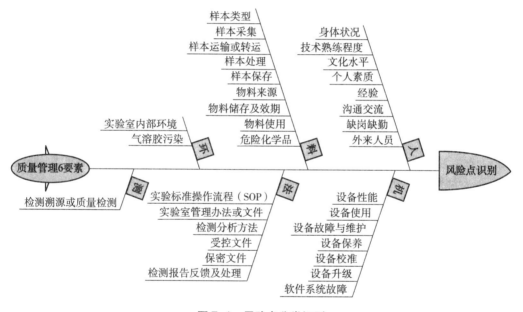

图7-1 风险点分类识别

(1)人:即人员。核酸检测实验室中,在影响质量的因素中,人员(包括实验操作员和分析员、实验室管理员及外来人员等)是最具变化性、可塑性的因素,也是最不易控制的因素。人员相关影响检测结果的因素涉及人员的素质、文化水平、操作技能熟练度、经验、接受的培训、身体状况等,这些都是需要考虑的风险点。

(2)机:即仪器设备。核酸检测实验室涉及的仪器设备类型较多,主要包括PCR分析仪、移液枪、离心机、超净台、液氮罐、生物安全柜、试剂柜、纯水仪、电泳仪、凝胶成像仪等。仪器设备及配套设备的性能、使用、维护、保养等都会对检测结果产生一定影响,都需要视为风险点进行识别、评估和控制。

(3)料:即物料和样本。核酸检测实验室涉及的检测样本类型种类较多,主要包括：痰、尿液、精液、血液、粪便、前列腺液、穿刺液、阴道分泌物、脑脊液、关节腔积液及浆膜腔积液等。样本中潜在的病原体主要有流感病毒、肝炎病毒、人类免疫缺陷病毒、梅毒及其他传染性病原体。在样本的采集、运输或转运、实验室样本处理（离心、稀释、检测、保存）、废弃样本处理等环节中均可能造成危害。同时，核酸检测实验室涉及的物料种类也较多，如化学试剂、离心管、培养基、试剂盒等。物料的来源（生产厂商）、保质期、储存条件、储存方式、使用方式等，也是影响核酸检测结果的重要因素。样本和物料相关过程都建议作为风险点进行识别分析及风险评估。另外，实验室通常含有一些剧毒或致癌化学品以及危险爆炸品，则需要重点监管，并建议作为重点风险点纳入评估。

（4）法：即法规流程。核酸检测实验室中需要遵守的规章制度，包括实验标准操作流程（SOP）、实验室管理办法、检测分析方法、国家标准检测方法及相关法规等。如实验人员需要选择适合相应检测项目的操作规程，以保证检测结果的准确性；检测方法最好采用国家标准方法，虽然检测方法本身也会对检测结果产生不确定性影响，但这种不确定性是基本确定的，是可以进行评估的。实验室规章制度一般是实验室管理人员参考国家标准制定的符合特定实验室正规检测需求的规程，其完整度、标准化程度及更新速度都是影响检测结果的重要因素，都需要作为风险点进行评估。

（5）环：即环境。核酸检测实验室的内部环境，包括温度、湿度、压力、重力、振动、照明、室内净化、噪声、电磁辐射或热辐射、污染、电磁兼容性、电力等，核酸检测实验室还有一个需重要考虑的环境因素就是气溶胶污染。上述环境因素可能会对实验人员、样本或设备造成一定影响，进而影响检测结果，因此，需要作为风险点进行评估。

（6）测：即质量检验监测。核酸检测实验室中统一规范的检测方法，是为了保证在同一检测点、同一检测工具、不同检测人，利用特定的并经过定期校准的检测工具所检测出的数据误差最小化。任何环节的不规范、不标准，都会影响检测结果，需要作为风险点进行识别、分析和评估，以便采取合理的控制措施，保证检测结果的准确性和可靠性。

2. 风险分析

（1）风险等级评判

核酸检测实验室可以根据风险点出现风险后的后果严重性（包括对人员、经济成本、检测结果及客户的影响）进行风险等级评判，制定相应的风险等级评判表，进而根据风险等级采取相应的预防和控制措施，从而保证实验室的规范化运转。雒继忠等提出采用"是非判断法"和"矩阵法"相结合的办法来执行风险因素的分级，并建议风险管理者可以先用"是非判断法"对所有识别出来的风险进行直接判断，被判为"非"的风险因素再采用"矩阵法"进行评估。如表7-1风险后果及分级所示。

第七章 核酸检测实验室的室内质量控制

表 7-1 核酸实验室风险后果及分级

风险后果	风险等级
无人员伤害、轻微经济损失、不影响检测质量、对检测周转时间影响较小、无实验室信息外泄、无客户投诉	一般
轻微人员伤害、一定程度的经济损失、影响检测质量和周转时间、无实验室信息外泄、无客户投诉	中等
对人员造成伤害、经济损失较大、影响检测质量和周转时间、实验室信息有外泄、客户投诉至实验室管理层	较大
对人员造成严重伤害、经济损失严重、严重影响检测质量和周转时间、重要的实验室信息外泄、危害物扩散、客户投诉至实验室上级管理层	重大
人员死亡、经济损失非常严重、严重影响检测质量和周转时间、重要实验室信息外泄、危害物扩增并危害他人、客户投诉造成社会不良影响或检测结果导致客户死亡	特大

(2) 风险点分析及控制措施

风险点识别和系统分析是风险评估中最为关键的环节，全面有效地识别潜在风险点并对其产生的可能后果及程度进行细致分析将有利于管理者制定针对性的控制措施，降低风险，保障实验室的正常运转和人员安全，保证检测结果的准确性和可信度。风险点分类分析和控制措施如表 7-2 所示。

表 7-2 风险点分类分析和控制措施

质量管理要素	风险点	控制措施
人	身体状况	定期体检，定期培训，完善考勤制度，定期进行操作技能考试或竞赛，新员工试用期考察及能力评估，鼓励员工获得相关岗位证书，加强跨部间的沟通和协作，加强外来人员培训和指导工作，定期汇报工作计划和工作进展
	技术熟练程度	
	文化水平	
	个人素质	
	经验	
	沟通交流	
	缺岗缺勤	
	外来人员	

表 7-2(续)

质量管理要素	风险点	控制措施
机	设备性能	购买正规厂家仪器,规范设备安装调试流程,定期进行设备校准,定期进行设备维护,定期更换关键部件,定期检查设备运行报告或日志,规范设备使用登记记录,人员定期培训,记录故障状态和维修史,定期升级更新系统,定期更新数据库,系统故障后采用手工录入信息和人工核查
	设备使用	
	设备故障与维护	
	设备保养	
	设备校准	
	设备升级	
	软件系统故障	
料	样本类型	样本采集过程中做好防护措施,按照标准操作流程采集样本并进行运输,样本处理过程中根据样本类型选择标准处理方法并对处理后的样本进行质控,样本保存方法根据样本类型确定,物料选择可靠供应商,按照说明书要求储存物料并注意其有效期,定期清查物料库存情况(若库存量不足则及时联系采购),规范登记物料领用及使用记录,危险化学品或易燃易爆品等按照要求储存在安全柜中并远离电源、明火、高温设备及由专人管理并做好使用登记
	样本采集	
	样本运输或转运	
	样本处理	
	样本保存	
	物料来源	
	物料储存	
	物料使用	
	危险化学品	
法	实验标准操作流程(SOP)	根据国家或行业标准制定严格的实验室管理办法,制定相关实验的标准操作流程,制定标准的检测分析方法,及时处理检测报告并对报告反馈进行跟踪(若存在问题及时召回报告),加强实验室文档管理(文件进行受控管理并及时上传更新受控文件),制定保密制度和签署保密协议,及时处理患者和医护投诉事件
	实验室管理办法或文件	
	检测分析方法	
	受控文件	
	保密文件	
	检测报告反馈及处理	
环	实验室内部环境	实时监测环境温度、湿度和压力,设置温度异常警报系统(若出现问题及时联系后勤处理),定期检测水质,定期更换纯水系统滤膜,定期清洗空调滤网,定期进行实验室杀菌消毒工作,严格管理高浓度核酸样品(PCR产物和高浓度质粒),规范使用样品传递窗,定期对环境采样和检测,制定医疗废弃物分类处理方案并定期清理医疗废弃物,定期利用核酸清除剂处理以消除核酸污染风险
	气溶胶污染	
测	检测溯源或质量检测	测试标准物质,参比国家标准或国际标准

(3)风险评估

根据上述风险点分类分析,可以看出核酸检测实验的各个环节都存在很多潜在的风险点。尽管核酸检测实验室中存在诸多潜在的风险点,但实验室室内质量控制主要面临两种类型的风险:生物安全风险和核酸污染风险。前者危害人和环境,后者对核酸检测的结果具有较大影响。另外,2021年4月15日正式实施的《中华人民共和国生物安全法》第十五条中明确规定:"国家建立生物安全风险调查评估制度,国家生物安全工作协调机制应当根据风险监测的数据、资料等信息,定期组织开展生物安全风险调查评估"。生物安全风险防控需要从风险源头开展,对核酸检测实验室而言,可以根据核酸检测实验室的分区,按照采样部位的类型从样本、台面、设备仪器、环境监控、传递窗、移液枪、实验人员等进行采样,监测评估风险(生物安全风险和核酸污染风险)等级,进而指导实验人员采取相应的预防和控制措施,以保证实验人员、环境的安全和检测结果的准确性。如表7-3核酸检测实验室分区及重点关注的风险等级所示。

实验室风险管理是核酸检测实验室室内质量控制的重要内容,对风险的识别、分析、等级评判、控制及循环改进是将风险最小化的重要措施,进而可以维护实验室人员、环境的安全,保证设备仪器的正常运行,保证检测过程顺利进行及检测结果的准确和可靠,减少经济损失,避免不良事件发生。

目前,核酸检测实验室的风险点已相对比较明确,而质量风险评估系统则相对落后:大部分实验室风险评估主要是基于模板文件进行手工填写,存在较强的主观性;缺乏完整的风险评估体系,无法进行系统评估;缺乏风险概率计算方法、风险等级标准评判、危险源辨认识别等理论知识和技术的支持,无法实现精准评估。由于不能客观、具体、量化地评价实验室存在的风险,就无法分析和判断问题的严重程度,难以提出有针对性、可操作性的控制措施,严重影响了生物安全管理工作的科学性和有效性。

针对上述实验室质量风险评估中存在的问题,有必要在风险评估系统中整合数字化、智能化评估技术,发挥计算机批量处理与存储、智能识别和定量评估的优势,将大数据或AI智能与风险评估的各种关键要素耦联,实现风险评估的标准化和定量化,降低主观因素的介入,使风险评估结果更接近实际风险值。陈平等依据GB/T 22576.1—2018/ISO 15189:2012《医学实验室 质量和能力的要求 第1部分:通用要求》创建了完善的信息化临床实验室风险管理模型,实现了设定风险、采集信息、识别风险、报告警示、风险处置、定期评估、风险计划变更的全过程闭环管理体系。何媛等将故障树分析法、模糊综合评价法两者结合,构建了实验室生物安全风险评估模型,此模型不仅可以定性或定量地评估生物安全风险,还能联合实验室安全风险管理的相关要求,建立生物安全风险评估计算机系统,实现风险精准识别、快速分析、系统评价、有效应对等风险管理过程,并在业务流程、技术手段、方式方法等多方面与实验室内控管理过程贯通、高效整合。李万莎等概述了如何设计和构建实验室生物安全智能管理系统,

表 7-3 核酸检测实验室分区及重点关注的风险等级

采样部位	样本保藏预处理室 生物安全风险	样本保藏预处理室 核酸污染风险	试剂制备室 生物安全风险	试剂制备室 核酸污染风险	样本处理室 生物安全风险	样本处理室 核酸污染风险	扩增室 生物安全风险	扩增室 核酸污染风险	扩增产物分析室 生物安全风险	扩增产物分析室 核酸污染风险	废弃物处理室 生物安全风险	废弃物处理室 核酸污染风险	试剂耗材储存室 生物安全风险	试剂耗材储存室 核酸污染风险	缓冲区 生物安全风险	缓冲区 核酸污染风险
门把手	★	★★	★	★	★	★★	★	★★	★	★★★	★	★★★	★	★	★	★
地面	★	★★	★	★	★★	★★	★	★★	★	★★★	★	★★★	★	★	★	★
实验服、手套、拖鞋	★★	★★	★	★	★★	★★	★	★★	★	★★★	★	★★★	★	★	★	★
实验台面	★★★	★★★★	★★	★	★★★	★★★★	★	★★★	★	★★★★	★	★★★★				
生物安全柜	★★★★	★★★★	★★	★	★★★	★★★★	★	★★★★								
离心机	★★	★★★	★	★	★★★	★★★★	★	★★★								
涡旋振荡器	★	★★★	★	★	★★	★★★	★	★★★								
冰箱	★★	★★★	★	★	★★	★★★				★★						
移液枪	★★★	★★★★	★	★	★★	★★★★										
样本处理器（超声破碎或研磨机）	★★	★★★			★★	★★★★										
样品传递窗	★	★★★	★	★	★★	★★★	★	★★★	★★★	★★★	★	★				
实验室环境	★★	★★★	★	★	★★	★★★	★	★★★	★★★	★★★	★	★	★	★		
墙面										★★★	★	★★★				
电泳仪										★★★	★	★★★				

说明：
1. 风险等级由低到高为一颗星"★"到三颗星"★★★"；带"———"要尤其关注；
2. 引用自《开展PCR实验室生物安全风险调查评估》《PCR实验室的44个风险监测点》。

如何实现实验室生物安全管理的监管智能化和数据电子化,并强调在物联网的包含感知层、网络层和应用层的基础上发展的智慧实验室模型可应用于风险评估系统构架的设计。因此,数字化、智能化质量风险定量评估将是实验室质量管理的未来发展方向,数字化一方面能够辅助进行风险的智能化识别和评估,另一方面将会变革实验室质量管理方法,节省大量的人力、物力和财力,进一步保障实验室生物安全和检测工作顺利进行。

(撰稿人:林艺志、李传保、华文浩、张腾丹、梁燕、吕虹、于艳华)

第八章 核酸检测实验室的室间质量评价

第一节 概述

一、医学实验室质量保证

质量保证来自于工业概念，即为某产品或者服务满足特定的质量要求提供充分可信性所要求的有计划的系统的措施。对于医学实验室来说，质量保证是指医学实验室应用的一系列有计划的质量控制措施，目的是尽可能保证检测结果的准确、可靠和及时。质量管理是一项持续的工作，包括为提供准确的实验室检测结果而建立和实施的政策和程序。质量管理涵盖各种质量保证过程，旨在确保临床实验室检测的性能。其中内部质量保证过程包括保持分析准确性的措施，如质量控制和人员能力等。外部质量保证措施则包括实验室认可和参加室间质量评价（external quality assessment control，EQA）/能力验证（proficiency testing，PT）。EQA/PT 在 20 世纪 40 年代后期被引入实验室医学，当时的测量程序是实验室自行开发的，在实施和校准细节上各实验室存在差异，这就导致相同的样本在不同的实验室测量时的结果存在较大差异，因此 Belk 和 Sunderman 开展了首次 EQA 计划。通过 EQA/PT 计划可观察实验室间结果的差异，促进测量程序和校准的标准化，逐步实现实验室间结果的一致性。随着科学的发展和检测技术的进步，EQA/PT 在范围和复杂性上不断发展，目前已经成为实验室质量管理体系的重要组成部分，也是许多国家实验室认可要求的组成部分。

二、EQA/PT

核酸检测质量保证是指从事核酸检测的实验室应用的一系列有计划的质量控制措施，目的是尽可能保证核酸检测结果的准确、可靠。同医学检测其他项目一样，核酸检测常规流程分为三个环节，即分析前、分析中和分析后。每个环节又由一系列步骤组成。通常来说，分析前环节指样品到达实验室前的步骤，包括检验项目申请、样品采集、样品运送、样品接收等；分析中环节指在实验室中发生的步骤，包括试剂准备、核酸提取、核酸检测、结果分析等；分析后环节指结果分析后发生的步骤，包括检测

第八章 核酸检测实验室的室间质量评价

结果复核、检验报告的准备和发布、报告的接收、质量指标的动态监测等。在其中任何环节和任何步骤都可能发生错误，为了发现这些错误，从而为临床提供准确、可靠、及时的核酸检测结果，核酸检测实验室应采取一系列质量控制措施，建立全面质量管理程序，手段之一就是参加 EQA/PT。与室内质量控制（internal quality control，IQC）评价实验室核酸检测的重复性、监测核酸检测的精密度不同，EQA/PT 是 IQC 的补充，评价的是核酸检测的准确度，即实验室通过 EQA/PT 与类似的实验室进行性能比较，使测定结果具有可比性。精密度是指在一定条件下进行多次测定时，所测定结果之间的符合程度，表示检测结果中的随机误差大小的程度。准确度则表示测量结果与真值的一致程度，是检测结果中系统误差和随机误差的综合。在检测过程中，也许有很高的精密度，但不能说明结果的准确度也高，结果的准确度高，其精密度也不一定高，反之亦然，只有在消除了系统误差之后，精密度和准确度才是一致的。

在 ISO 17043《合格评定 能力验证提供者能力的一般要求》中 PT 被定义为：通过实验室间的比较，根据预先建立的标准来评估参与者的表现。实际上，EQA 和 PT 在本质上是相同的，均是用来描述医学实验室的同行比较程序的术语，只是二者的预期用途不同。PT 侧重于监管和执业认可，医学实验室应证明其测量程序相对于外部测量满足持续准确性的监管要求，以美国病理学家协会（College of American Pathologists，CAP）的 PT 为代表，根据临床实验室改进草案 CLIA88，实验室需要每年至少两次证明其能力。EQA 则着重强调了实验室间比较的教育价值，例如英国国家室间质量评价计划（NEQAs）提供的室间质量评价。对于能力验证提供者，这两种预期用途都应该在对 EQA/PT 程序的设计中进行考量并加以解决。概括来讲，EQA/PT 的主要目的是通过第三方机构，采取一定的方法，客观地评价实验室检测的准确度，发现误差并校正结果，使实验室间检测结果具有可比性，这是对实验室操作和方法的回顾性评价，不能决定实验室即时测定结果的可靠性，实验室通过参与 EQA/PT 可发现测定中存在的问题，在必要时可采取纠正措施，促进质量持续改进。一些质量保证相关术语和定义见表 8-1，表中的术语出自 CLSI. MM14-A2 和 CLSI. GP27-A2。

表 8-1 质量保证相关术语和定义

术语	定义
质量保证	为一产品或者服务满足特定的质量要求提供充分可信性所要求的有计划的系统的措施
准确度	被测量值与被测量的真实值之间的接近程度
精密度	在规定条件下检测同一样本获得的独立检测结果之间的一致性程度。精密度通常不是用数值来表示，而是用一组重复测量结果的不精密度（SD 或 CV）来定量表示

表 8-1(续)

术语	定义
系统误差	在可重复性条件下对同一被测物进行多次测量所产生的平均值减去测量物的真实值
偏差	测量结果的期望值与测量的真实值之间的差值
纠正措施	为消除发现的不符合或其他不良情况的原因而采取的措施
基质效应	根据规定的测量程序，除被测物外，样品的某一特性对被测物的测量影响，从而对其测量值的影响
质量控制	用于满足和验证质量要求的操作技术和活动
随机误差	测量值减去在可重复性条件下进行的无数次相同测量平均值的结果
再现性	不同的操作人员，使用不同的测量程序，在不同地点，用相同的方法对相同的测试或测量项目进行重复测量的精密度
重复性	相同的操作人员，相同的测量程序和系统，在相同的操作条件下和相同地点，对相同的测试或测量项目进行重复测量的精密度
技术误差	由于实验室人员在进行测试时的行为而直接导致的错误，导致不可接受的 PT 结果
能力验证提供者	管理和提供一个或多个能力验证方案的组织或实验室
实验室间比对	按照预先规定的条件，由两个或多个实验室对相同或类似的样品进行测量或检测的组织、实施和评价
根本原因	产生问题的最基本原因，如果纠正了这个原因，就可以防止问题再次发生

第二节　室间质量评价程序设计

一、EQA/PT 的程序及内容

一般来说，EQA/PT 的做法是：组织机构定期向参加实验室发放一组质评样本，质评样本中存在一种或多种分析物，并模拟通常检测的临床样本。在不被告知特定样本中分析物浓度或活性的情况下，参加实验室使用与患者样本相同的方式(包括检测方法、检测次数、操作程序等)对 EQA/PT 样本进行检测。在规定时间内，参加实验室将样本结果反馈给 EQA/PT 组织者，由组织者对预期结果的符合性进行评估后，发放成绩和 EQA/PT 报告。EQA/PT 报告内容通常包括实验室报告的结果、检测方法、分析物预期的靶值以及对实验室的结果是否满足性能要求的评估，还可以包括对参加实验室采用的检测方法的性能评估等。

二、EQA/PT 的局限性

在最理想情况下，EQA/PT 应涵盖尽可能多的检测项目，并可评估实验室检测某一特定疾病的所有基因型的能力。然而，一方面，分子医学实验室使用的技术发展迅速，临床分子检测项目逐年增加；另一方面，许多检测项目只在一个或几个实验室提供，是实验室自建方法，在测量程序、目标测量和预期用途方面往往有所不同。此外，能否提供适合的 EQA/PT 项目还取决于是否有适当的样本，理想的样本应该是特征明确、稳定、均匀和可大量获得的参考物质，然而，对于现在提供的绝大多数分子检测项目来说，参考物质还无法在商业上获得。这些均使得针对所有分子检测项目的 EQA/PT 计划的实施在经济上和实际操作中并不可行。

目前已有的 EQA/PT 计划，通过每年 1~2 次分发几个样本，实际上无法代表特定疾病患者基因型的多样性，具有一定的局限性。还需要注意的是，EQA/PT 可能无法完全覆盖常规流程的三个环节，即分析前、分析中和分析后，例如，对于分析前环节，质评样本进入实验室工作流程的方式与常规的患者样本实际上是不同的；对于分析中环节，如果使用已提取的 DNA 作为质评样本，就无法评估核酸提取环节；对于分析后环节，正确解释分析结果是至关重要的，因为在许多情况下，患者管理需同时依据分析结果和最终解释，对于一些 EQA/PT 计划来说，如果不是在提供模拟临床数据的背景下，就无法评估实验室对分析结果的解释，也无法评估实验室报告中的其他重要元素。

三、EQA/PT 的补充手段

对于某些检验(检查)项目来说，一些因素造成 EQA/PT 提供者无法提供 EQA/PT 调查，这些因素可能包括：缺乏稳定的参考物质，参考物质无法大量获得，无法评价检测的所有方面，以及向少数实验室提供调查费用高昂等。在这种情况下，EQA/PT 提供者可提供同行比较程序，以协助实验室进行性能评估。例如，如有三个或三个以上的实验室提供某一新分子检测方法，提供者可以充当"中间人"，收集交换样本，并将盲样重新分配给参加实验室。实验室只看到与其他实验室相关的结果，而不知道其他哪些实验室也参与其中。提供者获得关于新方法和预期用途的信息，未来如果参加实验室数目增加，可成为提供者开展新调查计划的依据。

当无法获得正式的 EQA/PT 计划时，根据 CNAS-CL02-A001：2021《医学实验室质量和能力认可准则的应用要求》，实验室也可通过与其他实验室(如已获认可的实验室或其他使用相同检测方法的同级别或高级别实验室)比对的方式确定检验结果的可接受性，并规定比对实验室的选择原则、比对样品数量、比对频次、判断标准等。如果与其他实验室的比对不可行，实验室应制定评价检验（检查）结果与临床诊断一致性的方法。

四、基于方法学的 EQA/PT

此外，基于方法学的 EQA/PT 也是评估实验室检测性能的一种补充手段。基于方法学的 EQA/PT 旨在评估分析方法的性能，而不是检测特定分析物的性能。EQA/PT 计划可涉及许多分子检测的常见技术，并可对传统 EQA/PT 计划无法直接评估的个别关键分析步骤进行评估，如 DNA 纯化、DNA/RNA 定量、电泳、PCR 扩增或 DNA 测序、结果报告和解释等。通过实验室间比较，可以优化检测和分析过程，从而提高检测性能。一些已发表的基于方法学的 EQA/PT 计划及实验室性能见表 8-2。

表 8-2 一些已发表的基于方法学的 EQA/PT 计划及实验室性能

提供机构	评估技术	提供给实验室的材料	PT 方案	实验室性能
CAP[①]	微列阵比较基因组杂交（array-CGH）	从构建自染色体异常个体的细胞系中提取的 DNA	实验室需分析样本，识别并解读拷贝数异常的临床意义；使用标准命名法识别和描述拷贝数异常以及细胞遗传学位置	与涉及特定染色体位置的异常一致性为 95.7%。错误包括报告没有临床意义的拷贝数变异或未能报告有临床意义的拷贝数变异等
EC4[②]	DNA 提取和扩增	预先提取的 DNA，全血样本，引物	实验室需：1. 按常规程序进行 DNA 提取；2. 预先提取和实验室提取的 DNA 质量和数量估计；3. 从所有样本中提取 100ng 的 DNA 进行 PCR；4. 提交 DNA 定量和 PCR 后解释的原始数据；5. 将从全血中提取的 DNA 样本送回 EQUAL	25% 的实验室对 2 个预提取 DNA 中的至少 1 个定量结果较差。27% 的实验室在提取血液样本 DNA 的质量或数量上有问题。所有样本的 PCR 扩增性能差异较大
EC4[②]	Real-time PCR	ABL 基因引物；5′-FAM/3′-TAMRA 标记探针；5 个 ABL 质粒标准品（$10^2 \sim 10^5$）；3 个 cDNA 样本，2 个细胞样本	实验室需：1. 构建标准曲线；2. 估计 cDNA 样本中 cDNA 拷贝数；3. 对细胞样本进行 RNA 提取、real-time PCR 和 cDNA 定量；4. 提供 NTC、标准品和样本的 Ct 值；提供检测平台信息	对于 cDNA 样本，80% 的实验室提供了准确值；对于细胞样本，36% 的实验室提供的 95% CI 限值超出了标准稀释度的范围。实验室间结果差异较大

表 8-2（续）

提供机构	评估技术	提供给实验室的材料	PT方案	实验室性能
EMQN[③]	测序	1. CFTR 基因 450-bp PCR-扩增片段，覆盖全部主要的序列改变类型；2. 野生型对照；3. 引物；4. 参考序列；5. 蛋白翻译	实验室需回报：1. 基因分型结果；2. 彩色电泳图和序列数据文件	59%的实验室获得12.0分的最高分。共分析346个基因型，出现19个（5%）基因型错误，其中10个（53%）假阴性结果，9个（47%）假阳性结果；突变命名错误率为59%。大多数实验室产生的数据具有可接受的质量
Birch 等	DNA 提取，PCR 扩增	含有高、中、低浓度细菌的缓冲液；对照 DNA；PCR 试剂（dNTPs，引物，Taq 酶，反应液）4100-bp DNA 标准，凝胶染料	实验室需从细菌悬液中提取 DNA；根据提供的程序进行 PCR 扩增；使用琼脂糖凝胶电泳分析结果	确定、分析问题，如不适当的提取或扩增程序；PCR 抑制或污染，标记不良，凝胶摄影质量差，未能正确记录结果
ISS[④]	TaqMan real-time PCR	hTERT 片段克隆到质粒载体，体外转录获得的标准 cDNA 溶液；混合引物；3 个未知的 cDNA 样本；PCR 反应条件	实验室需：1. 制备标准品稀释液；2. 进行 PCR 反应并分析结果；3. 报告 Ct 值；4. 报告未知样本的浓度	42 个实验室中只有 12 个给出了对所有测试样本都准确的结果。17 个实验室报告了至少一个不准确结果；不准确性呈剂量负相关趋势，12 个实验室无法检测出低浓度的样本
HGSA[⑤]	DNA 测序和结果解释	扩增产物和测序引物	实验室需使用扩增产物和测序引物进行 Sanger 测序；使用标准命名法分析和报告结果，并提供生物学解释	没有发表数据
Delcourt 等	NGS（ddPCR 或 WES）	一管包含目标突变的混合基因组 DNA	实验室需要 3 次重复测量样本，提交突变基因名称、染色体编号及位置，根据人类基因组变异会（HGVS）规则描述 DNA 水平变异、RefSeq 基因参考序列、突变类型、生物和/或临床解释、等位基因频率及覆盖度。此外实验室还需要提供通常处理的样本类型、技术平台供应商、生物信息学工具，以及测序工作流程程序文件（SOP）等信息	在 2017/1，2017/2 和 2018/1 三次能力验证过程中实验室基因变异检测结果一致性百分比分别为 97.63%（247/253），96.61%（171/177），93.06%（67/72）

表 8-2(续)

提供机构	评估技术	提供给实验室的材料	PT 方案	实验室性能
国家卫生健康委临床检验中心	基于 NGS 的 ctDNA 检测	8 个预实验无血浆基质 ctDNA 样本；5 个冻干模拟血浆样本，其中 4 个样本具不同 VAF（从 0.1%～15%）的突变基因，1 个阴性样本	实验室需要提取 ctDNA，检测每个样本中的细胞突变，进行二代测序并分析结果；提供检测平台信息、实验方法及试剂信息；同时实验室需要提供 ctDNA 提取产量及片段分布信息	仅有 66.3%（334/504）的实验室结果与预期结果一致。在 4 年的能力验证过程中随着参与实验室数量的增加，实验室出现的错误数量及出现错误的实验室比例均呈下降趋势；检测错误率在不同提取方法、测序平台及检测试剂盒中没有显著性差异

①CAP：College of American Pathologists，美国病理学家协会。
②EC4：European Communities Confederation of Clinical Chemistry and Laboratory Medicine，欧洲共同体临床化学和实验室医学联合会。
③EMQN：European Molecular Genetics Quality Network，欧洲分子遗传学质量网络。
④ISS：Istituto Superiore di Sanità，意大利国立卫生研究院。
⑤HGSA：Human Genetics Society of Australasia，澳大利亚人类遗传学学会。

第三节　核酸检测 EQA/PT 样本设计与制备

一、理想的核酸检测 EQA/PT 样本特征

理想的用于核酸检测 EQA/PT 样本应该具有以下特征：
(1)尽可能模拟真实的患者样本，基质效应可接受；
(2)均匀性良好，可用均匀性检验确认；
(3)稳定性良好，至少在 EQA/PT 周期内保持稳定；
(4)安全；
(5)除非是针对感染性病原体检测的 PT 计划，否则对感染性病原体（如 HIV、HBV、HCV 等）检测应呈阴性；
(6)除微生物 EQA 项目外，应无菌；
(7)来源稳定，可大量获得；
(8)如可获得传染性疾病定量分子检测国际标准品时，EQA/PT 样本应溯源至标准品。

实际上，要实现所有这些目标往往是不可能的，在 EQA/PT 样本制备过程中往往需要根据临床实际情况做出一些妥协，权衡各类样本的优缺点来选择合适的质评样本

类型。

二、质评样本的来源

虽然使用真实的临床标本(如全血、咽拭子、肺泡灌洗液等)作为质评样本与临床标本基质一致,并且人基因组或病原体基因序列完整,可以评价提取方法,能够最准确地反映医学实验室的检测性能,但通常难以实现。这是因为真实的临床标本往往难以获得,且存在潜在的不稳定性和潜在的传染风险性。是否具有传染风险性对于可通过呼吸道传播的病毒(如 SARS-CoV-2)核酸检测 EQA/PT,是尤其要优先考虑的问题,在使用临床样本作为质评样本时通常需预先进行灭活处理。

细胞库和组织库是质评样本的另一来源,如培养的感染病毒的永生化细胞、从细胞系中纯化的人类基因组 DNA 等。储存在细胞和组织库中的材料通常是经过患者知情同意收集的。美国 CDC 基因检测参考物质协调计划(GeT-RM)已经对数百个人类基因组 DNA 样本进行了分析,涉及多种遗传疾病和常见的多态性(药物遗传学和人类白细胞抗原),这些样本可公开获得,并应用于 EQA/PT 中。这类样本比临床样本更加稳定,可大量获得,但在细胞传代过程中可能发生突变,且与临床标本基质不一致,也存在潜在的传染风险性。

还有一种来源是基因工程质控品,如噬菌体病毒样颗粒(内含稳定的 RNA)、质粒和扩增产物等,价格相对便宜、稳定、制备方法相对简单、易于重复和大量制备、没有传染风险性,但是这类样本为非"真实性"样本,因此基质与真实样本不同,可能不包含全部的基因序列,质粒和扩增产物不能评价提取方法,有实验室污染的风险。当质评样本的基质难以做到与临床样本基质相一致时,可采用生理盐水、细胞培养液、模拟血清等作为替代基质,也可以使用正常人的样本(如尿液或全血)混合已知的病毒或细菌,制备成模拟真实人类样本的合成样本。

此外,组织者制备和发放质评样本过程中要保证样本的稳定性,当稳定性实验表明质评样本无法满足室温邮寄需求,则要使用冷链运输方法,实验室接收和储存样本的条件也应符合稳定性实验要求。

需要注意的是,一些来源的质评样本可能无法完全覆盖分子检测分析前、分析中和分析后的整个环节,例如,SARS-CoV-2 核酸检测使用的临床样本类型主要为上呼吸道样本(如鼻咽拭子和口咽拭子)和下呼吸道样本(如深咳痰液、肺泡灌洗液、支气管灌洗液、呼吸道提取物等),在核酸提取之前需要对样本进行病毒灭活、混采样本充分混合取样等处理步骤,因此,如果采用基因工程方法建立的无生物传染危险性噬菌体病毒样颗粒模拟样本作为 SARS-CoV-2 核酸检测 EQA/PT 样本,就无法涵盖分析前对临床样本的处理过程;而如果直接使用提取的 RNA 作为质评样本,则因直接进行扩增检测,除了缺少上述提到的样本处理步骤外,还缺少核酸提取环节。

三、质评样本的设计

一次 EQA/PT 中纳入的质评样本数量固然越多越好,但是 EQA/PT 组织者在计划设计时除了应该考虑质评样本的可获得性,尤其是当其来自于临床样本时,同时还应考虑对参加实验室的经济影响。

在样本设计时还要注意包括不同类型样本的组合,可包括不同数量的强阳性、中等阳性、弱阳性和阴性样本。各种类型样本的使用目的不同:强阳性样本可考查实验室对阳性样本的基本检测能力,弱阳性样本可考查实验室核酸检测的敏感性,阴性样本可考查实验室是否存在因"污染"造成的假阳性,同一浓度的中等阳性样本可考查实验室测定的重复性。

在开展病毒核酸检测 EQA/PT 时,可考虑加入含有其他病毒序列的干扰样本,以考查分析特异性。如在 SARS-CoV-2 EQA/PT 中可加入含有其他呼吸道病毒的样本,包括呼吸道合胞体病毒(RSV)、腺病毒、甲型流感病毒 H1N1、乙型流感病毒、中东呼吸综合征冠状病毒(MERS-CoV)、严重急性呼吸综合征冠状病毒(SARS-CoV)、副流感病毒(PIV)、人类冠状病毒(hCoV)等。

四、核酸定量检测计量单位与标准化

设计核酸定量检测 EQA/PT 时,计量单位也是能力验证组织者需考虑的重要因素。表达样本中核酸浓度的计量单位有多种,这可能导致对以不同计量单位表示的检测结果的解释出现混乱,特别是在诊断或治疗决策取决于核酸定量结果评估的情况下。即使使用同一个计量单位,也可能由于用于校准分析的标准不同而存在差异,每个实验室或制造商可能根据其校准方法为同一样品赋予不同的值。例如,目前我国国内一些商品化 SARS-CoV-2 核酸检测试剂盒的检测下限范围为 100~1000copy/mL,但实际上一个厂家试剂盒的"copy"与另一个试剂盒的"copy"并不是等同的。

目前没有核酸定量检测参考测量程序,因此建议在存在国际标准物质的情况下采用国际标准物质进行校准和量值溯源,使用经国际标准化组织认可的计量单位。参考物质的主要用途是一致化核酸定量测定结果,如病毒载量测定,或建立核酸定性检测的分析敏感性。参考物质包括有证参考物质(certified reference materials,CRMs)、标准参考物质(standard reference materials,SRMs)、国际公认校准品(international convention calibration,ICC)。参考物质在核酸检测方法开发和性能确认、日常质量控制和 EQA/PT 中是必不可少的。参考物质和检测方法开发、质量评估的相互关系见图 8-1,图中,LDT 意为实验室自配试剂。

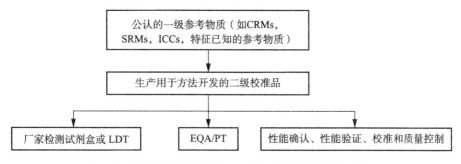

图 8-1 参考物质和检测方法开发、质量评估的相互关系

第四节 评价方式和评分方法

一、EQA/PT 的评价方式

EQA/PT 组织者应确定质量评价样本的正确结果。对于分子诊断项目来说,如果存在特征良好的标准物质时,正确结果应该通过与预期的绝对靶值的直接比较来确定。然而分子诊断 EQA/PT 项目往往缺乏能够确定正确结果的特征良好的标准物质和其他确定正确结果的参考方法。这时,可以将所有参加者的一致结果定义为正确结果(例如,80%的一致结果),或者通过在参考实验室检测来确定正确的结果。对于定性检测来说,可接受的阳性结果的范围可能取决于所使用的方法和检测的预期用途,例如,对于遗传性疾病的罕见变异和药物遗传变异检测来说,有些试剂可能仅能检测特定的变异,但无法检测基因内的其他变异,如果检测能达到预期目的,阴性结果仍然可以接受。提供者在评估参加实验室阴性结果时还应考虑到检测的局限性。例如,目前 SARS-CoV-2 核酸检测报告的是定性测定结果,即阴性或者阳性。SARS-CoV-2 核酸检测 EQA/PT 项目评价时需注意参加实验室使用试剂盒的检测下限,如果某实验室使用试剂盒的检测下限是 1000copy/mL,而质评样本的病毒载量是 500copy/mL,回报结果为阴性也是可以接受的,但前提是检测限适合于检测的预期用途。

二、EQA/PT 的评分方法

通常来说,对参评实验室的评分可分为绝对评分和相对评分两种模式。

1. 相对评分

相对评分是将参评实验室质量评价得分与所有参评实验室的平均分进行比较,观察其得分在全部参评实验室中所处的位置。定量结果可根据参考实验室的结果或由预期绝对靶值确定的可接受范围进行评估，评估时可使用统计学方法（例如，平均值±2SDs）。对于跨越多个数量级的定量方法（如病毒载量检测），在进行统计分析之前，应将结果转换为对数值，同时参加者应说明其数值结果的测量单位。应要求参加实验室以广泛接受的计量单位进行报告，以便对质评结果进行比较。

2. 绝对评分

绝对评分就是根据预期结果对参评实验室测定的每份质评样本计分，然后再计算总分。一般的定性检测绝对评分方法，是按照所有质评样本的测定结果与预期结果的符合率达到80%以上时判为合格，计算公式为：（某项目测定结果可接受样本数/某样本项目总数）×100＝本次项目测定得分。鉴于SARS-CoV-2核酸检测结果的正确性在疾病防控工作中的重要作用，其评分应与一般的定性测定的绝对评分不同，所有样本结果均符合预期才能判定为合格，即预期结果为阴性的样本（如包括其他冠状病毒的干扰样本）不可出现假阳性，且根据实验室所用试剂和方法的检测限，预期结果为阳性的样本不可出现假阴性。

3. 实验检测性能评价

实验室结果的准确性则通过计算总体符合率、阳性符合率（positive percentage agreement，PPA）和阴性百分比一致性（negative percentage agreement，NPA）来评估，即所有样本、阳性和阴性样本的提交的总结果与预期正确结果之间的一致性百分比。一些已经发表的SARS-CoV-2核酸检测EQA/PT文献见表8-3，表中列出了实验室结果的准确性。

4. 测定方法、仪器和试剂等方面的评价

除了对实验室检测性能进行评价，EQA/PT的另一项重要内容是对测定方法、仪器和试剂等方面做出评价。组织者可按照参评实验室所用的测定方法、仪器和试剂等对实验室进行分组，评价不同测定方法、仪器和试剂的阴性符合率、阳性符合率、总符合率。表8-3中的一些文献列出了测定方法、仪器和试剂的符合率数据，可供参考。不同SARS CoV-2实时RT-PCR试剂检测的靶基因不同，尽管理论上针对多个靶基因的试剂应能够检测出阳性样本的每个目标区域，但实际上，因为引物设计、引物对在多重PCR反应中的竞争、引物错配和非特异扩增等原因会导致不同目标区域的扩增效率不同，当灵敏度较高的靶基因为阳性时，灵敏度较低的靶基因可能无法被检测到，这在弱阳性样本中尤其可能会出现，所以不同试剂检测 *ORF1ab*、*N* 和 *E* 基因的阳性符合率可能会存在差异。

表 8-3 已发表的 SARS-CoV-2 核酸检测 PT/EQA 文献

国家和机构名称	发表时间	参加实验室数量	发放的样本类型和数量	整体性能	经验教训或经验总结
RCPAQAP[①] 澳大利亚	2022	分别为 16 家，145 家和 175 家	每次 5 支样本，阳性样本包含低、中、高病毒载量，技术样本包含 SARS-CoV-2 特定基因（如 N 和 E），阴性样本	准确性持续增加，三轮的符合率分别为 75.0%，95.0%，>95.0%	本次 PTP 中包含的 SARS-CoV-2 阳性样本的任何阳性样本，特别是病毒载量较低的样本，检测为假阴性的实验室有必要改进实验室检测过程
日本	2022	563 家公共卫生和私营部门实验室	6 个 RNA 和假病毒全过程质控品	RNA 和全过程对照的总体符合率分别为 99.3% 和 97.9%。530/563（94.1%）家实验室回报了正确结果	实验室必须评估分析性能，工作流的每一步均需评估
韩国	2020	118 家	接种了 SARS-CoV-2 毒株的 Vero 细胞，用常见呼吸道病毒阴性的鼻咽抽吸物稀释模拟上呼吸道样本，用常见呼吸道病毒阴性的痰液或支气管肺泡灌洗液稀释模拟下呼吸道样本	共有 110 家（93.2%）实验室正确报告了所有定性检测结果，根据 Ct 值，29 家（24.6%）实验室有超过 1 个异常值	要求定性检测结果不正确的实验室根据实验室指南重新评估其核酸提取方案和内部质量控制流程，采取纠正措施
IFCC C-MD[②]	2022	49 个国家的 273 家实验室	调查中包括质量保证、变异检测、测序等问题	多数实验室（92.2%）使用 RT-PCR 方法；33.2% 的实验室未参加 EQA	在不同的国家和实验室，检测 SARS-CoV-2 的分子诊断方法显然没有标准化。进行 SARS-CoV-2 检测的诊断实验室在质量保证方面做得还不够

表 8-3(续)

国家和机构名称	发表时间	参加实验室数量	发放的样本类型和数量	整体性能	经验教训或经验总结
美国	2020	346 家	2 个阳性样本病毒载量为 5175 copy/mL，SARS-CoV-2 RNA 提取物	实验室检测阳性样本符合率为 97.4%(302/310)；阴性样本符合率为 98.3%(296/301)；检测错误的实验室中，76.9%(10/13)与书写错误有关，占所有结果的 1.6%(10/611)	虽然书写错误并不表明检测方法缺乏敏感性或特异性，但它们对治疗、感染控制和疾病控制工作具有同等的影响。由于该错误而未能达到预期性能的实验室必须调查并采取措施
澳大利亚	2020	52 家	3 个阳性口咽、鼻咽拭子样本(Ct 值分别为 28.4、33.6 和 38.5)；1 个阴性样本	阳性样本符合率为 60%(40/67)；弱阳性样本漏检率为 37%(25/67)；其他两个阳性样本漏检率为 3%	实验室应改进 RNA 提取和 PCR 检测敏感性
中国	2022	32 家	3 个不同浓度假病毒阳性样本，2 个阴性样本	所有实验室均报告了正确的定性结果，但 Ct 值存在差异，差异范围为 1.74~1.91	实验室应考虑与设备校准、移液器校准、体外诊断分析性能和人员培训相关的问题
中国	2021	844 家	4 个不同浓度的阳性假病毒样本，5 个包含其他冠状病毒的阴性样本	总体符合率、阳性符合率和阴性符合率分别为 96.8%(8109/8379)、93.9%(3497/3724)和 99.1%(4612/4655)。弱阳性样本符合率低于强阳性样本	核酸提取效率低、检测方法性能差、人员操作不规范都应引起重视
欧洲	2021	35 个国家的 68 家实验室	7 个不同浓度阳性样本评价敏感性，5 个其他呼吸道样本评价特异性	实验室间检测敏感性存在差异，尤其是弱阳性样本。所有样本错误率为 9.7%(72/746)，8.6%(64/746)假阴性和 1.1%(8/746)假阳性	实验室应该调整工作流程，以确保良好的特异性。检测性能可以通过统一的工作流程来提高，而不是通过选择特定的提取或 rRT-PCR 试剂盒来提高

①RCPAQAP：Royal College of Pathologists of Australasia Quality Assurance Programs，澳大利亚皇家病理学家学院质量保证项目。
②IFCC C-MD：The Molecular Diagnostics Committee of the International Federation of Clinical Chemistry and Laboratory Medicine，国际临床化学与检验医学联合会分子诊断委员会。

第五节 核酸检测室间质量评价国内外现状

一、国内外核酸检测 EQA/PT

在实验室医学的许多领域，都使用不同的分子检测方法来定性、定量和测序核酸。除了用于检测细菌和病毒感染，估计病毒载量和指导抗生素和抗病毒疗法的选择之外，分子方法还用于癌症诊断和预后评估、治疗方法选择和疗效检测，此外，也用来识别那些患有或者携带遗传性疾病的个体。自 20 世纪 90 年代中期以来，各 EQA/PT 机构相继发展了更多用于遗传学、肿瘤学和药物遗传学的分子遗传检测的 EQA/PT 程序。表 8-4 列出了一些目前提供不同领域分子检测 EQA/PT 计划的组织，计划内容涵盖传染性疾病、遗传学、分子肿瘤学、药物基因组学。尽管涵盖的范围似乎是全面的，但一些组织在每一类别中提供的项目有限，未来需要更多的项目来涵盖不断增加的临床实验室分子检测项目。

表 8-4 目前提供不同领域分子检测 EQA/PT 计划的部分组织或机构

组织或机构	网址	国家或地区	传染性疾病	遗传学	分子肿瘤学	药物基因组学	基于方法
CAP[①]	https://www.cap.org/	美国	√	√	√	√	√
QCMD[②]	https://www.qcmd.org/	英国	√				
CLEP[③]	https://www.wadsworth.org/regulatory/clep	美国纽约州	√				
EMQN[④]	https://www.emqn.org/	欧洲	√	√	√	√	√
UKNEQAS[⑤]	https://ukneqas.org.uk/	英国	√	√	√		√
DGKL[⑥]	https://www.dgkl.de/en/	德国	√	√			√
NCCL[⑦]	https://www.nccl.org.cn	中国	√	√	√	√	√

表 8-4(续)

组织或机构	网址	国家或地区	传染性疾病	遗传学	分子肿瘤学	药物基因组学	基于方法
CDC NSQAP[8]	https://www.cdc.gov/lab-standards/nsqap_about.html	美国		√	√	√	√

[1]CAP：College of American Pathologists，美国病理学家协会。
[2]QCMD：Quality Control for Molecular Diagnostics，(英国)分子诊断质量控制。
[3]CLEP：Clinical Laboratory Evaluation Program，临床实验室评估计划。
[4]EMQN：European Molecular Genetics Quality Network，欧洲分子遗传学质量网络。
[5]UK NEQAS：National External Quality Assessment Scheme，英国国家室间质量评价计划
[6]DGKL：German Society for Clinical Chemistry and Laboratory Medicine，临床化学和实验室药物学会。
[7]NCCL：National Center of Clinical Laboratory，(中国)国家卫生健康委临床检验中心。
[8]NSQAP：Newborn Screening Quality Assurance Program，(美国)新生儿筛查质量保证计划。

国际国内病毒感染核酸检测 EQA/PT 计划涉及的病毒主要包括乙型肝炎病毒(HBV)、丙型肝炎病毒(HCV)、人类免疫缺陷病毒(HIV)、人乳头瘤病毒(HPV)、EB 病毒(EBV)、巨细胞病毒(CMV)、腺病毒、流感病毒、副流感病毒、呼吸道合胞体病毒(RSV)等。SARS-CoV-2 疫情暴发之后，国际国内一些机构相继开展了 SARS-CoV-2 EQA/PT 计划，旨在评价实验室 SARS-CoV-2 核酸检测的准确度，发现误差并校正结果，使实验室间检测结果具有可比性。国际上开展的部分 SARS-CoV-2 核酸检测 EQA/PT 活动见表 8-5。

表 8-5 国际上开展的部分 SARS-CoV-2 核酸检测 EQA/PT 活动

组织或机构	国家	样本类型	样本数量	网址
CAP[1]	美国	液体模拟呼吸道样本	3 支/次，2 次/年	https://www.cap.org/laboratory-improvement/proficiency-testing/sars-cov-2-proficiency-testing-programs
EMQN[2]	欧洲	全病毒	5 支	https://www.emqn.org/
QCMD[3]	英国	全病毒	6 支	https://www.randox.com/coronavirus-qcmd
UK NEQAS[4]	英国	冻干样本	2 支/次，12 次/年	https://ukneqas.org.uk/covid-19-eqa-ukneqas/

表 8-5(续)

组织或机构	国家	样本类型	样本数量	网址
ESfEQA[5]	欧洲	灭活的 SARS-CoV-2 全基因组	3支/次	https://www.esfeqa.eu/en/eqa-programs/molecular-diagnostics/sars-cov-2-molecular/
IEQAS[6]	爱尔兰	液体或拭子样本	2~3支/次	https://www.ieqas.ie/COVID-19-EQA-Scheme

[1]~[4]见表 8-4。
[5]ESfEQA：European Society for External Quality Assessment 欧洲室间质评学会。
[6]IEQAS：Irish External Quality Assessment Scheme，爱尔兰室间质评计划。

二、我国对参加 SARS-CoV-2 室间质评的政策及要求

在 2020 年 SARS-CoV-2 疫情暴发初期，我国国家卫生健康委即发布联防联控机制综发〔2020〕152 号文件，要求"各省级卫生健康行政部门要组织辖区内开展新冠病毒检测的医疗机构分批参加室间质评，保证每家机构至少参加 1 次室间质评并合格。室间质评结果不合格的，不允许开展新冠病毒检测。国家卫生健康委临床检验中心要持续组织开展室间质评工作，并做好相关技术指导和支持。"之后，联防联控机制医疗发〔2020〕313 号进一步要求："实验室应常态化参加国家级或省级临床检验中心组织的室间质评。对检测量大以及承担重点人群筛查等任务的实验室，要适当增加室间质评频率。不按要求参加室间质评的，或室间质评结果不合格的，或检测结果质量问题突出的，不得开展核酸检测。"

三、我国开展 SARS-CoV-2 室间质评的机构及项目

国家卫生健康委临床检验中心相继开展了新型冠状病毒核酸检测、新型冠状病毒核酸快速检测、新型冠状病毒核酸检测（接收几种隔离点样本检测机构）室间质量评价项目，采用无生物传染危险性模拟样本，评价实验室对新型冠状病毒核酸检测的能力，考查实验室病毒检测的分析性能。另外，一些省级临床检验中心也开展了室间质量评价活动。例如，北京市医学检验质控中心联合市临床检验中心，每月组织面向全市所有核酸检测机构的室间质量评价工作，发放盲样进行考核，考核不合格的需停止开展检测工作，整改合格以后才可以进行复检。

第六节　实验室对室间质量评价结果的分析

一、对不符合的 EQA/PT 结果的核查流程

当实验室的 EQA/PT 结果不符合预期或存在偏差时，实验室需要调查导致不满意性能的原因，并在必要时实施纠正措施。即当出现不符合时实验室应该明确发生了什么，发生的原因和方式，不符合开始的时间以及涉及的人员；还要明确不符合对患者结果是否有影响，如果有影响，影响是什么，如果没有影响，也应解释原因。同时实验室还应明确采取了哪些纠正措施来确保同样的不符合或偏差不会重复出现。具体来说，实验室应系统地评估检测过程的各个方面。整个评估过程应该有书面的程序，用于核查、理解和纠正发现的问题所需的具体活动，活动包括评估问题对患者检测结果是否存在影响，调查问题产生的根本原因，必要时采用纠正措施以消除产生问题的根本原因，以及后续的审核，以验证纠正措施的有效性。所有结果和采取的任何纠正措施均需记录在案。

需要注意的是，一个 EQA/PT 结果对应一个检测时间点，该结果可能偶尔会出现一个随机错误，如果实验室对该结果不符合的 EQA/PT 样本及来自于同一批次的其他 EQA/PT 结果进行重复检测后，问题没有再出现，那么可以认为这是单一的随机错误，可能不会持续发生。但如果重复检测的结果仍然不符合，则认为实验室可能存在系统错误。在排除书写错误后，对不符合的 EQA/PT 结果核查的步骤通常包括：①核查检测相关的数据，包括校准品、试剂使用、QC 结果和维护程序的记录；②核查检测性能相关的其他数据，例如，以前的 EQA/PT 结果和相关患者数据；③确定引起错误的根本原因；④必要时，采取纠正措施和预防措施；⑤监督纠正措施是否成功实施；⑥记录核查过程和纠正措施。表 8-6 提供了可能导致不可接受的 EQA/PT 结果的常见问题类型。实验室可逐项核查以发现具体问题，确定引起错误的根本原因，并采取纠正措施。例如，实验室可通过核查 EQA/PT 样本检测时的仪器设备运行状态，看是否在检测时存在与仪器设备相关的问题（例如，由于维护、校准、参数设置等造成的问题）；可核查 EQA/PT 样本检测时使用的试剂是否存在问题（例如，特定批次的问题），如果问题是由外部因素引起的，应联系试剂的经销商或制造商；可核查 EQA/PT 样本检测时室内质量控制结果的趋势，看通过趋势是否能解释 EQA/PT 结果的偏差，并确定是否影响患者结果的准确性。

表 8-6　当 EQA/PT 结果不可接受时可能存在的潜在问题分类

1. 记录错误 　　从仪器读数到报告表格的结果转录错误； 　　EQA/PT 样品在实验室中标识错误； 　　在结果提交表格上报告了不正确的仪器或方法； 　　报告的单位不正确； 　　小数点错误
2. 方法学问题 　　标准操作程序不完善； 　　试剂或校准品的生产或制备问题(例如，不稳定)； 　　试剂或校准品的批间差异； 　　校准品赋值不正确； 　　方法特异性不够； 　　方法敏感性不够，难以测定低浓度； 　　之前样本的残留污染； 　　使用的 QC 程序不充分
3. 仪器问题 　　仪器管路堵塞； 　　不正确的仪器数据处理功能； 　　不正确的仪器参数设置； 　　自动移液器未校准到可接受的精度和准确度； 　　设备部件(如光源、检测器等)故障； 　　仪器运行条件(如水质、环境温度等)不正确； 　　仪器维护操作不当
4. 人员失误造成的技术问题 　　未正确操作设备或不按照标准操作程序操作； 　　不正确的试剂或校准品的储存、制备或处理； 　　样本处理后延迟检测导致样本蒸发或变质； 　　未按照厂家要求进行仪器功能检查或维护； 　　加样或稀释误差； 　　计算误差； 　　对结果的错误解读
5. 质控样本问题(如不正确地储存、制备或处理) 　　质控样本和患者样本之间的差异，如基质、添加剂、稳定剂有差异； 　　质控样本在运输或实验室储存过程中变质； 　　质控样本反应弱； 　　质控样本中含有干扰物质(可能与方法有关)； 　　质控样本瓶间不均匀

二、对不符合的 EQA/PT 结果根本原因的挖掘

尽管表 8-6 中列出的问题可能导致不可接受的 EQA/PT 结果，但实际上它们通常

不是导致问题的根本原因。实验室通常还需要进一步核查以确定产生问题的根本原因，并纠正这个原因，从而防止问题再次发生。例如，书写错误是导致不可接受的 EQA/PT 结果的原因之一，然而，深入的调查可能会发现，员工培训不足或无效可能是导致问题的根本原因。其他与性能相关的根本原因可能还包括：缺乏 EQA/PT 的经验、意识或理解；沟通或指示不充分；使用不适当的仪器设备；工作场所设计不合理等。实验室需要考虑采取纠正措施以消除产生问题的根本原因。这里举一个具体的例子来说明实验室该如何确定根本原因并采取纠正措施：某实验室参加了 HCV RNA 核酸检测室间质量评价项目，所有阳性样本定量结果跟使用相同试剂的其他实验室平均值相比存在较大偏差，其中弱阳性结果未检出。经核查，试剂接近有效期。是否仅简单地通过缩短试剂有效期来补救呢？实际上，经过进一步核查发现，根本原因是试剂储存不当。在质量持续改进过程中，实验室人员首先会问：我们的质量管理体系是否能充分评估试剂的稳定性？随后，实验室将对试剂的处理和储存方式以及有效期对检测性能的影响进行评估。同时，实验室可能希望验证其他类似核酸检测试剂是否存在该问题，并且，核查使用该批次试剂检测的患者结果，以确定是否对患者结果产生了不利影响。最后，实验室可将问题反馈给试剂供应商，以确保纳入试剂上市后的监测活动。

三、EQA/PT 样本结果趋势的监测

此外，建议实验室对不同 EQA/PT 的样本结果趋势进行监测，这有助于帮助实验室识别系统偏差，使实验室在其发展为影响临床检测结果之前即采取相应措施。单次 EQA/PT 的不满意结果是实验室潜在的系统问题的滞后指标。一次令人满意的 EQA/PT 成绩只是对某个时间点表现的衡量，而持续监测 EQA/PT 性能有助于让实验室更全面地了解其日常性能，并允许实验室在小问题变成大问题之前采取预防措施。可以像绘制室内质量控制图一样来监测 PT 结果，也可以采用表格形式，明确 EQA/PT 结果的可变性，确定变化趋势，并显示对系统和过程变化的影响。

综上所述，EQA/PT 是医学实验室质量保证不可缺少的组成部分，也是室内质量控制的补充，评价了核酸检测的准确度。实验室能够通过 EQA/PT 与类似的实验室进行性能比较，使测定结果具有可比性，实验室根据 EQA/PT 结果，发现具体问题，确定引起错误的根本原因，并采取纠正措施，促进实验室检测质量持续改进。同时也可对测定方法、仪器和试剂等方面进行评价。通过 EQA/PT 可促进核酸检测程序的标准化，进而逐步实现实验室间结果的一致性。

（撰稿人：李传保、张括、李丹霓）

参考文献

[1] 北京市新冠病毒核酸检测全流程质量管理规范(试行第二版). 北京市卫生健康委员会(2021-11-09)

[2] 北京市新冠病毒核酸检测阳性或可疑阳性结果复核指引(试行). 京医检控改〔2022〕017号(2022-06-03)

[3] 余超鹏,王俊,卓民权等. 实验室分析仪器的保养与维修[J]. 电子测试,2018,(22):124-125. DOI:10.3969/j.issn.1000-8519.2018.22.056.

[4] 梁秋,刘相花,周德强,等. 不同品牌荧光定量PCR仪的性能比较及维护策略[J]. 生物医学工程与临床,2022(002):026.

[5] 陈科,马洪滨,李珺,等. 罗氏COBASAmpliPrep全自动PCR分析仪的应用与维护[J]. 中国医学装备,2013,10(11):2.

[6] 郑沁春. 实时荧光定量PCR仪原理与技术关键点分析[J]. 中国医疗器械信息,2012,18(6):4.

[7] 蒋子敬,周李华,马丽侠,叶德萍,姜展樾. 聚合酶链反应分析仪计量测试技术探讨[J]. 中国测试,2020,46(10):5.

[8] 高运华. JJF1527—2015《聚合酶链反应分析仪校准规范》解读[J]. 中国计量,2016(8):117-118.

[9] 吉姆,怀延,王光远,等. 安全风险管理标准ISO 31000[J]. 劳动保护,2009(2):18-20.

[10] 刘杰,王闰臣. 人机料法环测在质量管理方面的应用[J]. 大众标准化,2022.

[11] 汪文娟,徐亚君,张士化,等. 临床检验实验教学中生物安全防护教育的探索与实践[J]. 国际检验医学杂志,2011,32(17):2038-2039.

[12] 薛秀荣,来祝檩,韩惠云. 浅谈核酸检测实验室防污染措施[J]. 中国卫生产业,2018,15(26):144-145.

[13] 冷婵,王中梅,于磊,等. 血站核酸检测实验室风险识别、评估及控制方法探讨[J]. 中国输血杂志,2011,24(7):547-550.

[14] 雒继忠,靳思贤,杨勇. 质量风险管理的研究与应用[J]. 石油化工应用,2008,27(3):1-4.

[15] 赵小磊,吴耀宇. 医疗器械生产企业风险管理的误区及对策[J]. 中国医疗器械信

息，2016，5(4)：17-71.

[16] 胡凯，马宏，贾松树，等．实验室生物安全风险评估的现状与思考[J]．医学动物防制，2020，36(9)：817-820.

[17] 陈群，陈肇强，侯博议，等．人工智能风险分析技术研究进展[J]．大数据，2020，6(1)：47-59.

[18] 段小琪，周芹，张琪，等．后疫情时代数字医疗的应用及研究进展[J]．Hans Journal of Data Mining，2021，11：196.

[19] 陈平，陈婷婷．基于 ISO 15189 质量体系的临床实验室风险控制系统的建立[J]．检验医学，2021．

[20] 何媛，施海晶，杨章志，等．高等级生物安全实验室生物安全风险评估系统的研究[J]．中国科技纵横，2019，20(320)：235-238.

[21] 李万莎，邵坤宁，刘晶哲．构建核酸实验室生物安全智能管理系统的设计和研究[J]．新发传染病电子杂志，2021，6(4)：352.

[22] 丛玉隆，邓新立．医学实验室全面质量管理体系的概念与建立[J]．临床检验杂志，2001，19(5)，305-309.

[23] 王利新，潘琳，魏军，等．医学实验室质量管理体系研究[J]．检验医学与临床，2013，10(6)，754-755.

[24] 华文浩，盛琳君，宋丽红，等．生物安全Ⅱ级实验室开展新型冠状病毒检测的风险评估与防控[J]．中华检验医学杂志，2020，43(4)：373-378.

[25] 轩乾坤，温冬华，李广波，等．多套仪器组成的新型冠状病毒核酸检测系统的性能验证方案设计[J]．国际检验医学杂志，2022，43(7)：894-896

[26] 欧铜，张兵，张秀明．对新型冠状病毒实验室检测技术合理应用的再认识[J]．检验医学，2022，37(4)：303-308

[27] 王爽，潘阳，徐新民，等．新型冠状病毒核酸 PCR 检测假阳性核酸污染类型的鉴别方法[J]．首都医科大学学报，2022；43(3)：427-432

[28] 张瑞，李金明．如何减少新型冠状病毒核酸检测的假阴性[J]．中华医学杂志，2020，100(11)：801-804

[29] 中国医师协会检验医师分会分子诊断专家委员会．临床基因检验诊断报告模式专家共识[J]．中华医学杂志，2016，96(14)：1087-1090.

[30] 中国医院协会临床微生物实验室专业委员会，徐英春，胡继红．新型冠状病毒实验室检测专家共识[J]．协和医学杂志，2021，12(1)：18-26.

[31] 张敏，蔡惠萍，王璐，等．基于 ISO 15189：2012 的检验科人员培训及能力评估实践[J]．检验医学，2020；35(6)，620-623.

[32] 邓少丽，陈鸣，陈伟．全程实验室质量管理体系在检验医学实践教学管理中的应用[J]．检验医学与临床，2010：07(19)，2147-2148.

[33] 张薇薇,岳展伊,吴康,等.基于ISO 15189质量管理体系的检验科实习生带教模式[J].广西医学,2019:41(12),1600-1602.

[34] 申子瑜.临床实验室管理学[M],2版.北京:人民卫生出版社,2008.

[35] 李金明.实时荧光PCR技术[M].北京:人民军医出版社.2013

[36] 李金明.新型冠状病毒感染临床检测技术[M].北京:科学出版社.2020

[37] 兰婵丽.临床常见疾病检验项目速查手册[M].北京:清华大学出版社,2003.

[38] 张丽萍.基因扩增仪(PCR仪)温度校准装置的研究[D].天津大学,2014.

[39] ISO 10015:1999. Quality management—Guidelines for training.

[40] Luko S N. Risk management principles and guidelines[J]. Quality Engineering, 2013, 25(4): 451-454.

[41] Reitman M, Wedum AG. Microbiological safety. Public Health Reports, 1956, 71(7): 659-665.

[42] See World Health Organization. Laboratory biosafety manual, 3rd ed. Geneva, WHO, 2004.

[43] Kalman LV, Lubin M, Barker S, Sart D, Elles R, Grody WW, Pazzagli M, Richards S, Schrijver I, Zehnbauer B. Current landscape and new paradigms of proficiency testing and external quality assessment for molecular genetics. Arch Pathol Lab Med. 2013 Jul; 137(7): 983-8. doi: 10.5858/arpa.2012-0311-RA

[44] Miller WG, Jones GRD, Horowitz GL, Weykamp C. Proficiency testing/external quality assessment: current challenges and future directions Clin Chem. 2011 Dec; 57(12): 1670-80. doi: 10.1373/clinchem.2011.168641.

[45] CLSI. MM14-A2. Design of Molecular Proficiency Testing External Quality Assessment; Approved Guideline—Second Edition. 2013

[46] ILAC-G22:2004. Use of Proficiency Testing as a Tool for Accreditation in Testing.

[47] CLSI. Using proficiency testing to improve the clinical laboratory; approved guideline. 2nd ed. CLSI document GP27-A2. Wayne(PA): CLSI; 2007. 4.

[48] Holden MJ, Madej RM, Minor P, Kalman LV. Molecular diagnostics: harmonization through reference materials, documentary standards and proficiency testing. Expert Rev Mol Diagn. 2011 Sep; 11(7): 741-55.
doi: 10.1586/erm.11.50.

[49] Brothman AR, Dolan MM, Goodman BK, et al. College of American Pathologists/American College of Medical Genetics proficiency testing for constitutional cytogenomic microarray analysis. Genet Med. 2011; 13(9): 765-769. [PubMed: 21633292]

[50] Orlando C, Verderio P, Maatmanet R, et al. EQUAL-qual: A European Program for External Quality Assessment of genomic DNA extraction and PCR amplification. Clin Chem. 2007; 53(7): 1349-1357. [PubMed: 17582151]

[51] Ramsden SC, Daly S, Geilenkeuser WJ, et al. EQUAL-quant: An International External Quality Assessment Scheme for Real-Time PCR. Clin Chem. 2006; 52(8): 1584-1591. [PubMed: 16740649]

[52] Patton SJ, Wallace AJ, Elles R. Benchmark for evaluating the quality of DNA sequencing: proposal from an international external quality assessment scheme. Clin Chem. 2006; 52(4): 728-736. [PubMed: 16455867]

[53] Birch L, English CA, Burns M, Keer JT. Generic scheme for independent performance assessment in the molecular biology laboratory. Clin Chem. 2004; 50(9): 1553-1559. [PubMed: 15231684]

[54] Raggi CC, Verderi P, Pazzagl M, et al. An Italian program of external quality control for quantitative assays based on real-time PCR with Taq-Man(TM) probes. Clin Chem Lab Med. 2005; 43(5): 542-548. [PubMed: 15899677]

[55] Delcourt T, Vanneste K, Soumali MR, Coucke W, Ghislain V, Hebrant A, Van Valckenborgh E, De Keersmaecker SCJ, Roosens NH, Van De Walle P, Van Den Bulcke M, Antoniou A. NGS for (Hemato-) Oncology in Belgium: Evaluation of Laboratory Performance and Feasibility of a National External Quality Assessment Program. Cancers (Basel). 2020 Oct 29; 12(11): 3180.
doi: 10.3390/cancers12113180. PMID: 33138022; PMCID: PMC7692129.

[56] Peng R, Zhang R, Li J. Continual Improvement of the Reliability of Next-Generation Sequencing-Based ctDNA Analysis: A Long-Term Comparison of ctDNA Detection in China[J]. Clinical Chemistry, 2022(7): 7.
https://doi.org/10.1093/clinchem/hvac055.

[57] Fischer, C., Mogling, R., Melidou, A., Kuhne, A., Oliveira-Filho, E. F., Wolff, T., et al., 2020. Variable sensitivity in molecular detection of SARS-CoV-2 in European Expert Laboratories: External Quality Assessment, J Clin Microbiol. 2021 Mar; 59(3): e02676-20.

[58] Holden MJ, Madej RM, Minor P, Kalman LV. Molecular diagnostics: harmonization through reference materials, documentary standards and proficiency testing. Expert Rev Mol Diagn. 2011 Sep; 11(7): 741-55.
doi: 10.1586/erm.11.50.

[59] Wang, Z., Chen, Y., Yang, J., Han, Y., Shi, J., Zhan, S., et al., 2021. External Quality Assessment for Molecular Detection of Severe Acute Respiratory Syndrome Coronavirus 2 (SARS-CoV-2) in Clinical Laboratories. J Mol Diagn. 2021. Jan; 23(1): 19-28. doi: 10.1016/j.jmoldx.2020.10.008.

[60] Lau KA, Kaufer A, Gray J, Theis T, Rawlinson WD. Proficiency testing for SARS-CoV-2

in assuring the quality and overall performance in viral RNA detection in clinical and public health laboratories. Pathology. 2022 Jun; 54(4): 472-478. doi: 10.1016/j.pathol.2022.01.006.

[61] Asai S, Seki A, Akai Y, et al. Nationwide external quality assessment of SARS-CoV-2 nucleic acid amplification tests in Japan. Int J Infect Dis. 2022 Feb; 115: 86-92. doi: 10.1016/j.ijid.2021.11.022.

[62] Sung H, Han M, Yoo C et al. Nationwide External Quality Assessment of SARS-CoV-2 Molecular Testing, South Korea. Emerg Infect Dis. 2020 Oct; 26(10): 2353-2360. doi: 10.3201/eid2610.202551.

[63] Vacaflores Salinas A, Ashavaid T, Payne DA, Linder MW, Baluchova K, Pan S, Huggett J, Ahmad-Nejad P; IFCC Committee for Molecular Diagnostics C-MD. Molecular diagnostics of SARS-CoV-2: Findings of an international survey. Clin Chim Acta. 2022 Jun 1; 531: 237-242. doi: 10.1016/j.cca.2022.04.007.

[64] Edson DC, Casey DL, Harmer SE, Downes FP. Identification of SARS-CoV-2 in a Proficiency Testing Program. Am J Clin Pathol. 2020 Sep 8; 154(4): 475-478. doi: 10.1093/ajcp/aqaa128

[65] Görzer I, Buchta C, Chiba P, et al. First results of a national external quality assessment scheme for the detection of SARS-CoV-2 genome sequences. J Clin Virol. 2020 Aug; 129: 104537. doi: 10.1016/j.jcv.2020.104537.

[66] Li R, Wang Q. A localized small-scale external quality assessment (EQA) for PCR testing of severe acute respiratory syndrome coronavirus 2 (SARS-CoV-2) in the molecular laboratories. J Virol Methods. 2022 Mar; 301: 114441. doi: 10.1016/j.jviromet.2021.114441.